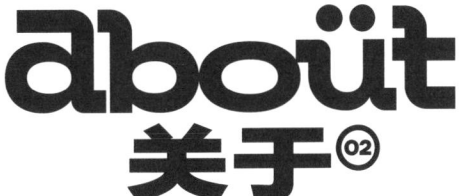

关于 02

1 / 10000「万分之一次身体探索」

出发吧！了不起的身体旅行

小红书 编

北京联合出版公司

出发吧！了不起的身体旅行
（about编辑部）

《about 关于》是一本关注年轻人的生活趋势、提供参考和灵感的杂志书。我们在日常中捕捉当代青年文化的新方向，探究它的过去、现在和未来，启发生活方式的更多可能性。

主编
EDITOR-IN-CHIEF
邓超

创意总监
CREATIVE DIRECTOR
卢梦超

执行主编
EXECUTIVE EDITOR IN CHIEF
唐以宁

策划编辑
PLANNING EDITOR
黄莉

营销编辑
MARKETING EDITOR
赵雅菲

实习编辑
INTERN EDITOR
范竞予　陈思齐

科学事实审核
FACT CHECK
复旦大学医学科普研究所
陈华　高键　韩毓梅　李娟　瞿小妹　夏舒迟　杨骥　杨荞榕

平面设计
GRAPHIC DESIGNER
黄梦真　江惠茹

插画
ILLUSTRATOR
麦子童　肖逸文　闫绘宇　赵钰滢

网页设计
WEBSITE DESIGNER
蔡莅

摄影总监
PHOTO DIRECTOR
李亚

平面摄影师
PHOTOGRAPHER
林旷羽　王宇奇　周雨佳

视频摄影师
VIDEOGRAPHER
安圣骐　戴珅宸

以下朋友对此书亦有贡献
张静如　刘子铭　钱恋水

SECTION I 卷首语

"今天晚上我一定要早点睡，
结果躺在床上的黑暗中硬生生地
刷手机到凌晨两三点。

我要坚持每周至少跑步两次，
想想还是等天气更好些
或者等我的新装备到了再开始吧。

可能我还是应该更多打开心扉
和好朋友们说说心里的苦，
然而最后
还是一个人喝着酒把泪水往肚里咽。"

关于"关于"

第一本《about 关于》是关于自己的，记得在卷首语里我说了为什么我们要做一本杂志书，发行之后收到了很多真诚的读者反馈。我们试图用找到自己的方式让大家停下来重新看一看今天的自己、想一想自己的明天，感觉还是产生了一些积极的效果的。有人在看完之后鼓起勇气转变了职业的赛道，也有人在看完之后下定决心开启了新的关系，我们希望这份面对自己的力量可以持续地陪伴着你们。

在你翻开的这第二本《about 关于》中，我想和大家一起聊聊我们的身体。

关于《出发吧！了不起的身体旅行》

痘痘、眼干、牙病、脱发、失眠、肥胖、抑郁，不管我们是有意识还是无意识，这些关于我们日常身心的表现已经成为现代年轻人生活中无法避免的"七宗罪"了。幸运的是，比起傲慢、贪婪、色欲、嫉妒、暴食、愤怒和怠惰来说，这些身体上反映出来的问题是更容易被解决和治愈的，只是由于我们已然沉浸其中，很少真正有针对性地用科学的方式去看待它们，它们就这么不知不觉地伴着我们一起生长，同样也在不知不觉地阻止我们更好地成长。

先拿我自己来说吧，牙病、脱发和抑郁可能是离自己比较近的，我也一直有意无意地提醒自己在日常生活中多注意一些，可能可以让这些症状得到改善。但也许是因为还不够痛，也许是因为没有找到足够精准贴切并且能让自己真正接纳和吸收的诊断，所以并没有特别好的进展，它们和我缠绕在一起，粘连着，让人难受。在这本《about 关于》中，我们希望通过对这些问题的专业、科学的解读，用大家容易理解的方式，让你可以真诚地面对自己的身体，并且找到和它共处的方式，以及和自己的身体一起前行的节奏。

有些时候我会问自己，我们和我们身体的距离是什么，因为我作为个人，是特别喜欢用"距离"来描述不同的关系的。本书中关于身体"平滑性"的一段解读我想提前摘出来和你分享：

"之所以如此，是因为对于平滑的追求，让人们对于身体的关切和聚焦日益流于身体的外在和表面。对于诸如身体的意义与内在性这样的问题，平滑的美学不置可否，将其悬置了起来，排除出它的视野。于是，我们对于身体不再具有想象力，而由于这种想象力的匮乏和不在场，我们和他人之间的关系也将变得单调和单一，我们仅仅满足于目光从身体的表面上掠过，就连触觉所感受到的平滑最终也将消亡，因为再平滑的身体到底也要遵循内含在身体之中的生命原则，那就是不可避免的衰老和死亡。"

在身体的物理特性、心理特性和想象空间这三个维度上，我希望我们都能与之形成健康的距离。在默认情况下，我们与这三个维度之间的距离是逐步延伸的。但是每一个人又都是不一样的个体，远近各不一样，重要的是，请保持对这三者同样的关注。

在本书中，还插入了关于身体使用度的小调查、关于体检的小贴士、关于职场人生活方式的图鉴，希望这些小片段，也能带入一些你自己没有注意但正在发生的生活，帮你更好地看待自己的身体。也祝即将开启这段身体旅行的你，平和健康！

CHAOS
EDITOR-IN-CHIEF
主编

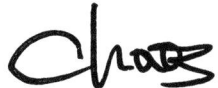

CONTENT 目录

SECTION I 卷首语

SECTION II 万分之一次身体探索

（身体的小调查）

职场人生活方式图鉴　　3　关于身体使用度的小调查
　　　　　　　　　　　4　那些生病了的年轻人

（身体的使用度）

11　护肤，日夜守卫战
　　皮肤问题

20　超时营业的眼球君
　　用眼健康

26　嘴巴里的健康必修课
　　口腔健康

34　我，头秃了
　　脱发焦虑

41　谁夺走了我的睡眠？
　　失眠困扰

49　当代吃喝"自救"指南
　　营养饮食

59　健身进行时
　　身材管理

70　看不见的心灵捕手
　　心理问题

（身体的想象力）

82　乡野之前，
　　透过风的声音

96　孙雪怡：
　　提前变老的年轻人

- 108 行走的限度
- 124 陶身体剧场：自观身体的持续运动
- 142 柳迪：欲望、死亡与被抛光的时间
- 158 平滑性：当下身体的美学特征
- 159 打游戏能变聪明吗？
- 161 电子烟：利与弊的争论，资本与政策的较量
- 164 医生观察：整形室笔记

SECTION III 来家坐坐

- 168 Zoe&老韩：弓与剑，动静之间的纯粹生活
  热爱都市轻运动者的家
- 174 Summer&PPY：容放幻想的摇滚之家
  音乐人的家

知味人间

- 182 香煎蜜汁三文鱼配藜麦沙拉
- 184 黄油肉桂烤苹果

一起漫步

- 188 丽水遂昌：与自然亲近的最好方式
- 191 广州：点亮"五感"的身心漫游

SECTION IV

- 196 精神食粮
- 198 编辑二三事
- 200 编辑手选
- 204 主编的话

1/10000
出发吧!
了不起的
　　身体旅行

SECTION II
万分之一次身体探索

身体的小遭遇

P3-9

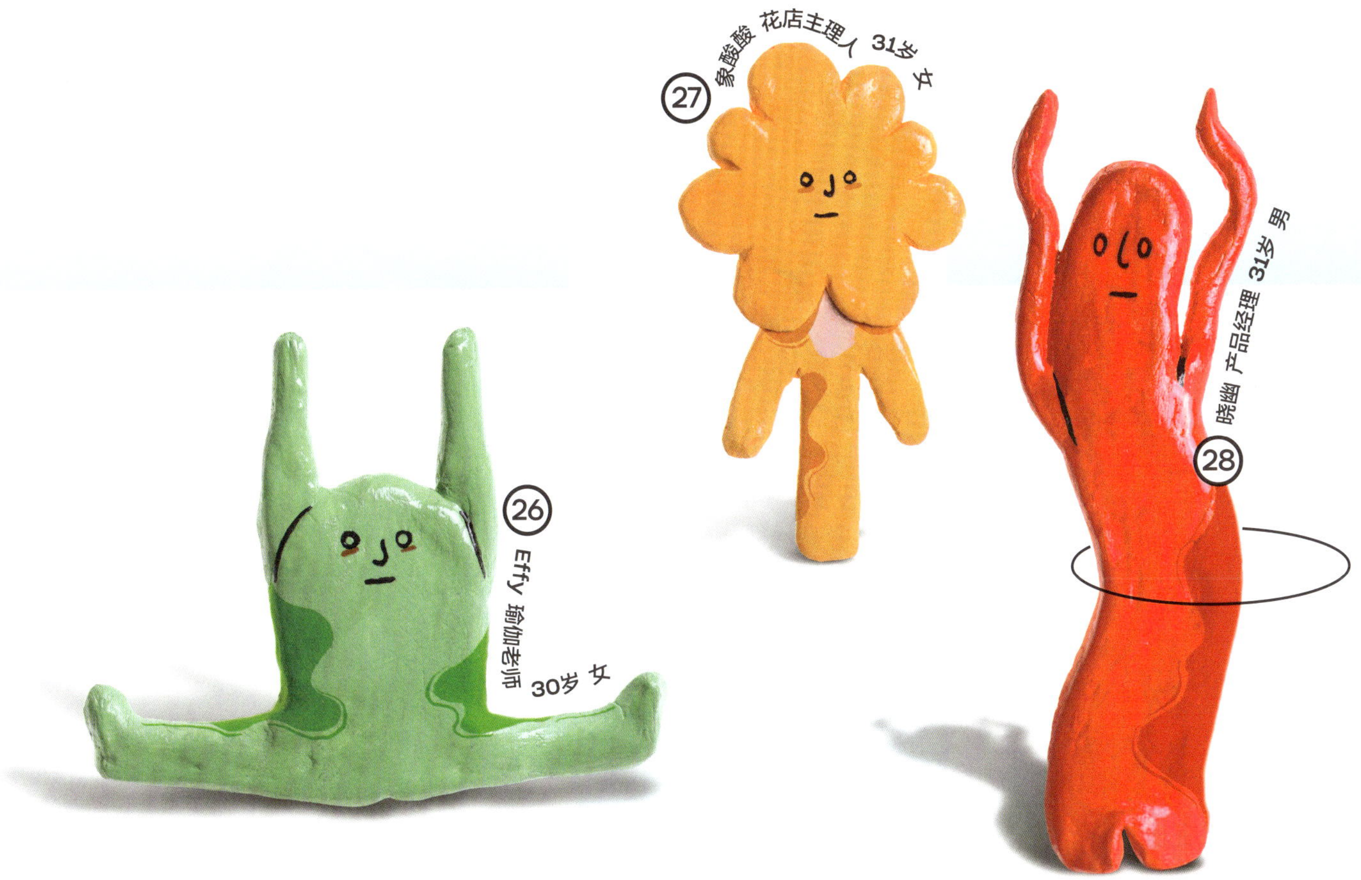

㉖ Effy 瑜伽老师 30岁 女

㉗ 象酸酸 花店主理人 31岁 女

㉘ 晚幽 产品经理 31岁 男

健康状态 每周平均工时
👍 **健康**　≤20小时　㉖

（目前的身体困扰）
生理期不太准。

（睡眠情况）
睡眠比较浅，安静的情况下可以睡得比较好。

（如何养生）
有锻炼，瑜伽为主，每周 5 天，年卡消费 1 万多元。其他运动：普拉提，偶尔跑步，会练点心肺，比如 barre 的课。饮食比较清淡。

健康状态 ㉗ 每周平均工时
🔋 **亚健康**　41~60小时

（目前的身体困扰）
吃饭不规律导致肠胃出问题。

（睡眠情况）
缺少睡眠，晚睡。晚上 12：00~1：00 睡，7：00 自然醒。节日加班的时候 3：00 之后睡，5：00 之后起。有时候通宵。

（如何养生）
极少锻炼。饮食上尽可能减少碳水，不吃主食。

健康状态 ㉘ 每周平均工时
🔋 **亚健康**　41~60小时

（目前的身体困扰）
饮食不规律导致没什么饥饿感，什么时候都能吃东西，但都吃不多。性需求也感觉比 5 年前下降了不少，5 年前属于主动要求，现在只想睡觉。

（睡眠情况）
打 60 分吧，常常会睡不着，起床又起不来。每月会用1~2次褪黑素助眠。

（如何养生）
锻炼少，基本一个半月打一次羽毛球，周末在家转 15~45 分钟呼啦圈。其他养生方法是多喝热水，尽量不熬夜（很难），戒糖。饮食方面没什么绝对倾向，公司食堂管三餐，也没有特地选择轻食，完全看心情。工作日中午基本会点肉，晚上的话沙拉 1/3，生煎小笼 1/3，另外 1/3 犒劳自己来个汉堡。周末自己下厨做家常菜，荤素都有，蔬菜居多。

NO.26-28

#STORIES:
OUR JOURNEY
THROUGH ILLNESS
那些
生病了的年轻人

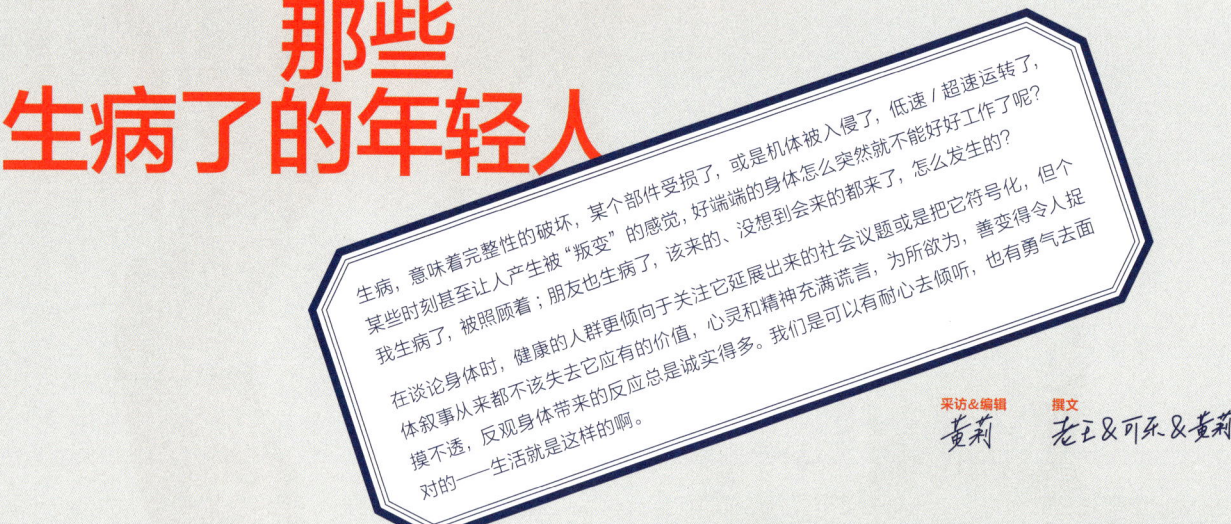

生病，意味着完整性的破坏，某个部件受损了，或是机体被入侵了，低速／超速运转了，某些时刻甚至让人产生被"叛变"的感觉，好端端的身体怎么突然就不能好好工作了呢？我生病了，被照顾着；朋友也生病了，该来的、没想到会来的都来了，怎么发生的？

在谈论身体时，健康的人群更倾向于关注它延展出来的社会议题或是把它符号化，但个体叙事从来都不该失去它应有的价值，心灵和精神充满荒言，为所欲为，善变得令人捉摸不透，反观身体带来的反应总是诚实得多。我们是可以有耐心去倾听，也有勇气去面对的——生活就是这样的啊。

采访&编辑 黄莉　　撰文 老王&可乐&黄莉

暴力减肥与抑郁　　vol.1

| 病人信息 PATIENT INFORMATION | 姓名 NAME 天意 | 职业 OCCUPATION 自媒体 | 年龄 AGE 25 |

病情自述 SELF-REPORT

2021年6月的时候，自己去医院做了抑郁检测，最终的诊断结果是中度抑郁与重度焦虑。我像一趟快要失控的列车，陡然被强制急刹车停下来，修理工走上来说"要不检修一下吧"。我长舒一口气。

朋友常说我是个"话痨"，很多事情不太会闷在心里，而会直接说出来，想说什么说什么，想骂就骂，也会好几次说同样的事情。但说出去了多多少少会好一点。很多病都是憋出来的，而我选择的方式几乎完全相反，我宣泄，努力跟自己沟通、跟自己较劲，也冲自己发火或是乱发一通脾气。偶尔会忍不住摔杯子，听到杯子碎掉的清脆声，会觉得痛快。有时候又为发脾气感到后悔。

怎么说呢，就是很反复。我也清楚脾气不好跟家庭环境有关，我爸就是这样的，发起脾气来很吓人，摔东西、乱吼、骂人。我厌恶暴力，害怕暴力，但自己也难以避免陷入重复。

很长的一段时间内，我都弄不清楚我处在一个什么样的环境里，不清楚家人是否爱我。爱我为什么要否定我、嘲笑我？我不理解。

焦虑其实从2018年就开始了，一直以来身体素质也不是很好，咳嗽起来很猛，一直咳一直咳，咳到护着肚子猫着腰满脸涨红。毕业前夕也想过放弃毕业，那段时间对自己比较放纵，喝酒喝到吐、蹦迪蹦到吐，整个夏天都是酒味。那么费劲拿个一般学校的毕业证有什么用呢？还要考试，考考考，不如打牌开心。很抗拒去学校，活着已经够累了。

但还是继续读。读书的时候时常感觉自己在担心，但具体担心什么又说不上来，一天就睡三四个小时，睡不着就喝酒，然后醒着的时候非常亢奋，害怕的情绪较多，可能还是年轻吧，身体倒是没有什么太大的反应。2021年开始是工作繁忙导致压力剧增。做自媒体吧，没有流量的时候担心自己吃不饱，流量来了担心自己接不住，很快会溜走，害怕给别人留下坏印象，只好拼命接合作，忙到焦头烂额，日夜颠倒。工作的前一天晚上通常睡不好觉，易惊醒，梦多，吃饭也是有一顿没一顿，想起来再吃。经常不开心，要应付的突发情况太多了。后来发火和发呆的频率越来越高，情绪异常不稳定，大部分时间对各种事情都提不起劲，反射弧变得很长，会反复确定家里的门和煤气有没有关好，有时候出门走到半路也要回去查看好几遍。

自我认同感高的时候，我会觉得我似乎完成了一个"变身"，成了高中时曾经很羡慕的女生的样子，我很美。可我太贪心了，想要大家都喜欢我，想要特别美，想要更瘦，想要拥有更多。

于是进食障碍来找我了。啊，食物，填不满的爱的欲望与罪恶。我喜欢在家里做饭，也喜欢吃各种好吃的，摄入超过自己预期的食量后，紧接着就会产生恶心感，我必须得瘦，只好又去吐掉。

前段时间有次去外地出差，在飞机上瞬间崩溃，一路上又哭又吐，真的快不行了，整个人快垮了。下飞机之后便打定主意要减少80%的工作量，我需要调理和休息。

现在的想法很简单，身体健康才是最重要的，就这样。这段时间天天吃药喝药，努力在感受到困意的时候立马跑去睡觉。娱乐方面是更积极投入麻将和其他一些爱好，分散自己的部分注意力，努力变好。

疑难 Q&A

什么是抑郁症

以显著而持久的心境低落为特点，对于活动的兴趣或愉快感下降，甚至发生木僵。部分患者会出现明显的焦虑和运动性激越，严重者会出现幻觉、妄想等精神病性症状。部分患者存在自伤、自杀行为。发病危险因素涉及遗传、神经递质水平的变化、神经内分泌功能的改变和社会心理等方面。有时抑郁症状也通过躯体疾病（如甲状腺或肾上腺疾病）或使用某些药物（如皮质类固醇激素、干扰素）引起。但目前医学界对其神经生物学基础和病理学基础无最终结论。

通常治疗方法有哪些？

药物治疗	运动治疗	心理治疗	光疗法
常用抗抑郁剂的种类包括选择性五羟色胺再摄取抑制剂（SSRIs），如氟西汀、舍曲林、氟伏沙明、艾司西酞普兰；5-羟色胺/去甲肾上腺素再摄取抑制剂（SNRIs）；新型抗抑郁药物，例如米氮平和安非他酮等	可作为辅助手段，坚持运动有利于抑郁症状的改善	认知行为治疗（CBT）、人际心理治疗（IPT）	指利用阳光或红外线、可见光等治疗健康问题，治疗也可在家里进行

患上强直性脊柱炎的13年

vol.2

病人信息 PATIENT INFORMATION　　姓名 NAME 老王　　职业 OCCUPATION 金融行业内容运营　　年龄 AGE 29

病情自述 SELF-REPORT

从小体弱多病，小毛病不断，大病得过肺炎，毫无运动细胞。初三的时候开始接触篮球，没过多久，发现跳起来后髋关节会有肿胀感，每次打完球之后回到家，都会痛一会儿。那时候没当回事儿，年纪小，以为就是生长痛或者缺钙之类的，父母也都没上心。后来疼痛越来越厉害，才逐渐重视，频繁跑医院，医生开了关节痛的药，吃了也不管用。直到高一某一次打完篮球，回到寝室午睡，醒了之后发现痛到不敢动，才意识到问题可能很严重。市里中医院的一位医生看症状怀疑是强直性脊柱炎（AS），建议去大医院的风湿免疫科检查，于是我去油田总医院做了BLA-27检测，结果是阳性，正式确诊。

强直性脊柱炎，被称为"不死的癌症"，无法治愈，终生携带。腰腿日夜疼痛难忍，腰部的脊柱大幅度凸出，胯部变形，活动受限，不能再做"亚洲蹲"，弯腰也变得困难，痛得睡不着。长期失眠，导致精神状况不好，靠廉价的止痛药续命，身体状况也越来越差。AS在医学上的成因充满复杂性，先天的遗传、体质弱，后天的寒凉、外伤都是它的诱发原因。生病之后的这些年，我时不时会想：如果中学时不住在寒湿那么重的寝室，在东北的冬天能做好保暖；如果我姥姥没有这个病；如果我先天的体质能好一些……人生是不是就会完全不一样。我姥姥家，妈妈辈4个孩子，我这辈4个孩子，只有我一个人得这个病。也抱怨过命运的不公，可命运啊就是命运，不是人能掌控的，就像人无法选择自己的出生。

如果生病之后，能够保持锻炼，能够少些性生活，能够坚持打生物制剂，能不那么悲观，能少吃些止痛药，能好好吃饭，病也会控制得好一些。生病后中医西医试了不少，父母借钱为我治病，我自己却灰心丧气，失去斗志，不但不积极锻炼、治疗，还寒凉不断，凉饮料、凉啤酒，抽烟，放纵着自己，直到曾经的放纵在某一天全部找上门，才萌生悔意。

后来在2020年11月，遇到了生命中的贵人，我的生活似乎开始出现转机。在自己已经放弃治疗的情况下，我的上级同事坚持带我去一位老中医那里看。好意不忍拒绝，第一次针灸有了效果，遂放下工作和生活，开始7个月的治病之旅，所有近20万元费用也全部是贵人帮我垫付。她知道我没钱，我问她具体多少费用，她只回答让我安心治病，其他的不用操心。如今，身体状况已经好转了太多，体力恢复很多，前天走了将近2万步。残存的腰胯部的疼痛，之后会继续使用生物制剂治疗。心态在这一过程中也发生了微妙的变化，相比以前会更多朝积极的方向考虑。生活糟糕吗？很糟糕。但在这糟糕与绝望之中，又会时不时出现依靠现有思维逻辑无法预料到的惊喜和幸运。

前几天我加了一个病友群，有生病十几、20年仍然控制得很好、像健康人一样的病友，他们有一个共性，就是持续锻炼，并且保持乐观，戒除一切不良生活习惯，不抽烟（尤其重要）、不喝酒、不熬夜。

AS高频出现在青少年身上，如果处于身体成长阶段，出现髋部、坐骨、腰部疼痛，一定尽早做BLA-27检查。AS不好惹，一旦被缠上就是一生。万一不幸患病，也不用慌，现在生物制剂相比前些年降价了好多，终身打也没多少钱。拿修美乐阿达木单抗这款效果比较好的生物制剂来说，几年前还是近万元一支，现在价格已经下降90%，到千元左右，医保还能报销80%左右。我生病初期那会儿也是被生物制剂的价格吓到了，因为家庭条件不好。

其实携带AS的这十几年，到今天，我最大的感受是，身体是革命的本钱，身体不好，精神不会好，那么工作生活都不会如意。一个人最应该负起的责任是对自己的身体负责，我过去的堕落已无法弥补，好在命运又给了我第二次机会，现在在身体已经好转很多的基础上，我又可以重新锻炼，把身体重视起来，毕竟余生还长。我姥姥30岁患AS，今年快80岁了，还活得好好的。

疑难Q&A

什么是强直性脊柱炎？

Ankylosing Spondylitis，缩写AS，是一种慢性炎症性疾病，为自身免疫性疾病。其发病原因不明，通常认为受基因和环境因素（例如胃肠道和泌尿生殖道感染）影响。发病会造成例如中轴关节、外周关节慢性非特异性炎性反应的全身性结缔组织病态，常见症状包括夜间腰背痛、背部僵硬感、不断加重的驼背、主动脉炎、心脏传导异常、前葡萄膜炎。该病症主要特点表现为病程长、致残率高，男性发病率是女性的2~3倍。发病年龄通常在13~31岁，40岁以后及8岁以前发病者少见。

和HPV共同生活

vol.3

病人信息 PATIENT INFORMATION　　　姓名 NAME 肉肉　　职业 OCCUPATION 公关　　年龄 AGE 28

病情自述 SELF-REPORT

我是在 2017 年检查出来中招 HPV 的，那时 24 岁。当时因为闺蜜身体不舒服，加上私处瘙痒，准备做 HPV 检查，我陪她去了医院，她说"要不你也做一个"。检查结果是她没事，只是普通的阴道炎，而我是高危型 HPV 感染。

我之前压根儿就不知道有 HPV 这种东西，只在微博上看到过关于 HPV 疫苗的探讨，也没太在意。看到检查结果后一下子就慌了，以为跟 HIV（艾滋病病毒）差不多严重，可能活不了多久就会死掉。被医生科普后觉得，噢，原来它会自体清除，就没当回事儿。之后发现持续不转阴又开始紧张。

确认是属于致癌率极高的 16 亚型之后，我先去做了 TCT（液基薄层细胞检测技术），它是目前国际上比较先进的一种宫颈癌细胞学检查技术。幸运的是 TCT 结果无碍，医生给出的建议是半年后定期复查就行，不用太紧张。HPV 本身没有特效药可以治疗，只能依靠自身免疫力，据说约 80% 的女性一生中都感染过，但一般都是一过性的，1~2 年内会自动转阴，如果持续感染并导致病变才需要手术介入，所以建议女性朋友们都定期做做 HPV 筛查。

但是稍稍提醒一下，除非本身免疫功能比较差，一般也不用在年纪比较小的时候去检查，已婚或是有性生活的，差不多在 25~30 岁的年纪去做就可以了。TCT 和 HPV 检测都要做，一个是看宫颈细胞是否有异常，一个是检测 HPV 分型和 HPV DNA 定量。

接着我在 2018 年又复查了 2 次，第一次没转阴，但 TCT 没事。时隔半年，第二次再查时显示有问题，疑似病变，然后做了阴道镜和活检，显示是 CIN3 级病变，需要做锥切手术。北京的多家医院手术最快时间都排到 3 个月之后了，于是我立马联系了武汉的医院，回武汉安排了最快的手术。

CIN3 下一级就是宫颈癌了，当时感觉还是很吓人的。

主要的应对措施就是增加了运动量，和立志过上健康生活的朋友们建了一个运动群，每周至少 2 次相约在朝阳公园一起运动。我本身也喜欢运动，但除此以外没有其他措施了。改变生活习惯真的很难，而且还需要经常加班，导致晚睡。但我心态一直都比较稳，现在身体整体感觉也还是比较健康的，只是还需要持续复查。

疑难 Q&A

什么是HPV？

Human Papilloma Virus，缩写 HPV，即人乳头瘤病毒。HPV 是最常见的性传播感染疾病，感染非常普遍，几乎所有性行为活跃的男性和女性都会在生命的某个阶段感染这种病毒。感染 HPV 并不意味着乱性，即使一生中只有一个性伴侣，也可能感染 HPV。症状可能在与感染人士发生性行为多年后出现，以至于难以追究最初在何时感染。也有非性行为传播途径，比如接触病毒污染物、外伤感染、母婴感染等。它有多种类型，部分类型可引起健康问题，包括生殖器疣和宫颈癌、外阴癌、阴道癌、肛门癌等。但 HPV 疫苗可有效防止这些健康问题的发生。

感染HPV就一定会得宫颈癌吗？

不一定。感染低危型 HPV 不会发展成宫颈癌。高危型 HPV 持续性感染是导致宫颈癌的主要原因。

目前国内可接种的疫苗有哪些？

种类	二价 HPV 疫苗		四价 HPV 疫苗	九价 HPV 疫苗
生产企业	厦门万泰（中国）	葛兰素史克（英国）	默沙东（美国）	
包含血清型	HPV16、18		HPV16、18 + HPV6、11	HPV16、18 + HPV6、11 + HPV31、33、45、52、58
保护效果	预防约 70% 的宫颈癌		预防约 70% 宫颈癌和 90% 的生殖器疣	除预防约 90% 宫颈癌和 90% 生殖器疣外，还可预防阴道癌、外阴癌和肛门癌等疾病
适用人群	9~45 周岁女性		20~45 周岁女性	16~26 周岁女性
接种程序	（9~14 岁）第 0、6 月 或 第 0、1、6 月 （15~45 岁）第 0、1、6 月	第 0、1、6 月	第 0、1、6 月	第 0、2、6 月

男性可以接种 HPV 疫苗吗？

理论上可接种。男性虽然不会患宫颈癌，但他们是 HPV 病毒因子的主要传播者。因此，为男性接种 HPV 疫苗，首先可以保护他们的伴侣；另外也可以保护男性自身，因为 HPV 病毒也会导致其他癌症，比如阴茎癌、口咽癌和肛门癌。

甲减了，被判定"终身服药"

No.4

病人信息 PATIENT INFORMATION　　姓名 NAME 可乐　　职业 OCCUPATION 新媒体编辑　　年龄 AGE 28

病情自述 SELF-REPORT

我得的病，全名叫作桥本甲状腺炎，目前的并发症是甲状腺功能减退，要终身服用优甲乐。

确诊是在大学时，应该是大三那会儿吧。上大学后，我的食欲变得更好，每天差不多都要吃 5 顿饭，却在没有运动的情况下瘦了，处于我成年后体重最低的状态。那会儿其实我感觉到自己不太正常，觉得自己甲亢了，就问家里人觉不觉得我奇怪，但家里人都说我吃得并不多，只是饿得快而已，所以也就没多想。后来发现不对是在夏天，穿得少、头发也扎起来的时候，家里人突然觉得我脖子变粗了，脖子前面（现在知道是甲状腺）又硬又突出。这会儿我们感觉到有些不对了，正好妈妈的朋友里有学医的，说估计是甲状腺出问题了，就去了医院检查。

第一次是去的协和，抽了我好多管血啊，还拍了彩超，拿到结果直接愣住了。那会儿我才 21 岁，看到单子上"终身服药"这 4 个字，感觉跟被判了刑似的。

但好在我从小身体就差，小病不断，所以表现得还比较淡定。我妈是崩溃了，觉得没把我带好，又在想是不是自己怀孕时孕吐太严重，影响了我的身体。总之，妈妈的崩溃让我几乎没时间察觉自己的情绪，只能不停地安慰她。

察觉到自己也很恐惧，是第三次去协和看病的时候，不死心的我连着挂了两次非常难抢的专家号，总觉得可能是第一位医生搞错了。结果第二次见到专家的时候，专家直截了当地跟我说："姑娘，你这病很简单，就是每天吃药，指标控制好了，对生活没影响。你能不能不抢我号了，把机会留给糖尿病很严重的人行不行？"

听到医生这么说，我当时情绪就上来了，非常想跟他打架，但好歹从小就看医生，知道医生只是说话直，没有恶意，所以点点头，就离开了诊室。出了门边走边哭，才意识到自己对"终身服药"这件事还是非常抗拒的，觉得自己跟普通人不一样了。

其实自从确诊后，我就读了很多专业书籍，比如《内科学（内分泌科分册）》《临床甲状腺病学》《内分泌常见病用药处方分析》《实用内科学》，已经对这个病了解得挺详细了，的确也不算大事，对生活没什么影响。哦不对，有一个影响，就是不能摄入太多的碘，所以海鲜、海带这类都不能多吃，可我偏偏很喜欢。有次想着豁出去解个馋，就疯狂吃了顿海鲜自助，结果当时就给我吃晕了，微醺似的，脖子在猛烈跳动。

后来，我妈不死心，听人说中医能治好，就带我去试了试。试了一年，每天要喝两袋中药，那段时间我甚至练出了看一眼药方就知道药好不好喝的能力。结果没啥改变，我估计是中药里的某些成分和优甲乐的作用差不多，反正就是喝中药可以少吃优甲乐，但不喝就还要回到原来的服药量。

于是，我和妈妈都放弃挣扎，不喝中药了，就每天早起吃优甲乐，每半年去抽次血，看看药量还合不合适。心态也平和了，就当自己缺个维生素，每天补点儿就好。

但那一年喝中药的经历，给我留了个坏毛病：中药要一早喝，但太苦了，可能还对胃有刺激，所以不能在家吃早饭，吃完喝药，准会吐在地铁上……所以直到现在，不管上班时间多晚，只要是中午前，我都会饿到单位再吃东西。

我这个病吧，原因什么的说不好，大学那会儿我生活也很健康，所以不能算是把自己"作"病了。唯一要跟大家说的可能就是，感觉自己身体有状况了，别拖，赶紧去看医生。因为听医生说，我这种病是从甲亢发展到甲减的，如果甲亢期间发现，也许可以治好，但通常甲亢期间大家都发现不了，所以都是到发展成甲减了，才来看病。

目前我已经能和这个病和平相处了，但总忘记吃药，所以办公室、我的每个包里都有药，方便在出门后才想起来没吃药的时候吃。毕竟这病要跟我一辈子，对海鲜的忌口也会偶尔松懈一下，只是要记得上次松懈的时间，不能离得太近。

唯一比较大的变化，就是怕冷。夏天公司开空调，我就从没穿过短裤和凉鞋，一穿就会像之前吃虾那样，有微醺想晕倒的感觉。冬天也都是穿最保暖的长羽绒服。可偏偏也不太禁得住热，所以舒适的温度范围就一点点，在家如何开空调都成了技术活儿。

疑难 Q&A

什么是桥本甲状腺炎？

Hashimoto's Thyroiditis，别名桥本病，学名为慢性淋巴细胞性甲状腺炎，属内分泌科。该病因一位日本外科医师最早提出的病例报告而发现，是一种以自身甲状腺组织为抗原的慢性自身免疫性疾病。起病隐匿，多发于女性，病理可表现为甲状腺肿大或萎缩，之后可能发展为甲状腺功能减退，即由于甲状腺激素合成与分泌不足，导致机体代谢和系统功能降低而引发的临床综合征。

（注）本文故事均为个体经历，不构成任何诊断参考。如有诊断需求，请务必寻找正规医院专业医生的帮助。

P11-79

身体的使用度

皮肤问题

（护肤，日夜守卫战）

误，你的皮肤真正需要的可能和你想象的不一样

撰文&编辑 **Tanya**　　插画 **绘宇**　　医学支持 **邓丹**

#DO SKIN CARE ROUTINES WORK 这样护肤有效吗

皮肤，我们全身上下最大的器官，是区分个体和外界的第一道物理屏障，也是我们向世界展示自我的第一道门面，写满了由遗传基因和生活习惯共同组成的私人密码。脸部皮肤更是万千迷恋和万千烦恼之源。即使不是"爱美狂魔"，社交媒体和广告宣传也多或少都会让你对"护肤"这件事有所了解，甚至已经学会从成分表开始，为皮肤的日常护理做出更加细致的选择。但是，大家津津乐道的这些护肤理念和方法，真的安全、有效又万能吗？

皮肤科医生 邓丹　上海市交通大学医学院附属新华医院皮肤科副主任医师，皮肤外科亚专业学科带头人。毕业于上海第九人民医院整复外科，曾赴英国伦敦大学、利兹大学、美国新泽西Warren皮肤管理中心短期访问学习。目前担任国际伤口联盟会员、中国医师协会皮肤科医师分会皮肤外科学组委员、中国整形美容协会瘢痕医学分会青年委员、上海医师协会皮肤性病学分会皮肤外科学组委员、上海市卫计委医苑新星健康讲师。

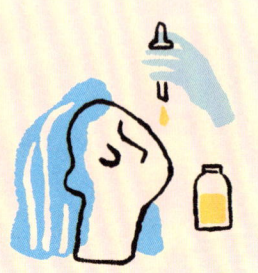

(Q) 必须去角质，否则不吸收？

(A) 表皮上老旧的角质堆积形成的"死皮"，会让皮肤看起来黯淡粗糙。我们经常听说的"去角质"，就是通过物理或化学手段来清除这些"死皮"，保持皮肤正常的新陈代谢，让它恢复到健康状况，也能促进对护肤品的吸收。

不过，这并不表示"去角质"是所有人日常必需的步骤。事实上，对于大多数注重仪表的现代人来说，清洁过度反而是不少皮肤问题的来源。去角质过于频繁，容易破坏皮肤屏障，可能会导致皮肤敏感，甚至出现各种炎症或红血丝等问题。无论什么类型的去角质产品，都不能频繁使用；如果皮肤干燥敏感、有破损或炎症的话，更要慎用或停用。

(Q) 每天敷面膜，补水保湿更有效？

(A) 面膜，可以说是皮肤的一道营养大餐，不仅使用起来简单方便，敷完后光亮饱满的脸部状态，让人很难找到拒绝它的理由。既然面膜里的成分对皮肤有好处，不是多多益善吗？

可惜的是，皮肤的吸收能力是有限的，当它的水合状态达到饱和后，就无法吸收了。长期处于水分过饱和的状态，反而会损伤皮肤，让它变得更加敏感干燥。如果是清洁面膜，每天使用还可能引起皮肤红肿。即使是干燥皮肤，每周敷面膜也不用超过3次。建议尽量选择成分单纯的面膜，避免成分复杂引起皮肤过敏、营养过剩。

(Q) "早C晚A"，万能护肤公式？

(A) "早C晚A"，简单来说就是"早上护肤用维生素C，晚上护肤用维生素A"，分别用来对抗氧化和衰老。白天紫外线充足，皮肤容易产生氧自由基，维生素C的抗氧化作用可以减少紫外线对皮肤的伤害，对抗光老化。而维生素A有抗衰老作用，但它会有光敏性，遇到紫外线后容易刺激皮肤，甚至引起过敏、皮炎等，更适合在晚上使用。

需要注意的是，这种方法并非适用于所有人。如果你是敏感肤质或皮肤屏障受损，维生素A反而会加重皮肤受损；孕妇也要避免使用，因为维生素A对婴儿可能有致畸风险。并且，"早C晚A"的浓度也不是越高越好，尤其是维生素A，需要从最低浓度开始，逐步建立耐受之后，才可以增加频次。

(Q) "刷酸"，居家焕肤标配？

(A) "刷酸"也叫"化学焕肤"，原理是把酸类化学制剂涂在皮肤表面，让皮肤发生可控的创伤后促进皮肤再生。这些物质能作用在皮肤的不同深度，促进皮肤新陈代谢，因而被用来消痘、去黑头、改善暗沉、提亮肤色。这些功效听起来很诱人，让人忍不住就想置办一套"刷酸"装备，开始皮肤的新生之旅。

但是，在没有经过专业咨询的前提下，皮肤科医生并不推荐大家自行"刷酸"。因为"刷酸"作用的深度越深，效果也越明显，但发生不良反应的概率也越大，使用不当容易"烂脸"。在专业医疗机构里，"刷酸"通常用来治疗痘痘和其他皮肤疾病，受过专业训练的医生会根据你的皮肤状况来评估需要达到的目标，确定具体刷酸的浓度和方案，还会观察治疗中的皮肤反应，在必要时进行干预或适时终止，尽量减轻皮肤的不良反应。如果皮肤状态不稳定，经常出现敏感状况，有破损或炎症，建议暂停刷酸。

(Q) "天然"至上，无添加最安全？

(A) "纯天然""纯草本""纯植物萃取"的护肤品，听起来确实让人很安心。许多人因此希望产品中不添加任何人工合成的物质，对人工合成油脂、表面活性剂、酒精、香精、色素之类的添加成分唯恐避之不及，把它们当作伤害皮肤的根源。

其实，即使是"植物型"护肤品和化妆品，它的成分基质仍然是化学物质，只是在其中添加了植物萃取成分。而在萃取提炼的过程中，也需要加入化学物质来维持它的安全和稳定，比如适当添加防腐剂，能起到防止微生物滋生的作用。不添加防腐剂的产品几乎不存在，除非是一次性使用的、特殊包装的产品（有效期通常非常短暂）。至于闻起来没有气味的产品，也未必表示"无香精"，可能是不同的香料彼此中和的结果。

#REDISCOVER YOUR SKIN
重新认识你的皮肤

那么,究竟怎样护肤才是科学健康的?还是要从皮肤的基本构成开始说起。如果把我们全身的皮肤完全展开,会有 1.5~2 平方米的面积,质量约占体重的 16%,是人体最大、最重的器官。从结构上看,皮肤可以分为表皮、真皮和皮下组织。其中表皮主要由 4 种不同的细胞层构成(手掌和脚掌部位还有一层"透明层",但不存在于脸部),所有的表皮细胞都是从最底层的"幼儿细胞"开始,逐渐向上推移、角化、变形,直到成为最顶部的屏障层。这个向上"漫游"、新陈代谢的过程,通常以 28 天为周期,周而复始。另外,我们的皮肤是带有弱酸性的,它的正常 pH 值在 4.5~6.5 左右,这些"酸"来自人体表皮中的角质细胞废料、皮脂和汗水等代谢产物。

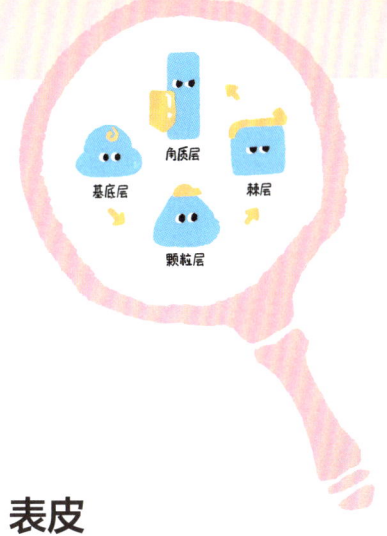

(角质层)

由多层角化细胞组成,位于表皮的最外层,是人体抵御外界不良刺激的第一道屏障,也是和我们日常护肤最相关的一层。

(皮脂膜)

在角质层之外,还有一层由皮脂和汗液共同形成的乳状脂膜,能滋润皮肤,防止角质层内水分的蒸发,起到保湿作用。皮脂膜受损,会导致皮肤干燥、抵抗力下降。

表皮

(基底层)

即"幼儿细胞层",位于表皮的最里层,也是表皮各层细胞的生成之源。基底细胞间夹杂着黑色素细胞,这些细胞产生的黑色素决定了皮肤颜色的深浅。

(颗粒层)

即"成人层",表皮细胞经过这一层后会完全角化,为进入最顶部的屏障层做好准备。

(棘层)

即"青春期生长层",棘层细胞的使命是生成坚固的角蛋白,维持角质细胞结构。

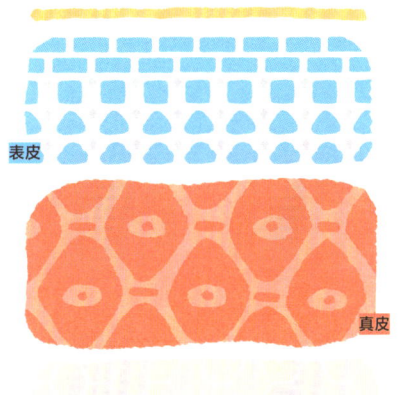

真皮

位于表皮之下,由纤维、基质和细胞构成,其中的基质成分(比如透明质酸)具有锁水作用,可以维持真皮层的正常含水量。当表皮中的含水量降低时,真皮水分会渗透到表皮,为角质层提供水分补给。皮肤的弹性和饱满度,很大程度上是由真皮层的健康状态(比如我们熟悉的胶原蛋白含量)决定的,皮肤的老化也主要发生在这一层。

皮下组织

也叫皮下脂肪层,位于真皮之下,有保暖防寒、储备能量、缓冲外力的作用,可以保护皮肤和内部的组织器官。

表皮的角质层还需要展开说说。我们的角质层细胞就像一个个砖块,叠加在一起组成了一面"砖墙"。"砖块"之间的连接,靠的是"水泥",也就是角质层细胞间隙中的"脂质"(其中 40%~50% 的成分是神经酰胺)。"砖块"和"水泥"牢固地契合在一起,能阻挡异物和病菌的入侵,保护皮肤不丢失水分,维持皮肤的屏障功能。这道屏障,正是皮肤发挥自愈能力的前提。所以,在所有护肤措施中,应该把"保护皮肤屏障功能"列为优先。如果屏障受损,也应该注意及时修复。

角质层中还含有一些保湿成分,也就是我们常常听说的"天然保湿因子",它们都是一些水溶性的小分子物质,能够从周围环境中吸收水分,然后将其储存在角质层中,维持角质层的正常含水量。当角质层的含水量在 10%~20% 时,皮肤看上去紧实而富有弹性;如果角质层含水量低于 10%,皮肤就会变得干燥粗糙,甚至出现龟裂。

如果这道"砖墙"破损,会发生什么?一旦皮肤屏障受损甚至穿孔,外界的刺激物就会穿过砖墙结构的缝隙,入侵皮肤深处。失修的"砖墙"不再坚固,导致脂肪和水分的过度流失。这时,你会感到皮肤变得粗糙起皱,失去光泽,开始瘙痒、刺痛甚至出现湿疹,有时还会发生更严重的过敏性和接触性皮炎。

不过,角质层的这道"砖墙"也不是越厚越好。如果角质细胞不能按正常的周期脱落,而是过量堆积在一起,皮肤看起来就会黯淡无光,也不容易吸收护肤品里的成分。这时就应该去除过厚的角质,促进表皮的新陈代谢,让皮肤恢复到正常状态。

#BAD SKIN HABITS TO BREAK
这些习惯，皮肤不喜欢

皮肤的各种报警信号，大多都不是平白无故产生的，而是身体机能和生活方式的综合表现。与其寄希望于用各种护肤品来"救火"，倒不如先从每一天的生活习惯开始，帮助皮肤找回本应属于它的健康状态。

HABIT 1
（一出油就洗脸，或者喜欢用碱性肥皂洗脸）

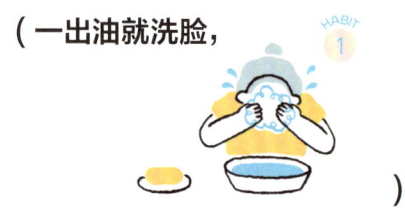

洗脸是日常必需的清洁步骤，但次数过多对皮肤并没有帮助，一天洗两次就足够了。如果洗脸后脸部几乎没有油脂，就是过度清洁，是对皮肤屏障的破坏。长期反复破坏皮肤屏障，容易引起皮肤的慢性炎症。而传统的碱性肥皂会把皮肤的pH值变成不健康的7~8，皮肤需要2~6小时才能把它调回正常水平，这段时间里，有害细菌和真菌很容易乘虚而入。另外，冷热水交替洗脸其实并不能收缩毛孔，反而会让皮肤紧绷、产生红血丝，正确的做法是使用35℃左右的温水洗脸，保持皮肤水分。

HABIT 2
（经常熬夜，睡眠不足）

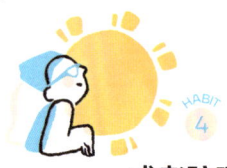

我们身体里的激素是根据生物钟来分泌的，熬夜会打乱生物钟。就算熬夜后补觉，也不能完全弥补熬夜对皮肤的损伤。

HABIT 3
（水果蔬菜吃太少）

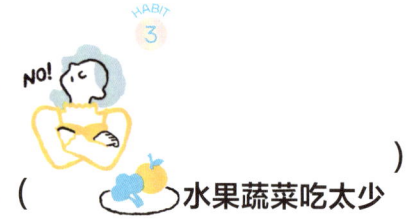

除了保证人体必需的均衡营养之外，水果蔬菜中丰富的维生素可以起到抗氧化作用，帮助美白和嫩肤。

HABIT 4
（不注意防晒，或者防晒霜没涂够）

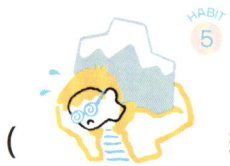

过度的紫外线照射，会造成皮肤灼伤、色素沉着和皮肤衰老。大约80%的皮肤老化表现，都是"光老化"造成的，它影响的不只是美观，还可能带来严重的健康问题。因此，所有人群都应该做好皮肤的防晒工作（哪怕是阴天，90%的紫外线还是能够穿透云层），就算是带有SPF值的化妆品也不能代替防晒霜。遮阳伞、帽子、墨镜等物理遮盖可以起到很好的防晒作用，但口罩并不能完全阻隔紫外线；使用防晒霜时，要涂得够量才有效，一般建议每平方厘米需要涂够2毫克。

HABIT 5
（精神压力大）

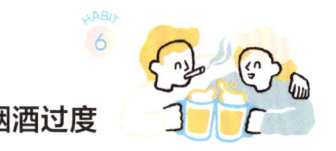

有研究表明，精神压力过大会让角质层细胞间隙中脂质的合成速度变慢，降低角质层的屏障功能。人感到压力时还会促使皮脂腺的油脂产量大大提高，易导致炎症的发生。

HABIT 6
（烟酒过度）

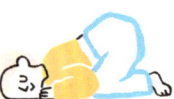

酒精有利尿作用，它会让我们损失大量水分，皮肤也会因此而变得干燥。而尼古丁会让血管变窄、血液循环变差，导致面色发灰、苍白。香烟里的有毒物质也会进入皮肤深处，容易让脸颊和嘴部变得松弛，加深法令纹。

HABIT 7
（过度干燥，忽视保湿，不爱喝水）

皮肤在空气相对湿度低于30%的环境里30分钟后，角质层含水量会明显减少，这是因为干燥的环境会抑制角质层中天然保湿因子的合成。所以，长时间待在干燥的空调环境里，要注意防止皮肤失水。另外，饮食摄入的水分总量太少也会导致脱水，使皮肤的状态变差。

HABIT 8
（不运动，很少有出汗的机会）

长期坚持运动，身体免疫和皮肤局部血液循环都会更好，加上运动可以减压，激素的分泌会帮助皮肤焕发活力。而汗水中含有的乳酸和其他酸性物质，其实本身就有护肤品广告中宣传的"轻度刷酸磨皮"效果。另外，运动时最好不要带妆，以免阻碍毛孔的扩张和散热，同时还要注意适当防晒。

HABIT 9
（随手挤痘痘）

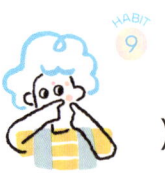

指甲的抠挤，很容易在皮肤上留下细小的伤口，引起局部感染，也可能在发痘部位留下痘印或痘坑，损害皮肤状况。

#A SIMPLE SKINCARE GUIDE FOR MEN & WOMEN
男女都适用的护肤"基本法"

正确的皮肤护理,离不开最基础的三件事:清洁、保湿和防晒。其他的附加功能其实只是锦上添花,往往并不是必需的,使用不当反而可能损伤皮肤。而在这三个基本环节中,错误认知依然随处可见。是时候重新检查一下你的基础护肤流程了,看看每一步都做对了吗?

清洁

其实,光是用清水就能把沉积在皮肤表面的尘土、金属或非金属的氧化物洗去。一般的防晒产品用清水或洗面奶也能洗干净,不必先卸妆再用洗面奶。防水抗汗的防晒霜才可能需要用卸妆产品来清洁。清洁产品通常有皂基清洁剂和表面活性剂两大类,前者的去污能力比较强,相应的脱脂能力和刺激性也较强(添加了改良成分的皂基改良清洁产品,对皮肤的刺激较小);如果配方中的洗涤成分是氨基酸之类的表面活性剂,洗涤作用相对温和无刺激。需要注意的是,清洁(尤其是用使用卸妆产品)后,要记得涂保湿产品,帮助皮肤留住水分。另外,洗脸时不要用毛巾来搓脸,洗脸后用毛巾轻轻吸干脸上的水分即可。

防晒

紫外线分为长波紫外线(UVA)、中波紫外线(UVB)和短波紫外线(UVC)3种,其中会对皮肤产生损伤的主要是前两种。UVA透射能力最强,可以达到真皮深处,短时间内可以将皮肤晒黑,长期作用会损伤皮肤的弹性组织,让皮肤提前老化;UVB则可引起晒红、晒伤、晒黑等。UVA和UVB照射过量,都会引起皮肤癌变,对人体的遗传物质造成直接伤害。

防晒霜中的SPF(Sun Protection Factor)值代表日光防护指数,抵抗UVB,如果在某一强度的阳光下暴露30分钟会引起皮肤晒伤,那么SPF 15的防晒霜理论上可将这一时间延长到15×30=450分钟;PA(Protection of UVA)值代表防晒黑指数,抵抗UVA,PA+ 表示有效,PA++ 表示相当有效,PA+++ 表示非常有效。不过,防晒指数越高,意味着产品中需要添加越大量的紫外线吸收剂和散射剂,对人体造成的负担也越重。从用量上来说,防晒产品测试中使用的剂量是每平方厘米2毫克,相当于一个1元硬币面积,但我们平时生活中涂的量可能只有它的1/4~1/2,因此每隔2~3小时就要重复涂抹一次,才能保证防晒效果。防晒霜通常有物理防晒和化学防晒之分,有些产品还会兼具这两种功能。

保湿

比起"补水",其实"锁水"才是保持皮肤含水量的关键。保湿产品可以补充皮肤表面的皮脂膜和"砖墙"之间的"水泥",修复皮肤屏障功能。常见的皮肤保湿剂有3类:第一类是封闭剂,比如硅油、凡士林,能在皮肤表面形成一层薄薄的油膜,有加固皮肤屏障的作用;第二类是吸湿剂,比如甘油、尿素、丙二醇、丁二醇等,能从环境中吸收水分,补充从角质层丢失的水分;第三类是和表皮、真皮成分相同或相似的屏障修复剂,比如神经酰胺、透明质酸、壳聚糖等,可以补充和恢复角质层的细胞间脂质基质。封闭剂和吸湿剂通常需要搭配使用,而且封闭剂的保湿效果更胜一筹。如果只是单纯使用水、喷雾或面膜,其实大部分的水分并没有被皮肤吸收,而是蒸发到空气中了;乳或霜质地的保湿产品则可以在皮肤表面成膜,形成屏障,是维持皮肤含水量不可或缺的用品。

物理防晒 "物理"指的是"矿物",也就是超细微粒的氧化锌、二氧化钛等矿物颗粒,它的防晒机制类似于反光镜,能隔离并反射紫外线。

- **优点** 可以抵挡所有波长的辐射,涂抹后立即起效,而且只作用在皮肤表面,不会给皮肤带来伤害。
- **缺点** 质地相对厚重,涂在皮肤上容易显得"假白",也容易被汗水洗去,需要频繁补涂。

化学防晒 也叫"紫外线吸收剂",通过一些化学成分来起到防晒效果。防护的紫外线范围较小,需要几种不同结构的化学防晒剂组合在一起。这个过程通过皮肤吸收来完成,作用在皮肤内部。

- **优点** 质地相对轻薄,涂抹后颜色比较自然。
- **缺点** 需要通过人体代谢起效,可能会给皮肤带来负担和刺激,通常涂抹后20分钟才会有防晒作用;对自然环境可能有害。

环境	建议防晒指数
没有紫外光源的室内	无需防晒
可能受到UV辐射的室内(靠窗,接触较强紫外灯、荧光灯、驱蚊灯等)	SPF 15/PA+ 以内
阴天或树荫下的室外	SPF 15~25/PA+~++
直接在阳光下	SPF 25~30+/PA++~+++
高强度UV(雪山、高原、海滩、春末或夏天的阳光下)	SPF 50+/PA++++

#SKIN TYPES & DAILY CARE
皮肤类型和日常护理

了解了护肤的基本原则之后，接下来就要根据个人的皮肤状况，寻找更有针对性的护理方法。目前最常见的皮肤分类，是按照皮肤的水油平衡状况进行划分。除了自己观察皮肤的外观和触感之外，国家药品监督管理局的网站上还列出了更具体的数据标准，可以作为辅助参考。不过，在判断皮肤类型的同时也要注意，你的肤质并不是固定不变的，它可能受到年龄、环境、季节、情绪和内分泌的影响而有所变化，日常的护肤措施也要做出相应的调整。

另外，为了维持皮肤正常的酸碱度，护肤品也需要保持一定的酸碱度，但并不是说必须限制在皮肤的酸碱度范围内。通常来说，偏碱性的产品清洁效果更好，偏酸性的产品能更好地帮助皮肤自我更新。总之，大前提是，这些产品不能过度破坏皮肤本身的酸碱平衡。

皮肤类型自测方法

早晨起床洁面前，将吸油纸放在皮肤的不同区域轻轻按压，观察各部位出油情况。出油较多表示该区域偏油；出油较少或干燥紧绷，表示该区域偏干；既不油也不干，则表示属于中性皮肤。

（中性皮肤）

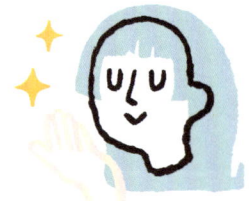

属于理想的皮肤状态。这类皮肤的角质层含水量在 20% 左右，皮脂分泌适中，皮肤 pH 值为 4.5~6.5，皮肤紧致、光滑且富有弹性，毛孔细小且不油腻，对外界环境不良刺激的耐受性较好。

尽量用清水清洁即可，除非在炎热环境或使用防晒霜、粉质/油脂类化妆品的情况下，才需要使用洁面产品，以洁面后皮肤不干燥为度。保湿霜和润肤水乳都能起到很好的保湿作用，反复涂抹润肤水可以帮助中性皮肤达到稳定的高保湿状态，可以作为补充保湿，并不需要太多复杂的步骤。平时注意基础护肤和防晒，保持皮肤的稳定状态。

（干性皮肤）

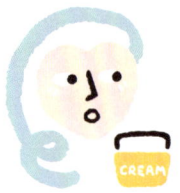

角质层含水量低于 10%，皮脂分泌少，pH 值高于 6.5。这种肤质由于缺乏皮脂，难以保持水分，所以缺水又缺油；虽然肤质细腻，但肤色晦暗、干燥且有细小皱纹。

清洁要点可以参考中性皮肤，要注意避免以皂类为表面活性剂的清洁产品。洗脸后可以选择修复类的保湿乳或保湿霜，避免单纯只使用面膜做保湿。要注意严格防晒，可选择霜状质地的防晒产品。

（混合性皮肤）

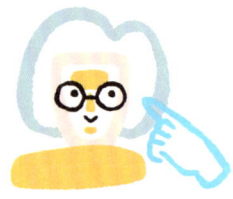

同时具备干性皮肤和油性皮肤的特点，通常表现为 T 区偏油，U 区偏干或中性。普通人群中的大多数都属于这种肤质。

需要根据不同区域的皮肤情况，在护理上有不同的侧重。比如挑选洁面产品时，应该以更油的那个部位为准，偏干的部分可以减少或避开使用；挑选保湿滋养类产品时则相反。

（油性皮肤）

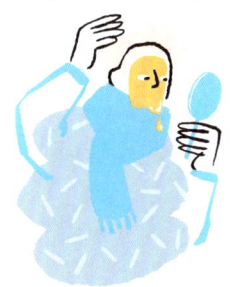

这类皮肤皮脂分泌旺盛，pH 值低于 4.5，皮肤弹性好，不易出现皱纹，但它的皮脂分泌量和角质层含水量（小于 20%）不平衡，皮肤看上去油光发亮、毛孔粗大、肤色黯淡且无透明感，容易发生痤疮、毛囊炎、脂溢性皮炎等皮肤病。

首先，过度清洁仍然是护肤大忌！清洁力太强的洁面产品反而会让皮肤分泌更多油脂，变得更油。只用保湿水可能无法满足你的保湿需求，建议选择肤感清爽的霜、乳或者凝胶。防晒方面，如果不喜欢过于油腻的肤感，可以选择化学防晒。日常护肤和化妆都要尽量避开"致痘"成分，比如棕榈酸异丙酯、硬脂酸丁酯、异硬脂酸盐、硬脂酸异鲸蜡脂等。

(Q) "痘肌"烦恼，有解吗？

(A) 痘痘，医学上叫作"痤疮"。为什么会长痘？主要是由于皮肤的死亡细胞、细菌和干油脂的堆积堵塞，引起毛孔发炎。粉刺分为闭合性粉刺（白头）及开放性粉刺。闭合性粉刺无明显的毛囊开口，而开放性粉刺有明显的毛囊开口，因开口黑素沉积和脂质氧化而呈黑色。如果粉刺发生炎症，就形成了"痘痘"。痤疮容易发生在青春期，因为皮脂腺受到了逐渐增多的性激素（尤其是雄激素）刺激，产出了过多的皮脂。但除此之外，其实任何年龄的人都有可能出现痤疮。它还会伴随女性的月经周期发生，这也是激素上升所致。

对于普通的痤疮，可以用处方药膏来抑制毛孔角化，从外部消炎。而对于皮脂过剩的问题，仅仅用外部措施无法解决，可能需要通过一段时间的内服药物和饮食调理（比如少吃加工碳水化合物和糖，多吃蔬菜、全麦、坚果、鱼类和鱼油）才能改善。

（敏感性皮肤）

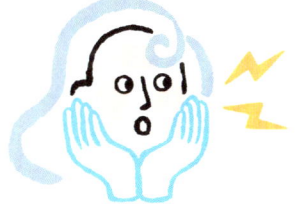

这是一类高度敏感的皮肤亚健康状态，并非由某种具体的皮肤病引起，而是因皮肤屏障功能受损而出现刺痛、灼热、干燥、发红等现象。

除了考虑自己皮肤的水油情况之外，产品成分应该尽量温和、简单，不含或少含香精、乙醇、重金属、易过敏物质等刺激性成分，pH 值要接近皮肤（4.5~6.5），不能过高或过低，同时也不建议使用含有动物蛋白的面膜和营养霜。可以选择含神经酰胺的修护型清洁产品，避免使用含皂类的表面活性剂，也要防止清洁过度。还可以使用舒敏保湿成分的护肤品，比如积雪草提取物、洋甘菊提取物、马齿苋提取物、维生素 B 类、尿囊素和红没药醇等，具有修复皮肤屏障、保湿、舒敏、抗炎等功效。

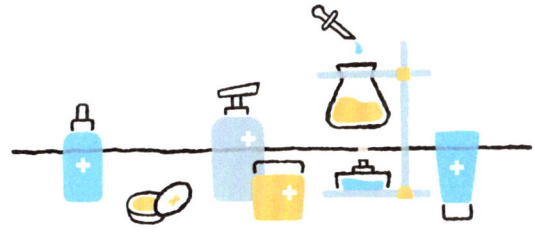

(Q) 什么是医用护肤品？

(A) 是指医生用来辅助治疗皮肤病的护肤品，它们不是药品，一般不在医院内药房出售（具有器械批文的保湿剂除外），可以在药店、超市或商场买到。和普通护肤品相比，医用护肤品有下面这 3 个特点：

更高的安全性 比普通护肤品更强调配方精简、原料严格筛选、不含或尽量少含易损伤皮肤或引起皮肤过敏的物质，如色素、香料、防腐剂、刺激性较大的表面活性剂等，并尽可能对原料产品进行临床安全性评估。

明确的功效性 保湿修复皮肤屏障功能护肤品的主要产品成分作用机制明确，而且经过了科学的试验研究证实。

多家医院临床验证 上市前通过多家医院皮肤科针对某些皮肤病辅助治疗的临床研究，以验证护肤品的临床辅助功效和安全性。

#UNDERSTANDING SKINCARE INGREDIENTS
护肤品功效成分小词典

根据我国规定，所有在中国境内销售的化妆品（包括护肤品）都必须在产品包装上标注配方中加入的所有成分名称，并按照它们在配方中的含量由大到小进行排序。成分表上的那些化学名称看上去虽然复杂难懂，但基本都可以归为这几类：基质类成分、皮肤护理成分、酸碱度调节成分、防腐剂、着色剂、清洁剂等。其中的皮肤护理成分通常是产品主打功效的来源，这个小词典可以帮你了解它们的基本功能。当然，单靠这些护理成分并不能确定产品的有效性和安全性，配方中所有其他成分的剂量和配比，以及制造过程中的复配技术，都是重要的影响因素。

人体生理成分和近似物家族

透明质酸（玻尿酸）
人体表皮和真皮的主要基质成分之一，是目前在自然界中发现的保湿性最好的物质。它的保湿作用强而温和，可有效防止皮肤干燥。但由于它的分子量很大，涂到皮肤上最多只能达到角质层；如果想要补充到透明质酸真正流失的地方——真皮层，只有小分子透明质酸才能达到（比如注射）。

神经酰胺
存在于人体，是一种有助于形成皮肤屏障的脂质。可以修复角质层，通过降低经过皮肤流失的水量来达到保湿作用。

角鲨烷
角鲨烷和人体中的一种天然成分相似，那就是角鲨烯。角鲨烯是构成表皮皮脂膜的重要成分之一，能够锁住皮肤水分，保护皮肤屏障。但这种成分并不稳定，无法在护肤品中保持活性，而它的"近亲"角鲨烷却不会自然氧化，可以保持皮肤水润、修复屏障并维持皮肤稳定。

激素

激素（糖皮质激素）是一种皮肤科的常用药，如果正确使用，在抗炎、抗过敏、调节代谢等方面有很好的治疗效果，但如果过度或长期使用，会带来很多不良反应。一些违规添加了糖皮质激素的面膜虽然能在短时间内快速达到美白、嫩肤的作用，但如果长期使用，皮肤会产生激素依赖症状，停用之后反而会加重过敏，出现红斑、丘疹、毛细血管扩张、"激素脸"（激素引发的玫瑰痤疮）等严重问题。

激素软膏的名字通常是"某某松"，如地塞米松、丁酸氢化可的松、卤米松、糠酸莫米松、氟米松等，但还有很多没有"松"的药膏也是激素，如地奈德、哈西奈德、曲安奈德、丙酸氯倍他索等。不清楚的话，使用前请咨询皮肤科医生或药剂师等专业人士，或者登录国家药品监督管理局网站（www.nmpa.gov.cn），在网站的"化妆品"导航栏中输入产品包装上标示的商标、产品名称或者生产单位、批准文号等信息来搜索查询。

酸类物质家族

水杨酸
是一种常见的去角质酸类成分，能帮助去除角质，加速黑色素的代谢脱落，有一定抗炎效果。添加量在浓度 0.1% 以下时不具有刺激性，但如果高浓度使用，会有伤害性。孕期和哺乳期慎用。

果酸
是一系列有机酸的合称，包括甘醇酸、乳酸、苹果酸、柠檬酸等，大多从水果中提取。能软化角质层，加速角质层死亡细胞的脱落，促进表皮新陈代谢。它的化学剥脱作用较强，用量不能过大；相应护肤品中的 pH 值需要高于 3.5，否则对皮肤的刺激性太大。日常低浓度使用时，也要做好保湿和防晒。

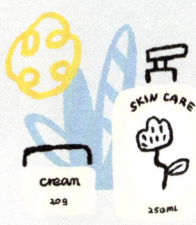

植物提取物家族

熊果苷
萃取自熊果等绿色植物的叶子，对皮肤有高效美白淡斑作用，容易水解，最好在 pH 值 5~7 的范围内使用；用于护肤品的浓度上限是 7%。敏感肤质人群、孕妇需慎用。

玻色因
从山毛榉木糖中提取出来的糖蛋白混合物，能够改善皱纹、紧致皮肤、提亮光泽。

积雪草提取物
主要有效成分包括积雪草苷、羟基积雪草苷，对于瘢痕组织中成纤维细胞活力有促进作用，增加胶原纤维与基质成分的合成与分泌，修复皮肤损伤。

维生素家族

视黄酸
维生素 A 的衍生物，能够促进皮肤新陈代谢，加快胶原蛋白生成，从而延缓皮肤老化、淡化细纹。但对皮肤刺激性大，可能出现红肿、干燥、脱皮等问题。

视黄醇（A 醇）
维生素 A 的衍生物，也是第一种被美国食品药品监督管理局（FDA）批准用于皮肤抗衰老的维生素家族成员。和视黄酸效果类似，但成分更加温和，同时也很容易失去活性。

烟酰胺（维生素 B3）
可以减少黑色素沉淀，促进色斑颜色淡化，加快皮肤细胞的新陈代谢，促进合成胶原蛋白，还具有控油、抗炎、保湿等功效。添加量浓度需高于 3% 才能发挥美白效果。有一定的刺激性，不耐受和皮肤敏感人群使用后可能有轻度灼烧或瘙痒的感觉，注意不要和果酸等酸性产品一起使用。成人每天摄入剂量超过 3 克，会对肝脏产生毒性。有说法称烟酰胺可能会促进毛发生长，但目前还没有充足的科学证据可以证明。

维生素 C 及其衍生物
有出色的抗氧化作用，有助于胶原蛋白的合成、减少皱纹并改善皮肤结构，帮助减少黑色素的形成。

维生素 E
能够修复角质层，通过降低经过皮肤流失的水量来达到保湿作用。

参考资料来源

国家药品监督管理局
www.nmpa.gov.cn
中国医师协会皮肤科医师分会
www.cda2005.com

默沙东诊疗手册
www.msdmanuals.cn
[德] 耶尔·阿德勒、卡佳·斯皮策《皮肤的秘密：关于人体最大器官的一切》
刘立 译，东方出版社，2019

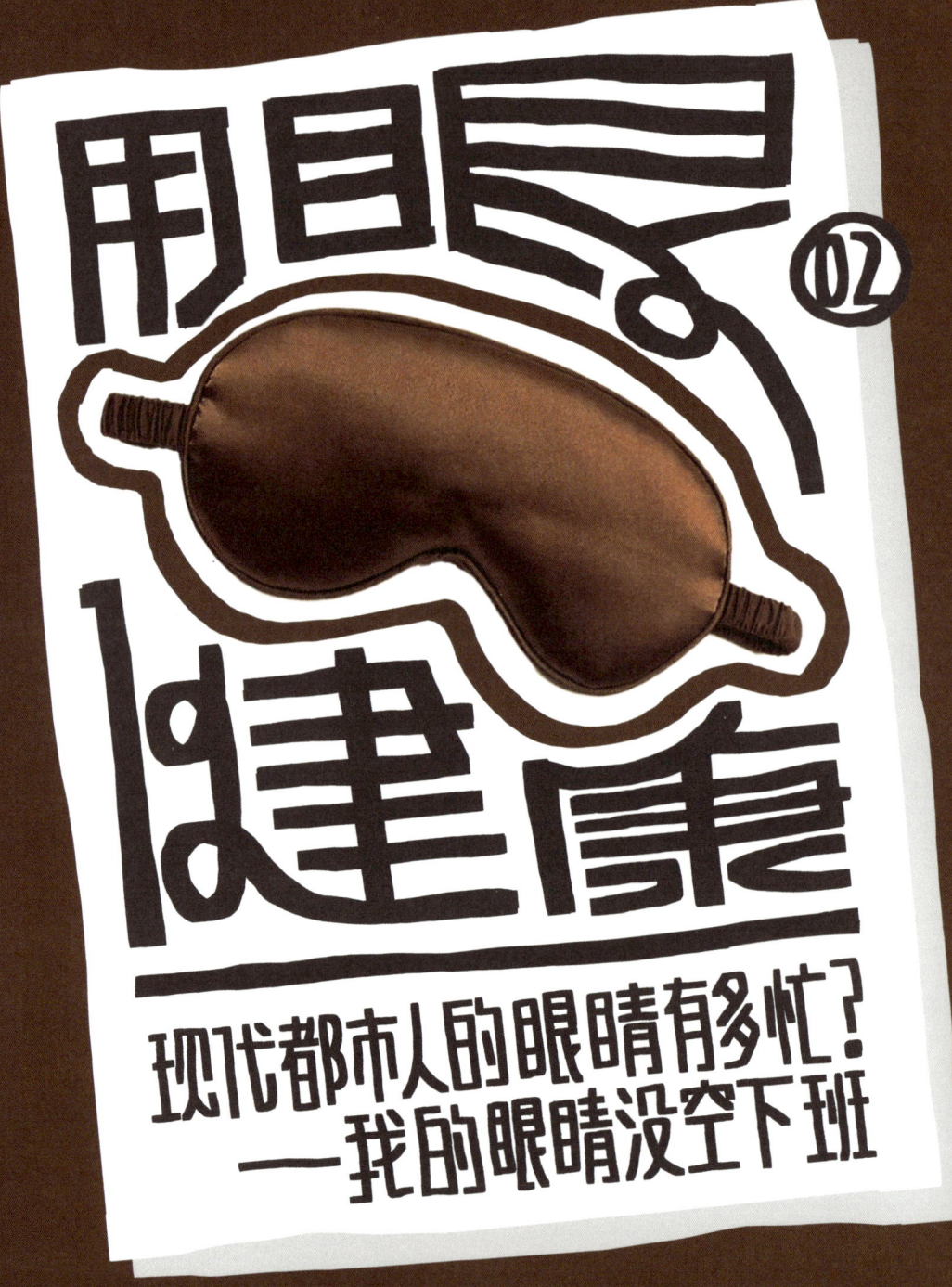

用眼健康 02

现代都市人的眼睛有多忙?
——我的眼睛没空下班

（超时营业的眼球君）

撰文&编辑　Tanya
插画　1zchai
医学支持　郑克

#"MY EYES HAVE NO TIME TO GET OFF WORK"
"我的眼睛没空下班"

现代都市人的眼睛有多忙？来看看 2021 年发布的一份《职场人用眼调查报告》是怎么说的：25% 以上的国内职场人，每天盯着电脑工作的时间超过 8 小时，低于 4 小时的只占 34% 左右。IT 行业更是众所周知的"重灾区"，每天工作用眼时间超过 8 小时的人群比例，占到了 62% 以上。

好不容易干完活，身体虽然下了班，我们的眼睛却还在被迫加班——60% 以上的职场人会在下班后继续看电脑、手机或者其他电子产品。和手机屏幕"同睡同起"，更是不少人雷打不动的日常。眼睛忙碌的时间太长，当然也会累，不时出点状况几乎是意料之中的事。其实，超过 93% 的职场人已经出现了视疲劳症状，比如视线模糊、眼干、眼痛、视力下降等，但或许因为这还算不上什么大事，其中 45.8% 的人选择听之任之，什么都不做；另外 30.2% 的人虽然有所行动，但也只是用眼药水来救救急。

那么，还没上班的大学生怎么样呢？情况也好不到哪儿去。2018 年的统计显示，在 19~22 岁的大学生调查对象中，视力不良率高达 86.36%。而国家卫健委在 2020 年的一次例行新闻发布会上提到，我国的大学生近视率已经超过 90%。

我们每天操劳不停的"眼球君"，还能有好好休息的时候吗？
眼睛出了问题的时候，它又会怎么样？

（"水库"堵塞： 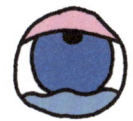 眼压高）

眼压就是我们眼球内部的压力。眼球好比一个水库，其中的透明液体叫作"房水"，它的产生和排出是一种循环过程，正常情况下可以保持动态平衡，但要是水库的泄洪能力出了问题，水位超过警戒线，大坝承受的压力就可能超出负荷，进而伤害眼球。大多数人的正常眼压范围在 10~21 毫米汞柱（1 毫米汞柱=133.322 帕）之间。要是眼压过高，你可能会感到眼睛胀痛、头痛、恶心等，这就是患有青光眼了，不治疗的话，会出现视野慢慢变窄等症状。

经常熬夜，情绪起伏太大，长时间近距离地看电脑、电视等，都有可能让眼压变高。用手小心按压眼球，如果眼压正常，它的硬度应该和鼻尖差不多；但要是摸上去的硬度和额头差不多，那多半是眼压偏高了。不过，我们一般很难感觉到眼压的变化，这个方法只能作为辅助参考，还是要去医院检查才能确定具体情况。

（水分告急： 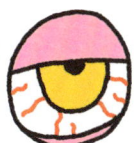 干眼症）

正常情况下，我们平均眨眼的频率约为每分钟 12~15 次。但当你全情投入地盯着闪烁的屏幕，眨眼频率不知不觉就会明显降低，低到平均每分钟只有 4~5 次。这会使得眼角膜和结膜长时间暴露在空气中，得不到泪液的滋润，也会影响泪膜（眼泪在眼睛表面形成的一层膜）的功能，眼睛就会干涩、发痒、有异物感、视物模糊、怕风畏光、睁开困难等，对外界刺激很敏感。眼干不适，在医学上又叫作"干眼症"，是现在眼科门诊最常见的疾病之一。长时间佩戴隐形眼镜、用眼过度或者一直待在空调房里的人，得干眼症的概率会更高。

（眼球太长： 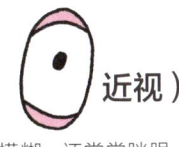 近视）

看近的清楚，看远的模糊，还常常眯眼，这是一种全国 6 亿人都很熟悉的感觉，也就是近视的典型表现。这种现象背后的大部分原因是眼球过长（医学上称为"眼轴过长"），远处景物的焦点会落在视网膜前面而不是视网膜上，因而形成了一个模糊的影像。近视度数越深，眼球就越长，"就像一个气球越吹越大，在最薄弱的地方（眼底）会出现萎缩、组织变薄甚至破裂，比如视网膜脱离、黄斑牵引性病变等。这些眼底病变目前还没有完美的恢复方法，严重的甚至可能导致失明。如果经过正规的医学验光，发现已经有近视了，那就不会再变回"正常"的眼睛了。我们能做的，就是尽量把近视加深的速度变得慢一点、再慢一点。

（眼球太短： 远视）

其实，远视是眼球生长发育过程中的一种正常现象。刚出生的婴儿会有 400~500 度的远视，随着年龄增长，这个度数会逐渐减少，直到变成低度的远视、平光，或者往近视的方向发展。但是，如果远视度数超过相应年龄的正常范围，就会变成远视异常。和近视相反，远视眼看东西的焦点会落在视网膜后面。这会带来什么样的感觉呢？如果远视度数低，人眼可以通过调节肌肉来代偿；而高度远视看近看远都模糊，还会有眼酸、头痛等视疲劳症状。

（聚焦失灵： 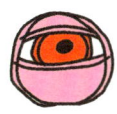 散光）

眼睛的角膜就像是照相机的镜头，正常情况下只会在视网膜上形成一个焦点。但如果镜头变形，也就是角膜弧度异常，眼睛就做不到均匀聚焦，会在视网膜上留下好几个焦点。通常的表现就是看东西变模糊、扭曲甚至叠影，容易眼睛酸痛、流泪和头痛。不过，生活中其实很难找到完全没有散光的眼睛。如果只是轻微的散光，对视力不会有明显的影响。

21

#EYE CARE TIPS FOR OFFICE WORKERS & STUDENTS

上班族&学生党 日常用眼指南

不管是眼睛干涩、节节攀升的眼压还是散光、近视和远视，日常生活里那些不讲究的用眼习惯，往往就是把眼睛拖垮的最大"黑手"。其实，不管是哪种视疲劳，休息都是最简单有效的缓解方法。如果白天无法避免看电脑，那就试试晚上少看会儿手机、少玩会儿游戏吧，也可以选择用"听"来代替阅读。又或者，就从你阅读这篇文章的姿势开始，学着好好照顾一下眼睛的感受。

（距离）

长时间（大于45min）、近距离（小于33cm）地看东西，就相当于在拼命地给近视加油鼓劲。所以，别再凑得那么近啦！请老老实实照着这个标准答案去做：书本、读写距离要保持在33cm以上，手机要在40cm以上，平板电脑要在50cm以上，电脑要在60cm以上，电视要在屏幕对角线距离的4倍以上。

（眼保健操）

没错！就是大家老是不肯好好做的眼保健操，它真的不是学校强加给你的无用功。有研究证明，比起什么都不做，眼保健操确实可以缓解视疲劳的感觉。

（多眨眼）

成人每天近距离看东西的时间，最好不要超过6小时。因为长时间盯着屏幕，眨眼次数明显减少，容易造成眼睛干涩。记得要有意识地多眨眼，让泪液来滋润眼球。

（角度）

使用电脑的话，屏幕角度也是有讲究的。如果你看的屏幕在眼睛水平线之上，那眼睛就需要睁得比平常更大一点，眼睛表面的暴露面积也会变大，进而让泪膜变得不稳定，水分更容易蒸发。所以，电脑屏幕的高度建议要和眼睛的水平线持平，或是偏低一点点（0°~15°）。

（"3个20"）

不管你看的是电子产品还是纸质书籍，过度用眼造成的损害都是一样的。但我们看电子产品的时间，已经远远超过了纸质产品。及时让眼睛休息放松，就变得更加重要了。美国眼科学会推荐的"3个20"原则又好记又实用：一次性看近距离的东西20分钟后，朝20英尺（6米）以外的距离远望20秒钟以上（如果你本身有近视，远眺时也要戴着眼镜）。

如果你看的是电子产品，建议每20分钟就要休息5~10分钟。不要把屏幕对比度调得太高、太亮，否则进入视网膜的亮度会超过我们需要的生理阈值。另一方面，不合适的手机屏幕保护膜会减弱进入眼内的光线，让眼睛更容易疲劳。所以要选择高清、合格的保护膜，并在它有了划痕时及时更换，保证电子屏幕亮度适中，图像清晰。

（加湿、蒸汽熏眼）

长时间待在空调环境里，也会加剧眼睛的干燥状态，可以用加湿器帮助缓解干涩。还可以用热毛巾或热水蒸气熏眼，原理和蒸汽眼罩差不多，把温度控制在40℃左右即可，每次5~15分钟，帮助眼周血液循环。

（户外活动）

一个有科学证据的冷知识：只要待在户外，就能帮助预防近视。为什么呢？比起室内光，阳光的光照强度要高几百倍，光照越强，人体内释放的多巴胺就越多，它可以抑制近视的发生和发展。另一方面，高强度的光照可以使瞳孔缩小、景深加深，进而减少视觉模糊，同样可以帮助预防近视。另外，30分钟的运动可以降低20%的眼压；而深呼吸有助于淋巴系统畅通，也能帮助降低眼压。

（环境光照）

写字时，如果右手持笔的话，台灯的光源应该在左上方，还要保证室内的背景明亮。如果正准备选购灯具，建议购买RG0（无危险级，无蓝光危害）的型号，色温选择4000K（色温越高，蓝光成分越多），桌面的平均照度不要低于300勒克斯（lux）。晚上使用电子产品的时候，可以打开护眼模式，它可以减少蓝光，从而增加褪黑素，帮助睡眠；同时，由于降低了亮度，还可以适度缓解眼疲劳。

（营养搭配）

维生素A是构成视网膜感光物质的重要成分，长时间盯着屏幕，会消耗大量的维生素A，所以需要补充富含维生素A的食物，比如动物肝脏、新鲜蔬菜和水果，尤其是番茄、胡萝卜等。不过，维生素A过量容易中毒，如果选择营养补充剂，要注意控制剂量。维生素B族可以保护眼角膜，摄入不足可能出现视力模糊；花青素可以增强夜间视力，缓解黄斑退化。同时，还可以考虑补充铬、钙等微量元素，它们能帮助清除身体内部的自由基。

#HOW TO CHOOSE EYE CARE PRODUCTS
眼部用品怎么选

(隐形眼镜和美瞳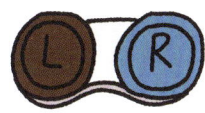)

隐形眼镜，医学上也叫"角膜接触镜"。隐形眼镜漂浮在泪液上，会加速泪液的蒸发；干眼症更是会让角膜的抗损伤能力下降，导致隐形眼镜更容易刮伤角膜。如果你习惯戴隐形眼镜，建议每天佩戴时间不要超过8小时。洗澡前记得摘掉隐形眼镜，不然的话，洗澡水里的微生物容易吸附在镜片上，会增加角膜感染的风险。晚上睡觉时也务必取下。

至于美瞳，也是属于医疗器械类的，而不是简单的化妆品，所以必须选择国家食品药品监督管理局批准上市的产品，必须到正规的验配机构进行验光和购买。如果随便在网上购买了些劣质产品，镜片表层或内层覆盖了一层原料，会影响镜片的透氧性能，长时间佩戴会让眼睛干涩。某些彩片里的色素还会裸露在镜片表面，让镜片变得更加粗糙，容易吸附细菌和微生物等。

(Q) 哪些人不适合戴隐形眼镜？

(A) ❶ 眼部健康有问题的人群，比如眼压过高、有重度干眼症、感染性结膜炎等；糖尿病患者也不适合。

❷ 不注意个人卫生，无法定期检查眼部健康。

❸ 过敏人群，尤其是对镜片材料或护理产品成分过敏。

❹ 需要经常面对风沙、挥发性化学物质的人群，隐形眼镜可能会增加眼睛受损的风险。

(Q) 怎么选择适合自己的隐形眼镜？

(A) **度数要准确** 需要去专业机构验光，如果散光度数不高，可以用常规的球面隐形眼镜；如果散光度数很高，最好选择定制散光设计的型号。另外，框架眼镜度数不能直接替换隐形眼镜！因为它们和角膜之间的距离是不一样的。

镜片基弧大小要合适 基弧是指镜片的曲率半径，它越小，戴在眼睛上就越紧，因此要根据自己的角膜曲率来选择相应的镜片基弧。

透氧度和含水量都重要 一般来说，镜片越薄，透氧度越好，含水量也越高，但由于需要保持镜片湿润，反而会吸取眼睛里的水分，造成眼睛干涩。因此这两个参数要同时考虑，在专业医生的指导下进行选择。

舒适度和安全性 相对来说，抛弃周期更短的镜片更干净，引起眼部感染的概率更小。

(Q) 摘隐形眼镜的正确姿势是？

(A) ❶ 睁开眼睑，一定要保持住，然后左手抬起上眼睑，右手中指下拉下眼睑。

❷ 眼手配合，非常关键：右手食指轻轻接触隐形眼镜，同时做以下两个动作：食指滑动镜片到耳朵方向，左眼往鼻子方向转动。这样做的好处是将隐形眼镜转移到了球结膜上，不会伤到角膜，同时因为曲率不同，隐形眼镜会有明显的突起，容易抓取。

❸ 取下就很简单了：右手大拇指和食指顺势抓下已经突起的隐形眼镜，大功告成。

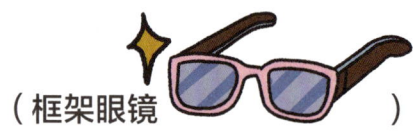

（框架眼镜）

佩戴传统的框架眼镜，仍然是矫正近视、远视和散光最常见的方法。医生建议，近视 100 度以上，散光 150 度以上，或者远视 300 度以上，就要佩戴眼镜。要去正规医院做检查和验光，配合适的眼镜。

（防蓝光屏和防蓝光眼镜）

蓝光是波长在 400~500 纳米之间的可见光，这个波段在人眼中看到的是蓝色，所以叫作"蓝光"。蓝光普遍存在于我们的日常生活中，其中最主要的来源就是太阳光。另外，各种节能灯、LED 灯和白炽灯，手机、平板电脑、电视所使用的光源，以及荧光灯、浴霸等光源发出的光中都有蓝光。它的能量很高，可以直接穿透角膜和晶体，直达视网膜。长时间、高强度的蓝光照射会导致眼底的黄斑病变，但和太阳光相比，屏幕上的蓝光强度要弱得几百分之一，达不到那么强的伤害。而且研究显示，波长在 400~470 纳米之间的蓝光是有害蓝光，而波长在 480~500 纳米之间的蓝光其实对身体有益，因此可以说，并不是所有的蓝光都对身体有害，目前也没有蓝光导致近视的直接证据。

国际照明委员会（CIE）认为，"蓝光危害"对于一般照明中使用的白光光源甚至富含蓝光成分的光源来说都不是问题。我们国家对于光生物安全也有一个推荐标准——《灯和灯系统的光生物安全性》（GB/T 20145-2006），最安全的级别是无危险级（RG0），生活中大部分电子产品的辐亮度都在这个要求的范围内，所以对普通人来说不用过分担心，防蓝光眼镜也没有什么必要。

不过，如果眼睛本身已经有黄斑疾病，可以考虑戴防蓝光眼镜，建议参考国家最新防蓝光标准《蓝光防护膜的光健康与光安全应用技术要求》（GB/T 38120-2019），符合标准的产品能挡住有害蓝光，留下有益蓝光。

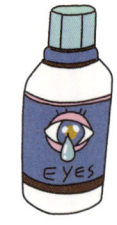

（眼药水）

通常来说，眼药水中的防腐剂会对眼部表面产生一定的毒性，如果没有眼部疾病，选择抗疲劳类的眼药水就好，千万不要随便乱用。尤其是主打"去红血丝"功效的眼药水，用得太多可能会导致瞳孔散大、血管变粗，严重的还会引发眼病。所以说，所有的眼药水都只能救急，不可以长期使用。更安全的选择通常是不含防腐剂的人工泪液。

(Q) 眼药水应该怎么用？

(A) ❶ 点眼药水，应该点在眼睛的结膜囊里，而不是"眼黑"的地方。"眼黑"部分是我们的角膜，要是经常点错位置，可能会得药物性角膜炎。

❷ 点完眼药水要闭眼，同时按住内眼角处，避免眼药水流进鼻腔。

❸ 一般眼药水 1 滴就够了，如果不小心滴到外面，可以补 1 滴。因为结膜囊太小了，根本容不下 2 滴眼药水。如果你要用两种以上的眼药水，记得要间隔 5~10 分钟再点，不要同时用。

❹ 洗眼液也是眼药水的一种，只不过是在其他眼药水之前，用来清洁的。使用方法和眼药水一样。

❺ 要注意眼药水的储藏条件和有效期，有些眼药水需要冷藏，大部分眼药水开封后只能用一个月，过了有效期就千万别用啦。

#IS MYOPIA SURGERY RELIABLE
近视手术靠谱吗

如果已经近视了，有哪些改善视力的方法？除了框架眼镜和隐形眼镜之外，如果成年后眼睛度数稳定，也可以选择通过近视手术来摘镜。虽然近视手术并不能改变已经变形的眼球，或是已经出现的眼底问题，但可以保证术后视力的清晰。现在的近视手术在技术上已经相当成熟，有效性和稳定性也经过了许多研究验证。大家都很好奇的一些近视手术问题，现在就请专业的眼科医生来集中解答吧。

眼科医生 郑克
复旦大学附属眼耳鼻喉科医院眼科 副主任医师

美国新英格兰视光学院眼视光学博士，复旦大学仲英青年学者，美国认证协会国际注册企业内训师。擅长各类近视眼手术（全飞秒SMILE、ICL晶体植入、LASIK、LASEK、TPRK等），并参与制定儿童青少年近视防控综合策略。

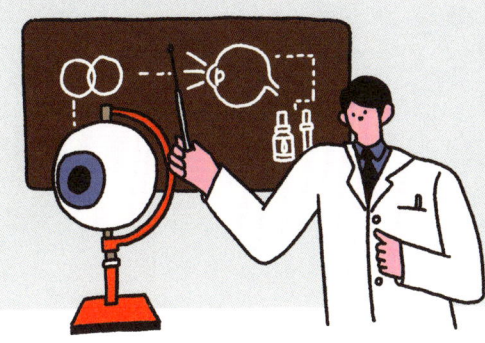

(Q) 近视手术有风险吗？

(A) 近视手术都是非常安全、非常成熟的，但手术是有条件的，不是每一个人都能做。这需要医生帮你做一个全面评估，看你眼睛的条件在各个指标上是不是偏离正常值范围。一般来说，只要你的综合指标在正常值范围内，手术效果还是可以保证的。

(Q) 目前最常见的近视手术有哪几种？怎么确定哪种适合自己？

(A) 目前的近视手术有两大类：一种是角膜激光手术，在眼睛的外面，透明角膜的地方做手术；另一种是晶体植入手术，在晶体前面、虹膜后面的位置，植入ICL（Implantable Contact Lens，植入式隐形眼镜）镜片。

角膜激光手术的原理是通过激光对角膜进行精准的切削，从而达到改变角膜曲率、重塑全眼屈光状态的目的。根据应用不同种类的激光，可分为准分子激光手术、飞秒激光手术等；根据不同的切削部位，可分为表层手术（如LASEK、TPRK等）和板层手术（如SMILE、LASIK等）。角膜激光手术需切削一部分角膜组织，术后角膜厚度会有所减少，且需要矫正的度数越高，切削的角膜组织越多，因此手术有一定的适用范围，近视度数特别高或角膜特别薄的患者，可能无法完全矫正，甚至不能进行角膜切削。

晶体植入手术的原理是将一枚合适度数的超薄镜片植入眼内，相当于把一枚特殊制作的"隐形眼镜"永久戴在眼睛里。根据植入部位的不同，又可分为前房型人工晶体植入和后房型人工晶体植入，目前常用的多为后房型人工晶体。

一般情况下，术前医生会先做一个全面的检查，包括角膜厚度、角膜形态、度数等，以此判断你适合做哪一种类型的手术。如果适合做角膜激光手术，会优先推荐做角膜激光手术，因为它只是在角膜表面做一些微调整，相对来说可控性更强一点。如果不满足角膜激光手术条件，可以选择晶体植入手术，最高可矫正1800度近视。一般建议近视超过1000度的，优先推荐晶体植入手术。

(Q) 有年龄限制吗？

(A) 做晶体植入手术一定要在18岁之后。因为在18周岁后，近视度数相对稳定，通过近视手术将度数清掉后，不容易再次发生近视。如果遇上体检等特殊情况，距离18周岁相差几个月，可以在家长同意的情况下，签署知情同意书后，酌情考虑手术。晶体植入手术尽量在45周岁前。因为年龄越大，晶体越会产生一些变化，而且会影响到后续的手术效果。

(Q) 术后多久能化妆、洗头、戴隐形眼镜或美瞳、游泳、剧烈运动或开车？

(A) 术后洗头洗澡时要注意避免眼睛进水。术后一周可以进行跑步、瑜伽、健身等简单的运动，篮球、足球等对抗性运动及游泳等水上运动建议一个月后再进行。术后一周后，可以使用基本的面部化妆品，但要注意避开眼周，眼部化妆品建议术后一个月后再使用，例如睫毛膏、眼线液等。手术后如果视力恢复得好，不影响白天开车，但建议术后3个月内不要夜间开车。还要注意保护眼睛防止外力碰撞，按时休息，注意用眼。

(Q) 术后会有什么不良反应吗？恢复期要多久？需要忌口吗？

(A) 手术后眼睛模糊、畏光、流泪都属于正常现象，请不要紧张，恢复期一般在3天左右。术后也要根据医嘱使用眼药水，具体频次可以咨询医生。记得按时服药和复查，如有不适要及时就医。

(Q) 手术后视力通常可以恢复到什么水平？会不会反弹？

(A) 激光手术后，绝大多数人可以恢复到术前的最佳矫正视力，极少数人可能因为个体差异而达不到矫正视力。晶体植入手术保持了眼球的完整结构，术后一般不会出现屈光回退。

职场人用眼情况调查报告，
www.jksb.com.cn/html/life/headlines/2021/0726/172073.html
society.people.com.cn/n1/2018/0914/c1008-30292250.html
国家卫生健康委员会2020年6月5日例行新闻发布会文字实录

詹汉英、张艳、涂海霞主编，《眼健康知识必读》，湖北科学技术出版社，2018
[美] 迈克尔·罗伊森、迈哈迈特·奥兹《身体使用手册》，兆彬、俞睿 译，译林出版社，2006

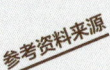

撰文&编辑	插画	医学支持
Tanya	字母	卢维立

嘴巴里的健康必修课

03 口腔健康

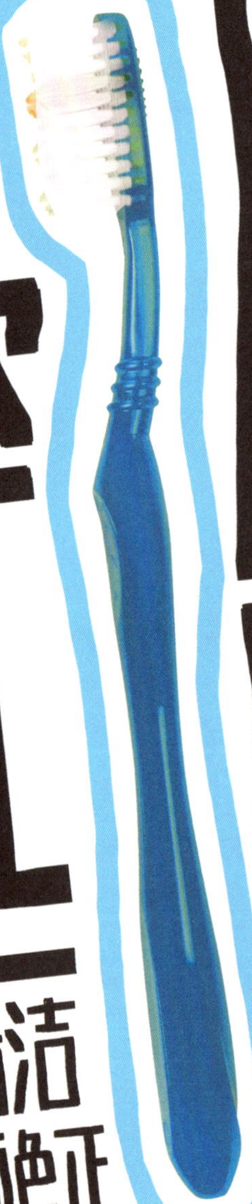

牙齿清洁
牙龈颜色正
（世界卫生组织

无龋洞无痛感
常无出血现象
对健康口腔的定义）

#UNDERESTIMATED ORAL PROBLEMS
小烦恼，大问题

只不过稍微多熬了几个夜、多喝了几顿酒，牙龈就不争气地又肿又痛。
吃完的麻辣小龙虾还没来得及回味，一连串口腔溃疡却抢先冒头。
某个还没醒透的早上，明明没有用力刷牙，牙龈怎么就渗血了？
牙齿疼到没法忍，去医院检查才发现，有颗蛀牙已经默默"深耕"很久了。
重要约会进行中，嘴巴里的气味却跑出来搅局，直接"闭麦"还是逃走呢？
一口黄牙长得太狂野，开怀大笑从不属于我……

这些不愉快的口腔状况，相信几乎每个人都遭遇过。其实，从 2017 年发布的第四次全国口腔流行病学调查结果来看，这基本概括了中国人近年来最烦心的口腔问题。2020 年的一项调查也表明，我国 90% 以上的成年人都有不同程度的牙周病。虽然它们在生活中似乎算不上什么大事，但口腔是全身健康的基础，也可能是其他病症的信号弹或导火索。是时候把"能忍就忍""忍不了才去治"的态度扔掉了，从看起来微不足道的烦恼开始，好好复习一下日常口腔保健的每一条基础知识吧。

（牙菌斑 / 牙结石）

牙菌斑是牙龈炎、牙周病、龋齿等许多口腔问题的元凶，它是一种复杂又致密的生物膜，由食物残渣、脱落的口腔上皮细胞、细菌和唾液组成，会像胶水一样粘在牙齿上，需要中等强度的定期机械摩擦才能去除。长期沉积的牙菌斑，还可能钙化成硬质的牙结石（也叫"牙石"）。牙结石表面很粗糙，更容易进一步形成牙菌斑，还会刺激局部牙龈发炎、肿痛、出血，长期累积甚至会导致牙龈萎缩。

（牙龈肿胀 / 牙龈出血）

如果牙齿上的牙菌斑和牙石没有清洁干净，就会堆积在牙齿上，刺激牙龈产生炎症，牙龈会因此变得红肿，容易出血。长期吸烟、糖尿病、激素水平改变、某些药物作用等会进一步加重牙龈肿胀及出血的症状。

（口腔溃疡）

指的是口腔里出现的疼痛感染，但它的病因和发病机制还无法明确，目前以药物对症治疗为主，但没有根治的方法。口腔溃疡的发作和免疫力下降可能有一定的关系，营养不良，缺乏维生素 B12 或锌、铁等微量元素，也可能引起溃疡发作。

（口臭）

口腔里的细菌会分解残留的食物，产生有异味的硫化物，这种挥发性的硫化物有一种烦人的臭味，也是大多数口臭的来源。其实口臭最常见的原因是牙周病、舌苔厚重、口腔化脓性疾病及口腔卫生差，而不是大家通常认为的"上火"或是胃不好。另外，早上起床、抽烟喝酒或熬夜后，以及吃了大蒜等带有刺激性气味的食物，都有可能导致口臭。

（蛀牙 / 龋齿）

当口腔中的细菌接触到食物和饮料中的糖（食物中添加的所有糖，加上蜂蜜、糖浆和果汁中天然存在的糖），会大量繁殖并利用糖分产酸，而酸会逐渐破坏牙齿。如果长期摄入这些糖分，又不注意清洁，或是氟化物接触不足，会引起牙齿敏感和龋齿，有时还会导致牙齿脱落和感染。

#TIPS FOR DAILY ORAL CARE
保护口腔的日常功课

什么样的口腔状态才算是健康？对此，世界卫生组织给出的定义是：牙齿清洁，无龋洞，无痛感，牙龈颜色正常，无出血现象。这个标准看起来简单，实际却需要长期的健康习惯积累才能达到。从饮食到清洁，再到定期检查，每个步骤都有明确的目的和作用，缺一不可。

少吃甜食，多吃纤维食物

不得不再次强调一个大家已经听腻了的事实：吃甜食容易长蛀牙。如果你喜欢吃甜食，还不注意及时清洁牙齿，就非常容易长蛀牙。所以巧克力、奶茶要少碰，万一忍不住嘴馋了，务必及时清洁口腔。比起量，高频率地摄取甜食或精制碳水化合物其实更容易损害牙齿。如果害怕蛀牙又无法拒绝甜食的诱惑，那就请一次吃个够，但吃完后一定要及时清洁口腔。

口腔科医生关于饮食方面的其他叮嘱还包括：烫热食物容易烫伤口腔黏膜，甚至引发溃疡；硬的东西容易造成牙隐裂甚至牙折断；喜欢喝"肥宅水"之类的碳酸饮料并把它含在嘴里，容易引起牙齿脱矿；嗜好烟酒或咀嚼槟榔，这些都会对口腔健康造成损害。

那么，吃些什么会对口腔健康有好处呢？推荐鸡蛋和乳制品，以及苹果、梨等吃起来脆脆的纤维性水果和蔬菜，均衡的多样化营养摄入，能帮助牙齿进行自洁，摆脱牙斑，保护牙齿和口腔健康。

好好刷牙，牙线辅助

世界卫生组织指出，局部使用氟化物，是目前公认最有效的预防蛀牙的方法。我们可以通过含氟饮用水、氟化食盐、牛奶和含氟牙膏等多种方法来获取适量的氟。推荐每天用含氟牙膏（含氟质量分数为0.1%~0.15%，这个添加量远远达不到人们可能担心的"氟中毒"剂量）刷牙2次（睡前刷牙更重要），每次刷牙至少2分钟，每个牙面都要照顾到，还要记得刷舌头。牙齿之间的间隙则可以交给牙线或牙间隙刷来清理，每日1次即可。

不过，餐后刷牙最好在吃完东西后稍等一会儿再进行。因为刚吃完东西，尤其是吃了水果、乳制品等酸性食物后，口腔内的酸度较高，会让牙齿表面的珐琅质变软，这时候刷牙会让珐琅质变薄，时间长了，可能会引起牙齿酸痛、肿胀。前专家们一致认可的观点是饭后半小时刷牙。但餐后可以立即漱口，达到初步清洁口腔的作用。

（国际公认的刷牙方法 —— 改良巴氏刷牙法 The Bass Method）

也叫"水平颤动拂刷法"或"龈沟清扫法"，是目前世界卫生组织认为能够最有效地清除牙龈边缘和龈沟内菌斑的一种刷牙方法，具体做法如下：

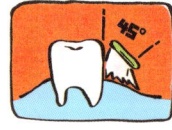

STEP 1
刷牙齿外侧面和后牙内侧面时，牙刷的刷毛朝向牙根的方向，刷毛和牙齿侧面成45°角，刷上牙朝上，刷下牙朝下，轻轻加压，使一部分刷毛进入到牙齿和牙龈的缝隙中。

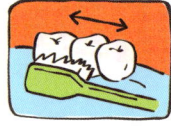

STEP 2
以2~3颗牙齿为一组，进行水平短距离的颤动至少5次。

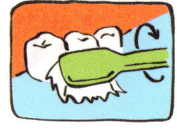

STEP 3
转动牙刷柄，用牙刷毛沿着牙齿长出的方向，轻轻刷牙侧面，也就是刷上牙向下转，刷下牙向上转。整个动作就是水平颤动拂刷法，在同一位置颤动5次后拂刷1次，每个位置至少重复1次，再移到下一个位置，注意与前一部位保持有重叠的区域。

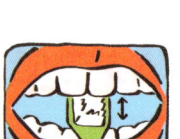

STEP 4
刷前牙内侧面时，可以将刷柄竖起，用刷头后部的刷毛接触牙龈，下牙从下向上刷，上牙从上向下刷。

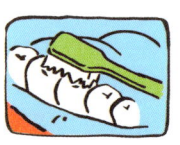

STEP 5
刷后牙咀嚼面时，就是把牙刷毛指向牙的咀嚼面，稍用力短距离来回刷。

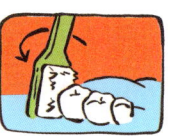

STEP 6
刷最后一颗牙的最后一个牙面时，要张大嘴巴，将刷柄竖起，使刷头从下颌最后一颗牙的内侧面，沿着牙龈缘，转过这颗牙的最后一个牙面，到达外侧面。

（美国牙科协会推荐的牙线使用方法）

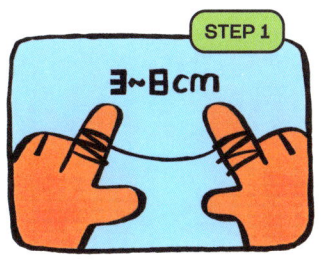

取一段 30cm 左右的牙线，两端缠在左右手食指上。

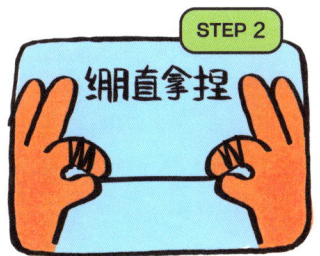

拇指、食指绷直牙线。

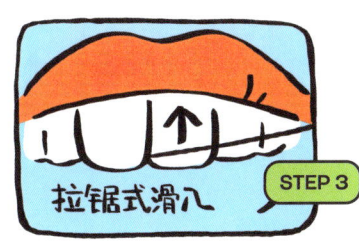

牙线拉锯式轻轻滑入牙间隙，轻放于牙龈上。

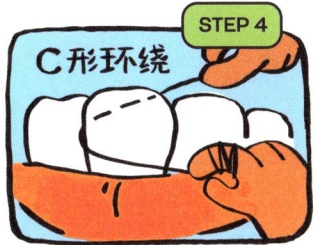

牙线 C 形环绕牙面，从牙根向牙冠方向提拉刮擦牙面，每个牙面上下剔刮 4~6 次，清理牙间隙。

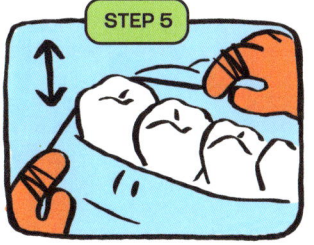

按一定顺序清理每个牙间隙，不要忘记最后一颗牙的远中面。

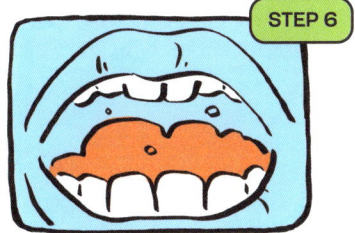

用完牙线后要漱口，把残留的污垢冲洗掉。

定期洗牙，别偷懒

即使每天保证认真刷牙两次，也无法把牙齿上的脏东西完全刷掉。天长日久，这些残留物聚集在牙齿上，会钙化成顽固的牙结石。而洗牙（医学上叫"龈上洁治术"）就是对这些污渍的一次集中大扫除，也是清除牙结石最有效的方法。目前最常见的"超声洗牙"，是通过金属尖端的高频震动把牙石震落，同时喷水冲洗。不过，洗牙只能洗掉牙齿外面的脏东西，比如烟渍、茶渍或者咖啡等留下的色素，无法改变牙齿本身的颜色。

(Q) 洗牙会伤牙吗？

(A) 专业操作下的洗牙探头留在牙齿上的力量只有几十克，不会破坏牙釉质。

(Q) 好像会出血？

(A) 洗牙过程中的出血现象，是牙结石刺激牙龈造成的，跟炎症程度有关，而不是因为洗牙本身。规范的洗牙不会损伤牙龈，一般 24 小时后就能恢复。

(Q) 洗完牙齿会松动？

(A) 对于一些牙周病患者来说，堆积的牙结石围绕在已经松动的牙齿周围，造成一种牙齿稳固的假象。牙结石清除后，原来的稳固性变差，感觉上牙齿松动了。而对于牙龈炎患者来说，洗牙后炎症消退，牙齿是不会松动的。

也不要忽略口腔检查

蛀牙之类的口腔问题虽然常见，但在早期阶段并没有什么自觉症状，只有通过口腔检查才能发现。因此医生建议定期到牙科医院进行全面的口腔检查，确认口腔内软组织（舌、牙龈、嘴唇、颊黏膜）和硬组织（牙及牙槽骨）的健康状况。成年人一般一年检查一次即可，但对于 60 岁以上的人群，以及乳牙和替牙期的小朋友，建议每半年检查一次。

(Q) 拍牙片做检查，有辐射伤害吗？

(A) 拍摄一般的 X 线牙片，受到的辐射量大概相当于一次国内短途飞行，或者一天的自然辐射量，是非常低的，不用太过担心。

#WHAT SHOULD I DO IF MY TEETH ARE NOT WHITE
牙齿不够白，怎么办

牙齿的结构，从外到里分别是牙釉质、牙本质和牙髓。牙釉质的颜色比较白，呈透明或半透明状态；牙本质则是淡黄色的。牙齿的颜色不仅和牙釉质的厚度有关，也和钙化（矿化）程度有关。牙齿的矿化程度越高，牙齿就越健康，外观上的透明度也越高，更容易透出牙本质的淡黄色。而如果牙釉质发育不好或钙化程度低，就会影响牙釉质的透明度，可能表现出不正常的白色。所以，牙齿本身并不是越白越好。

牙齿结构中的任何一个部分发生改变，都会影响牙齿的颜色。如果要去除牙齿上沉积的色素，目前国际上通用的方法是"牙齿漂白"。而所有能美白牙齿的产品，通常都是通过添加不同含量的"漂白"化学成分（主要是过氧化物）来实现的。既然是化学成分，那么对口腔的刺激（尤其是舌头、牙龈和黏膜等软组织）一定是存在的。浓度低，美白效果差；浓度高，可能损害口腔软组织。也因此，下面这些常用的牙齿美白方法各有利弊，需要注意它们的适应对象和可能带来的副作用。不过，牙齿美白也未必是一件"鱼与熊掌不可兼得"的事，找一位专门做美白的专业口腔医生，他／她会先用特殊的材料和操作把软组织保护起来，再使用足够浓度的美白剂，让你能在最短时间内、最方便的操作和最安全的前提下，收获一口亮白的牙齿。

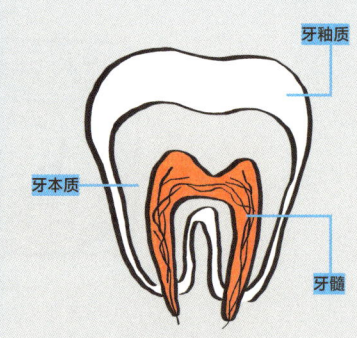

（洁牙粉）

主要成分通常是天然抗菌多酚类、维生素D等，可以去除牙齿表面的细菌和污渍，短时间内美白牙齿。但牙粉颗粒较大且偏酸性，对牙齿的摩擦力也较大，容易破坏牙齿表面的牙釉质、刺激牙龈组织、增加牙齿的敏感程度，不适合每天使用，也不适合有口腔疾病的人群。

（美白牙膏）

目前为止，还没有科学研究证明牙膏能有长期的美白功效。而市面上以"美白"为功效的牙膏，用的主要是这3种方法：

❶ 改良摩擦剂，提高牙膏摩擦牙齿的效率，起到一定的美白作用。但长期使用这种牙膏，容易损伤牙釉质。

❷ 添加过氧化物，通过化学反应来消除牙釉质上的色素。但浓度过高会引起牙齿酸痛，也不能长期使用。

❸ 添加蓝色染料，利用蓝色和黄色之间的颜色互补关系，在视觉上达到美白效果。但牙齿本身还是黄色的，并没有真的变白。

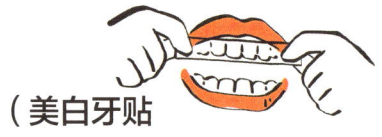

（美白牙贴）

牙贴的基本原理是利用过氧化物让牙齿脱色，在短期内达到美白牙齿的效果。家用的美白牙贴，过氧化物浓度一般在6%~10%，一般持续使用1~2周可以达到不错的美白效果，使用期间要注意减少茶、咖啡、某些水果等着色食物的摄入。不过，它的美白效果并不持久，半年左右又会回到最初的颜色；其中的脱色剂还会刺激牙龈边缘，可能导致过敏、破坏牙釉质，不建议长期使用。如果本身就有比较严重的牙周病，必须治愈后再美白。

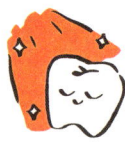

（冷光美白）

美白原理和美白牙贴类似，也是用过氧化物来"漂白"牙齿，只是浓度更高。漂白过程中，会辅助使用冷光（一种低温的高强度蓝光）照射，使氧化剂更容易穿过牙釉质，加强美白效果。它的美白效果可以保持1~2年。但也正因为这种方法使用的美白成分浓度高，如果防护不当，可能会刺激牙齿，在美白之后两三天内让人感到酸痛不适，过了敏感期就会恢复正常。另外，它对烤瓷牙、全瓷牙无效，也不可用于孕妇、牙釉质发育不全的人群或严重牙周病患者。

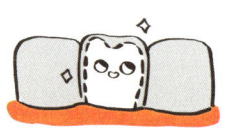

（瓷贴面）

瓷贴面指的是用粘接材料把薄层瓷修复体固定在牙齿上，弥补影响美观的缺损和变色部分。这是近年来兴起的一种牙美白方式，由于效果显著、利润空间高，一直被许多牙医所推崇。但如果你不想改变牙齿的外形或磨除部分牙釉质，同时也不是特殊的"丑牙"（氟斑牙、四环素牙、牙釉质发育不全等），医生建议千万不要选择瓷贴面。

#HOW TO CHOOSE ORAL CARE PRODUCTS
口腔护理产品攻略

市面上针对各种需求的口腔护理产品，品类众多，功能也更加细化。但哪些才是适合自己的？具体又该怎么用？这里为你集中解答。

牙膏的成分非常简单，绝大多数人在选择牙膏的时候只需要注意是否添加了用来预防龋齿的含氟成分即可。如果有牙齿敏感的症状，可以选择添加抗过敏成分的牙膏；如果喜欢喝茶和咖啡，可以选择摩擦剂更强力的去色素牙膏；如果牙齿偏黄，可以选择添加美白成分的牙膏。需要注意的是，一些脱敏或美白牙膏的有效成分遇水后会快速分解，刷牙前不宜沾水。

目前还没有任何研究证明单纯通过刷牙可以去除牙结石，因此，所谓的"去牙结石牙膏"并不能达到商家宣传的效果。而对于市面上主打功效为"去牙周病""防止牙龈出血"的牙膏更要警惕，因为口腔专家在仔细研究这些牙膏的成分后发现，它们的止血效果主要是通过添加了过高浓度的止血剂来实现的——这就好比你在骨折后觉得很痛，医生却不帮你治疗骨折，反而开了很多止痛药，体感上确实不痛了，但骨折却越来越严重。

（漱口水）

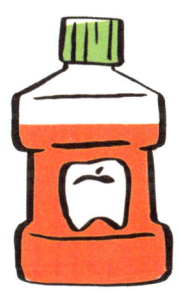

漱口可以快速地洗涤口腔，减少细菌赖以生存的土壤，是常用的口腔清洁辅助方法。而添加了化学制剂或药物溶液的漱口水，可以起到预防和控制口腔疾病的效果。进食或刷牙后都是使用漱口水的好时机，漱口时要注意把水流冲到嘴巴里的角角落落，一次不够可以两三次。在常用的保健型漱口水中，预防蛀牙的漱口水常见有效成分是 0.05% 氟化钠，每天晚上刷牙后含漱 1 次即可；抑制牙菌斑的漱口水，有效成分包括香精油、酚类等，建议每天早晚各用 1 次，每次约 10 毫升，漱口后无需再用清水含漱。

不过，根据中华口腔医学会的建议，由于我们的口腔中存在着健康菌群，长期使用抑菌性漱口水会导致口腔菌群失调。因此，即便是保健型的抑制菌斑漱口水，也不建议长期使用。如果是含有抗生素的处方制剂，更需要遵循它的治疗周期，避免长期使用。不管怎样，漱口水都只是清洁口腔的辅助工具，并不能代替刷牙。

（牙膏）

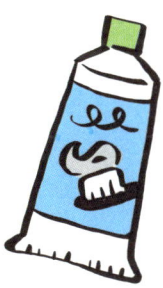

（牙线）

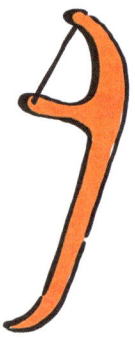

在和牙菌斑的"齿间"争夺战中，牙线是用来清除牙齿邻面（也就是两颗牙相邻的部位）菌斑的最常用工具，适合牙齿邻面的牙龈没有发生明显退缩的人群。正确使用的话，它可以清除大约80%的邻面菌斑和"龈下菌斑"。

(Q) 哪种牙线适合你？

(A) 按材料分，有尼龙牙线和聚四氟乙烯牙线（PTEE，一般标有"Glide"字样），其中尼龙牙线又有加蜡牙线和无蜡牙线两种。加蜡牙线表面光滑，更容易滑进牙缝，更适合刚开始使用牙线或是牙列比较拥挤的人群；如果你的牙齿邻面接触关系正常，选择无蜡牙线即可。聚四氟乙烯牙线更容易滑入牙缝中，有效清理牙间隙。

按线身形状分，有圆形和扁平形。如果牙间隙比较小，选择扁平形更合适。

按外形分，有普通牙线和牙线棒。牙线棒的操作相对更简单，适合初学者；使用习惯后，可以选择普通牙线。

（牙刷）

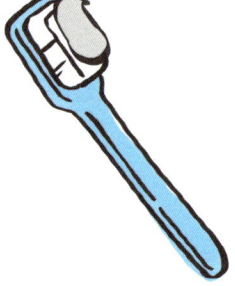

刷牙就像打扫房间，普通手动牙刷就像普通扫把，电动牙刷就像吸尘器。吸尘器可以更方便地打扫房间，但并不一定比扫把打扫得更干净，关键在于每个角落都要清洁到。无论是电动牙刷还是普通手动牙刷，确保清洁到口腔的每个角落才是最重要的。

手动牙刷推荐选择小头、软毛、带硅胶手柄的；电动牙刷推荐可替换头式、可无线充电、声波振动的牙刷；如果是小朋友需要使用电动牙刷，推荐旋转式的小头电动牙刷。通常医生建议每3~4个月更换一次牙刷，避免细菌滋生引起的口腔和健康问题。

牙齿邻面有牙龈退缩的人群不适合用牙线，可以在医生的指导下选择相应粗细的牙缝刷，用牙刷刷牙后再使用牙缝刷，用完记得及时漱口。

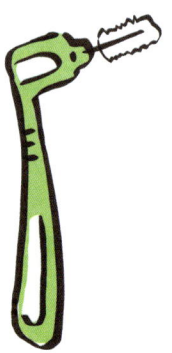

（牙缝刷）

（冲牙器）

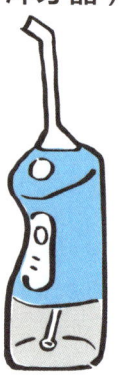

又叫"水牙线"，是通过发射高频脉冲水流，辅助清洁牙刷难以触及的牙缝和龈沟处的菌斑，简单方便又高效。如果你平时能坚持每天刷牙2次并至少使用1次牙线，那么一般无需再用冲牙器。但如果你正在戴牙套、得了牙周病或是口腔极度干燥，医生可能会建议使用冲牙器来清洁牙齿。这种方式通常比较适合牙缝较大、容易塞牙的人群。不过，冲牙器对已经成型的牙结石是没有作用的，因此不能代替洗牙；它也不能清除牙缝间的食物纤维，不能替代牙线。

#DENTAL BRACES: A THORNY ROAD TO BEAUTY

牙套，变美的荆棘路

牙齿正畸，也就是大家常说的"箍牙""戴牙套"，是一种主要针对牙齿排列不齐、牙齿散在间隙、上牙前突（龅牙）、前牙反颌（地包天）、前牙咬合过深、后牙咬合异常等问题进行的治疗方法，近年来越来越受到人们的关注。不过，大多数人往往只是以牙齿是否排列整齐来判断是否需要正畸，容易忽略其他更重要的问题。对于牙齿正畸的一些常见疑问，我们邀请上海第九人民医院口腔科主治医师卢维立进行解答。但是，就像医生在采访中所说的那样，这些信息并不足以判断每个人的具体问题，如果有更进一步的需要，建议当面咨询正规医院的专业正畸医生。

口腔科医生
卢维立 上海第九人民医院口腔科
主治医师

毕业于上海交通大学医学院附属第九人民医院，口腔医学硕士，入选上海市"临-住"项目计划，第九人民医院黄浦分院种植专科负责人，中华口腔医学会成员，中华口腔医学会牙周病学专业委员会成员。擅长前牙美学修复、牙龈美学修复、微创口腔种植、微创拔牙，儿童、青少年及成人的隐形矫正，以及制定口腔种植上颌窦重度骨缺损解决方案。

(Q) 牙齿不整齐就需要正畸吗？通常有哪些判断标准？

(A) 牙齿不整齐（"牙丑"）不等于需要正畸，需要正畸也不一定是牙齿不整齐。有些无伤大雅的个别牙不齐并不需要做正畸，反而是有些看似牙整齐，但存在咬合问题的人更需要做正畸。普通大众会从美观上来看待这个问题，但医生更多时候会从健康角度来审视。找一个你信任的牙医，和他/她好好聊聊，相信你能得到最合适的正畸方案。

(Q) 什么样的人不适合正畸？年龄越大越困难吗？

(A) 所有年龄都适合做正畸，健康的牙周都能承受正规的正畸。唯一不同的是，年龄越大，矫正结束后需要佩戴保持器的时间会越长，并且更容易复发。

(Q) 正畸的首要目的是调整牙齿的咬合关系吗？

(A) 正畸的首要目的是获得骨骼、肌肉和咬合之间的平衡。在不同年龄阶段遇到不同的问题，会有不同的解决方式。最好的办法是咨询一位专业的正畸牙医。提醒大家，牙医有很多，但只有一小部分牙医才是专业的正畸牙医。最容易找到他们的地方，是口腔医院的正畸科。

(Q) 戴牙套时、摘除牙套后各有哪些生活习惯上的注意事项？

(A) 戴牙套的过程中要注意清洁，避免咬硬物。在淘宝上可以轻松获得专门的正畸清洁工具套装，非常值得购买并使用。摘除牙套后，一定要遵从医嘱佩戴保持器，防止复发，不然到时候又要花钱吃苦啦。

(Q) 矫正牙齿会在多大程度上改变脸型？

(A) 主要看矫正之前的情况。矫正确实可以在许多情况下改变脸形，效果堪比整容，甚至更多时候比整容的改变还要大。

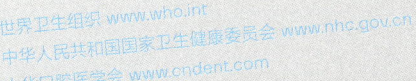
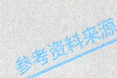

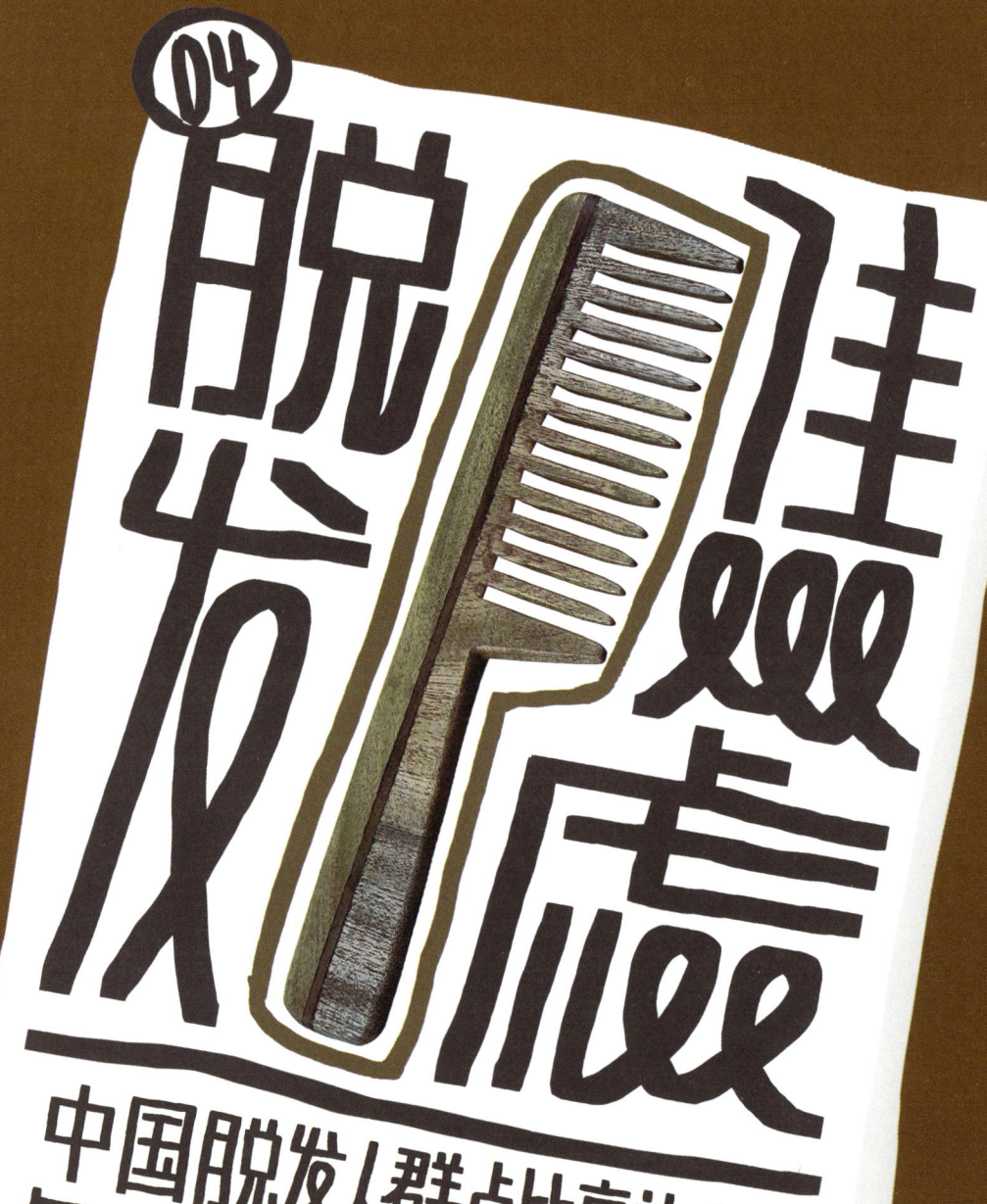

当代年轻人熬夜时间越来越长，头发越薅越短，发缝日渐清晰，发量明显变少。下面这些年轻人的自我描述，是不是也是你的真实写照呢？

@ 徐闹闹

发际线越来越高，发际线粉的重度依赖者。

@Tony 老师

在今年频繁地染了两次黑茶色，一次黑发后，我开始脱发。基本上家里都是我的头发，床上地上，各种地方，搞得我很烦躁。

@ 石家庄煎妮

好多闺蜜原来是发量王者，熬夜"肝"论文，渐渐都面临脱发困扰。

@ 老马 Marius

老生常谈的早睡早起不熬夜不焦虑，做不到啊！马哥实在做不到！

@Eliss

因为学习压力各种掉发！特别是前额左右这两块，因为长期扎马尾所以掉得特别厉害！从青春期开始朋友们就说我头发少，每次去理发店都免不了让理发师感慨一句："最近是不是头发掉得有点多？"

@ 茂密黑森林!

米诺地尔 243 天。感觉没什么进展，自己也挺没信心的。米诺地尔每天早晚都在用，先是经历了狂脱，后面又长出来过一些短毛，本来之前发际线明显多了很多小毛毛，后来也没了，心态爆炸啊！丧！每天只有扎起来才不会露头皮，但扎起来也很细，毫无造型可言。年纪轻轻的女孩子像个大妈一样，发型让人老 15 岁啊！难受。

@ 咸大人

被脱发虐得体无完肤，在看到自己拍的脱发照片时，毫不夸张地说，泪流满面，无助无奈还有害怕混杂起来的感觉，让我情绪失控了。我终于意识到了事情的严重性，这不仅是掉点儿头发那么简单，我，一个 90 后的大姐，脱发了，要秃了。

@ 六发财

我感觉未来要毁在这头发上了，现在天天做梦都能梦见头发，快精神病了。本打算植发，最近发现后面头皮发红，头发变稀了，去检测也没检出什么，只有脱发的人才会懂的无力与难受。20 多岁和大叔的脱发心态是完全不一样的，不想要一眼望到头的生活。

脱发焦虑已经成为一个普遍存在的问题，已经脱发的年轻人恐惧、绝望，未脱发的年轻人疯狂购买防脱洗发水、头皮清洁产品，不惜研究食补大法，希望从地心引力手中抢救回自己的头发，开启头发保卫战。

#WHAT IS HAIR LOSS
什么是脱发

我们的头发每天都在生长，平均每个月能长 1 厘米。我们的头发每天都在掉落，没有一根头发能永远留在头皮上，长生不老。头发会经历生长、停止生长、自然掉落，然后再次重生。

毛囊的生长阶段

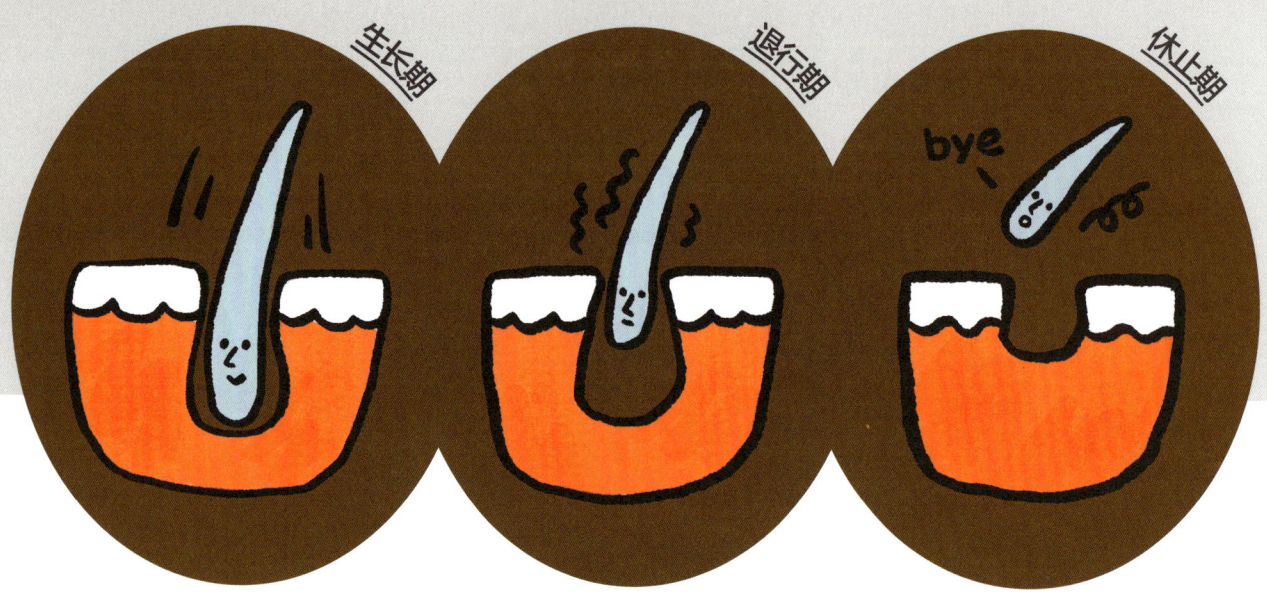

周期		
2~7 年	2~3 周	3~4 月
头发状态		
保持不断生长的状态，头发的生长速度每日约 0.27~0.4 毫米，长度一般可达 50~60 厘米	毛发不再生长且变得松动，易于脱落	毛发开始脱落
此阶段头发占比		
85%	不到 1%	约 14%

脱发的自测方法

我们每天会掉 50~100 根头发，100 根以内都是正常掉发，不是脱发。
如果怀疑自己有脱发的可能，可以通过以下方法自测：

❶ 一天掉落的头发超过 100 根。
❷ 头顶部位的头发跟后面的头发比较，明显变细。
❸ 从变细的头发中能看到头皮。
❹ 头发颜色比以前淡，头发长得不长。
❺ 睡醒时掉在枕头边的头发数量逐渐增加。
❻ 梳头或洗头时，头发会比以前容易掉。

如果发现任意一个症状，请一定要重视起来，到正规医院皮肤科检查。

#CAUSES OF HAIR LOSS
为什么会脱发

① 正常性脱发，是退行期和休止期的毛发自然脱落。
② 病理性脱发，一般是先天基因或后天压力或无明确原因造成的。
③ 遗传导致脱发。
④ 精神性脱发，经常性熬夜、情绪紧张、焦虑暴躁，导致头发生长周期缩短，出现脱发现象。
⑤ 营养不良型脱发，偏食、减肥等原因引起的营养不良，可导致头发的正常生长被抑制而进入休止期。
⑥ 频繁烫染发、错误使用吹风机、梳子使用不当都会损伤头发，引起脱发。

医学上按照外观表现和原因，常见的脱发主要分为以下几种类型：
雄激素性脱发、斑秃、休止期脱发和头皮疾病引发的脱发。

雄激素性脱发

最常见的脱发类型，又因男性和女性在脱发的临床表现上有明显区分，在命名上被称为"男性型脱发"和"女性型脱发"，曾经也被称作脂溢性脱发。

雄激素性脱发的表现是渐进式的，也就是说，没有一颗"地中海"是一天之内形成的，男性患者早期表现为前额、双侧额角和/或双侧鬓角发际线后移，或顶部进行性脱发，最终使头皮显露。女性患者主要表现为头顶部头发弥漫性稀疏、纤细，前额发际线位置不改变。男性和女性患者通常都会伴有头发油脂分泌增多的症状。临床上用7个等级来判断男女性脱发的严重程度。

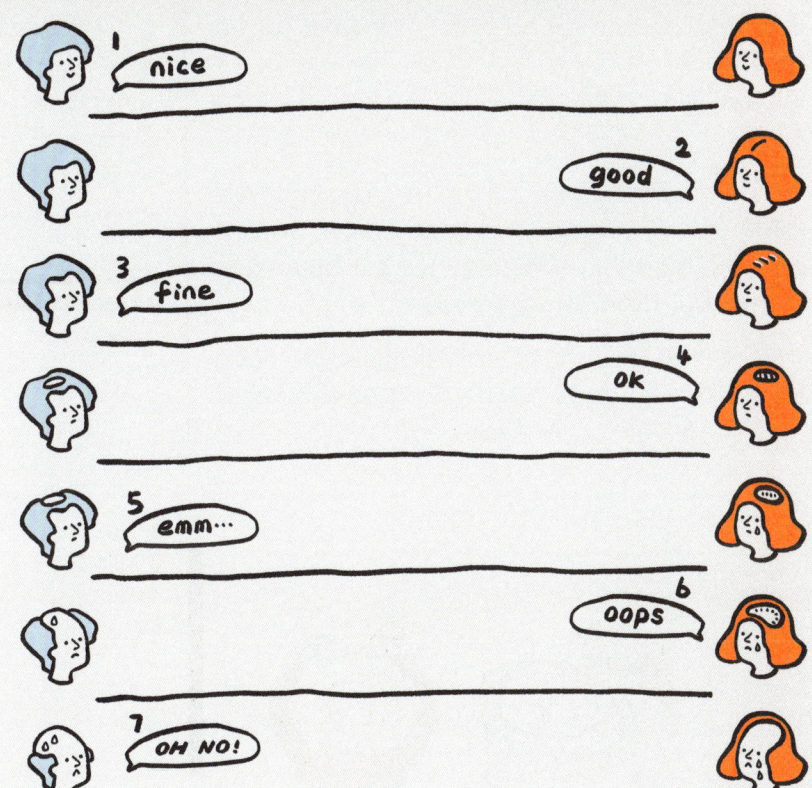

在医学发展史上，对于雄激素性脱发的致病机制尚无定论，但是医学界普遍认同的是，遗传和激素是导致此类型脱发的重要因素。遗传因素决定了发根对于威胁性激素攻击的敏感程度，这种攻击由雄性激素中作用最强的二氢睾酮引发，二氢睾酮会让头发毛囊停止生长，提前进入休止期，导致头发脱落。有时人体会产生过量的二氢睾酮，原因是一种被称为"5α-还原酶"的酶过于活跃，所以目前市面上主流治疗脱发的内服药物——非那雄胺的作用机制就是抑制5α-还原酶的作用。

女性也会产生雄性激素，除了遗传，激素失调也会导致女性脱发，如更年期或者停用避孕药。

治疗雄激素性脱发，米诺地尔和非那雄胺是临床上最常见的两款药物，也是"唯二"被美国食品药品监督管理局（FDA）批准的药物。

药物/治疗手段	方式	剂量（男） *实际使用应遵医嘱	剂量（女） *实际使用应遵医嘱	作用机制	不良反应与缺点
米诺地尔	外用	浓度5%的溶液	浓度2%的溶液	通过刺激毛囊头皮细胞繁殖和分化来促使毛发生长	皮炎，多毛症
非那雄胺	内服	1毫克，每日1次	女性不适用	II型5α-还原酶抑制剂	治疗初期，会有心跳加快等症状，持续使用一段时间后会消失
螺内酯	内服	男性不适用	50~200毫克	激素调节，降低睾酮水平	高钾血症

斑秃

斑秃因为外观的特征被称作"圆形脱发"，它的表现是突然出现一个或多个离心性扩大的脱发斑，而且眉毛、睫毛、腋毛甚至胡须也会出现斑秃。严重时，整个头皮乃至全身都会出现毛发脱落的症状。

斑秃的病因尚不明确，且病程无法预计。各个年龄、性别都可能会发病，超过50%的患者在20岁以前第一次发病。患有斑秃的人通常有遗传易感性，常常会伴有过敏或者自身免疫性疾病，比如甲状腺病。压力和感染也会导致斑秃。

治疗方面，局部小面积轻症斑秃可外用糖皮质激素制剂、米诺地尔，南京皮研所自研复方辣椒洗剂等；较严重的大面积弥漫性斑秃需要口服糖皮质激素、JAK抑制剂。

休止期脱发

前面讲到头发毛囊的生长周期，头发在毛囊休止期的时候就会脱落。这一类型的脱发又分为急性和慢性。急性休止期脱发的常见诱因有大手术、生育、严重疾病、营养不良和药物，只要刺激解除基本就可以自愈。但慢性休止期脱发的病因通常很难查明，治疗方式也主要靠美容措施和心理支持疗法，外用米诺地尔等治疗雄脱的方法疗效并不明确。

休止期脱发的发病因素

生理因素	产后脱发（妊娠末期）、新生儿生理性脱发
发热	伤寒、疟疾、肺结核、HIV病毒感染
刺激	严重发热性疾病、情绪紧张、重伤、大手术、难产、出血、饥饿、节食
药物	口服维甲酸类、口服避孕药、抗甲状腺药、抗惊厥药、降脂药、重金属、β受体阻滞剂、卡托普利、苯丙胺
内分泌	甲状腺功能亢进、甲状腺功能减退
器官功能障碍	肾功能不全、肝功能不全
毛发周期紊乱	短生长期综合征
营养	缺铁性贫血、肠病性肢端皮炎、获得性锌缺乏、营养不良
局部因素	染发
其他	梅毒、系统性红斑狼疮

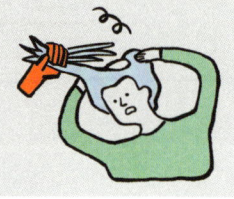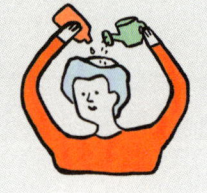

其他原因

除了上述几种脱发，头皮疾病、外力等原因也会引起脱发。

脂溢性皮炎 脂溢性皮炎和脂溢性脱发名称很接近，但它们在发病因素和概念上并不相同。脂溢性皮炎是一种皮肤疾病，它会发生在身体的很多部位，不仅是在头部。脂溢性皮炎的发病机理是皮肤表面马拉色菌的大量繁殖，以及局部皮肤的刺激和炎症，治疗脂溢性皮炎的主要方法是局部的杀菌消炎。

脱发性毛囊炎 发生于头皮的慢性深层次的毛囊炎，会形成萎缩性瘢痕及永久性脱发。初期表现为毛囊性丘疹，之后演变为丘疹性脓疱，其部位的头发会脱落，皮肤会有发炎的症状。一般愈后会留下瘢痕，瘢痕区域难以再生长头发，附近的毛囊会逐渐受损，损伤不断向周围扩大，这期间瘙痒但不会有任何的痛感，这种情况最长可持续好几年。预防脱发性毛囊炎尤其要注意头皮卫生、清淡饮食。

牵拉性脱发 由于拉扯头发或者高张力的发型造成的，如长时间头发扎得过紧、过多地拉直头发都可能造成牵拉性脱发。消除牵拉因素，头发扎松一些或者少用直板夹就可减少牵拉性脱发的发生。

#BALDNESS: HOW CLOSE ARE WE TO A CURE

拯救日渐稀疏的头顶

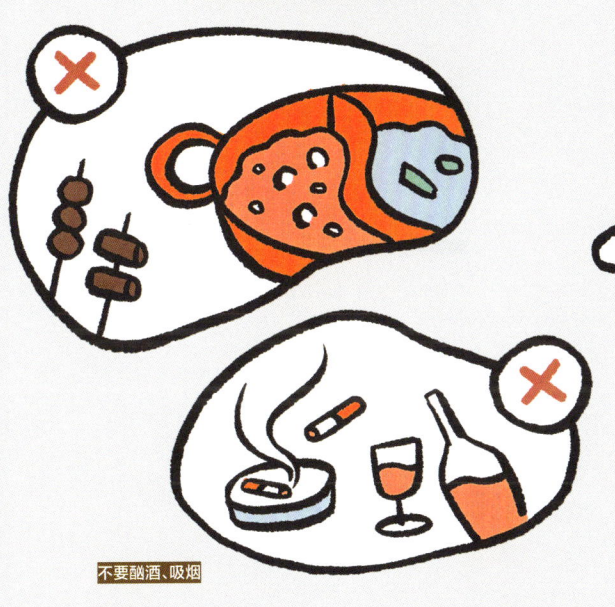

高脂肪、辛辣、火锅烧烤等食物都需要避免

不要酗酒、吸烟

保持心情愉快

> **植发科医生**
> **黄莉明**
> 中国医学科学院皮肤病医院（简称南京皮研所）植发科主治医生，专业擅长脱发防治、发际线加密毛发移植及综合治疗。

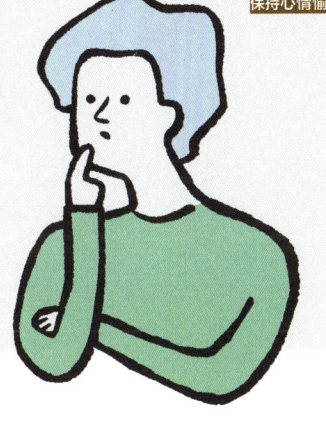

(Q) 目前国内有脱发问题的人群规模大概是怎样的，其中男女比例如何？

(A) 根据 2020 年世界卫生组织统计，中国脱发人群占比高达 1/6，即每 6 个人中就有 1 人有脱发症状，秃顶男性约为 1.3 亿，女性 0.7 亿。

(Q) 在饮食上如何改善脱发？

(A) 脱发的主要诱因是汗多、油多，所以高脂肪、辛辣、火锅烧烤等食物都需要避免，因为这些食物会导致出汗和多油，诱发毛囊进一步萎缩。不要酗酒、吸烟，要多吃水果蔬菜。

(Q) 在生活作息上有什么需要注意的？

(A) 千万不要熬夜。适量做运动，保持头皮清洁，保持心情愉快。

(Q) 日常在洗头的时候，需要注意什么来预防脱发？

(A) 头皮比较油的情况下，可以使用二硫化硒洗剂去油，大约连续使用一周，在油脂分泌有所改善的情况下，可以结合普通洗发水洗头。不建议天天使用含二硫化硒成分的洗发水，过频使用反而会促使头皮反射性分泌油脂。同时，在头皮出油较多的情况下也要更加注意饮食清淡不油腻。

也有很多人经常询问无硅油洗发水到底好不好，其实有无硅油，成功功效都差不多，目前并没有明确研究证明无硅油洗发水更有效。

如果头发干燥、有静电，难以梳通，建议先用护发素，让打结的头发顺滑起来，随后再使用洗发水洗头。

另外长发女生洗头时，不要低头和抬头两种姿势交替，减少机械性拉扯头发。

(Q) 那洗发频率有讲究吗？

(A) 一般一周3~4次。

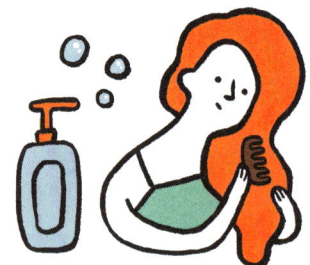

(Q) 请为我们介绍一下植发手术的方式和流程。

(A) 分术前、术中、术后3个流程。术前需要进行面诊、植发设计、血常规检查，并由医生告知手术注意事项；术中分为提取、分离、种植毛囊3个步骤；术后则需要根据术后注意事项进行护理，不得饮酒吸烟，1个月内不宜进行剧烈运动，轻柔对待种植区。一般在植发后6个月逐渐长出新头发。

(Q) 除了用药，现在也有患者考虑植发，植发这个选择适合所有人吗？

(A) 一般情况下，自体有充足健康的毛囊资源、较优秀的身体素质，是可以植发的，但以下几种人群不适合植发：

❶ 处于雄脱进展期，脱发量大于100根/天的患者，需要通过药物保守治疗，控制脱发数量，稳定后再进行植发。
❷ 斑秃患者，绝大部分患者可以使用药物治疗。顽固性斑秃，持续多年且没有太大变化，又有迫切植发需求的患者，在确认毛囊已经萎缩，彻底符合植发条件后可进行植发。
❸ 因烫伤烧伤脱发，且疤痕还在增生期不能植发。需要确认瘢痕时间，状态是平、软、非增生期，如果毛囊还有存活可能则不需要植发。
❹ 正值疤痕愈合期，此时盲目植发反而会影响毛囊成活率。
❺ 特殊人群。未满18岁或行为能力弱、无行为能力的脱发者不适合植发。放化疗、艾滋病患者以及免疫力低下患者也不能实施手术。

(Q) 植发的费用如何？

(A) 费用按照单位即一个毛囊来计算，一个单位通常可以长1~2根头发。市场价在10~30元/单位不等，价格的差异主要取决于病人的头皮条件和医生的技术。

(Q) 在植发手术中有没有什么避坑提示？

(A) 一定要前往有资质的正规医院或医疗机构就诊和手术。

(Q) 如何应对脱发带来的心理问题，如何调整心态？

(A) 脱发并不是什么新鲜的事情，你不是第一个，也不会是最后一个，所以没必要给自己很大的压力。生活上可以转移注意力，多学习别的东西，或者和朋友倾诉一下，良好的情绪是可以帮助改善脱发问题的。

当代青年之烦恼：头发20元/根，秃得起，种不起

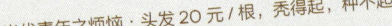

《人体的秘密——那些说不出口的正经事》，北京科学技术出版社
《脱发》，北京大学医学出版社

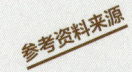

采访 **舒卓**　撰文 **黄莉&舒卓**　插画 **1zchai**　编辑 **黄莉**

（谁夺走了我的睡眠？）

05

失眠困扰

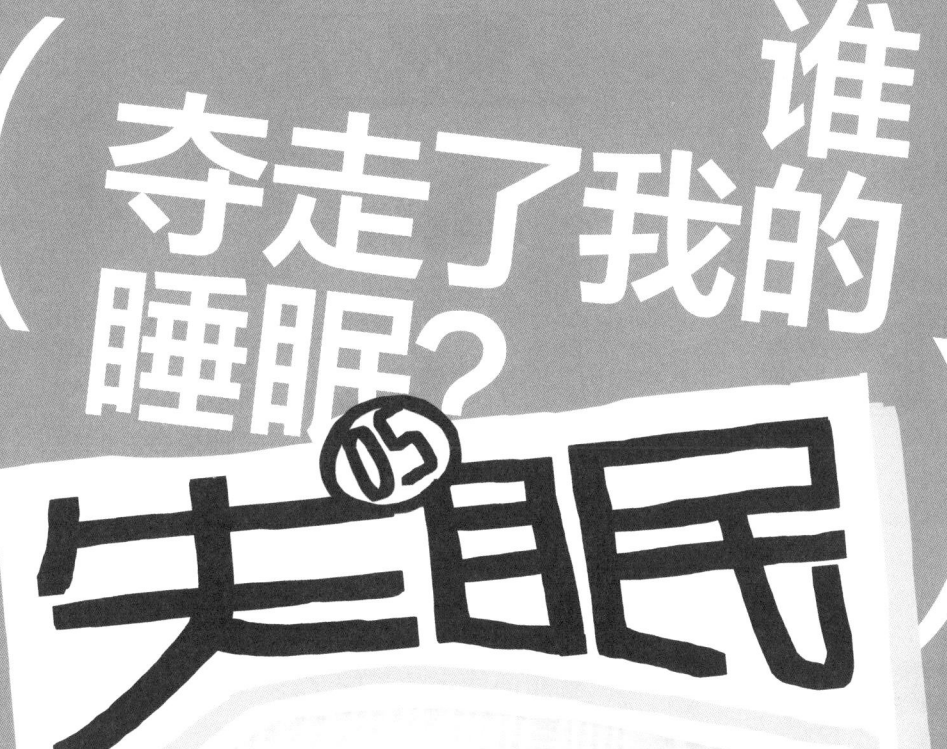

多数人需要7~9小时的睡眠
（而有的人只需要4~6小时）

经常 22：00 才结束一天的工作，
回到家后
　一定得专门玩会儿手机，
不管是追剧还是刷小视频、玩游戏，
等意识到该睡觉的时候，
　通常已经过凌晨 2：00 了。

　起床也不太容易，
对上班有点儿小情绪。

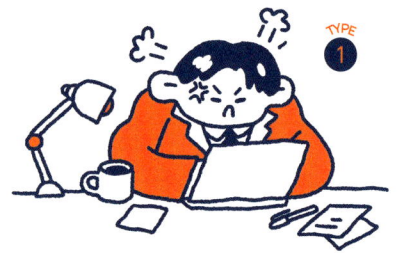

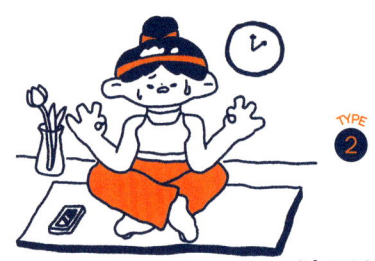

　　　　注重仪式感，
　　无论多晚回到家，
　　一定要打扫房间、
照顾猫狗和植物、
　　　　　卸妆护肤、
　给电子设备充电、
　　熨烫衣服、练会儿瑜伽。
这样一套流程下来
　差不多要三四个小时，
有时候自然会睡得晚，
但次日还是要早起。

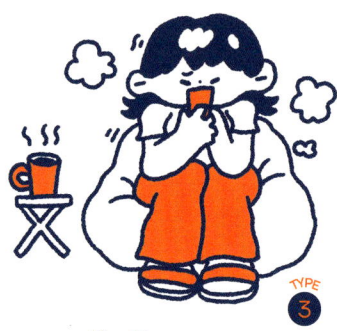

焦虑，
　压力大，
　为各种各样
超出自己控制范围的事情
　感到恐慌，
　在努力控制，但收效甚微。

出差的时候，
　换了自己不喜欢的床品，
或者只是感觉环境氛围"不对劲"，
　就知道肯定睡不好了。

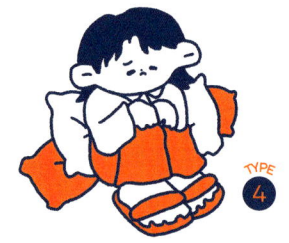

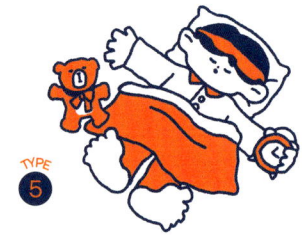

　　贪睡，
主要是在假期的时候
　　会发生，
　　不想动，
　　只想睡觉，
结果在床上躺得更久，
　睡得更久，
　　却更感疲乏了。

#WHY CAN'T I SLEEP WELL 为什么睡不好

　单纯喜欢熬夜，
一到晚上就精神抖擞，
身心愉悦。
　第二天也累，
但到晚上还是不想睡。

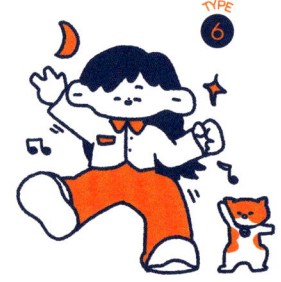

睡眠不足的主要危害：脾气暴躁、情绪低落、头痛、皮肤变差、体重增加、视物模糊、反应迟缓、口齿不清、车祸风险高、易得病、疫苗效用减弱、更怕疼、学习能力降低、容易健忘、做事老出错、肠胃出问题、性欲降低、糖尿病风险高、心脏病风险高、患癌风险高、死亡风险高。

#HOW TO SLEEP BETTER
如何拥有好睡眠

改善环境

床品 床品的选择是一个大学问，总体来说是要根据个人所需挑选对应产品，并注意透气度、尺寸、软硬度、是否致敏、肤感，并定期做好清洁。比如习惯侧睡的人，可以选择偏软的床垫；颈椎不适的人，可以选择支撑性更好的乳胶枕；有背部疾病的人群，睡觉时仰卧，并在膝盖下垫上枕头会有助于睡眠。

声音 放一些让你感到舒服放松的声音，比如歌曲／播客，比如白噪声等，听听下雨／海浪／山风，一些与睡眠相关的冥想／瑜伽类 App 都可提供类似的音乐。

气味 气味对睡眠的影响主要体现在：一是难闻的味道会刺激你，让你难以入眠；二是喜欢的味道有助于产生愉悦感，你可以在卧室使用让自己感到愉悦放松的气味，如香熏剂等。

空气与温度 良好室温更有助于睡眠。白天需要注意自然通风（经济情况允许可安装家用新风系统），炎热的夏天可以把空调设置到让你感到适宜的温度。

光线 光线对人体生物钟的影响非常大，极端的例子是在极昼地区生活，更常见的情况则是如果早／晚家里光线很亮（或开着床头灯），或者睡前使用很久电子产品，睡眠体验就会受到影响，光亮会抑制体内褪黑激素的释放。卧室里可以选用遮光性更好的窗帘，或者常备眼罩，强烈建议睡前放下手机／平板电脑／游戏机。

放松身心

泡脚／按摩／泡澡／泡温泉／芳香疗法／汗蒸／按摩／撸猫撸狗／练习冥想与瑜伽。

培养良好的生活小习惯

起床后伸伸懒腰，活动一下身体。
起床后把窗帘打开，阳光有助于清醒，也能提醒身体白天到来啦！
白天工作时拒绝久坐，适当增加户外活动，多拉伸。
用手指分别从耳根、颈部发根、前额发根处向顶部梳拢，按摩头皮。
不要太晚或者过量喝咖啡／茶／其他刺激性饮料。
晚餐不要吃太饱，尽量不要吃夜宵。
正向心理暗示，行动起来，逐渐摆脱睡眠拖延症。
规律运动，游泳／打羽毛球／慢跑／跳舞等，但避免睡前 1 小时剧烈运动。
准备入睡前放下手机，放松身心。

#FAQs ABOUT SLEEP
关于睡眠的小疑问

8小时理想睡眠法则？

实际上，它指的是一个平均数。大多数人需要7~9小时睡眠，而有的人可以每天只用睡4~6小时，有些人则需要9小时以上。睡眠所需时长因人而异，你也可以通过记录观测自己的睡眠时长和对应的次日精神状态（是否感到精力充沛、心情愉悦、记忆力良好等），来找到一个理想的时长范围。

喝酒助眠？

许多人在生活中可能会有这样的体验——饮酒达到微醺状态后，身心感到放松，能很快入睡，似乎觉得睡前喝酒是一个助眠的好方法。酒的确有着类似镇静剂的作用，通过抑制脑神经细胞的工作，让人获得暂时放松。实际上，酒精及其代谢产物都会给人体及大脑带来不可逆转的伤害，滴酒不沾才健康。喝酒入眠不是好的方案，有时候可能还会导致尿失禁，那就是借酒消愁愁更愁。

为了逼自己早起，每隔5分钟设置一次闹钟？

反复被闹钟弄醒但还是起不来，困意很足，长此以往可能会导致慢性失眠，因为它影响了睡眠效率。提前几个小时每隔30分钟设置闹钟提醒也是同样的情况，都不可取。在数次关掉闹钟继续睡的过程中，身体会反复经历试图重新进入睡眠周期和被强行打断的过程，会让你更疲惫。比较好的办法是，在第一次设置闹钟时间后，隔20分钟再设置一次，让身体一次性缓慢苏醒并起床，减少无效睡眠时间。

多梦影响睡眠质量？

除非它是噩梦，让你在睡梦中惊醒后仍心有余悸，否则梦本身和睡眠质量之间的因果关系是比较弱的。梦多发生于快速眼动睡眠期间，当人们开始做梦时，核磁共振图像显示大脑中视觉、运动、情绪和自传体记忆相关的区域会变得更为活跃，它正在为你提供美妙的幻觉。而科学家们也证实了梦并非某种"副产物"，它在调节情绪和心理健康，以及创造力的运用方面具备一定的功能。

吃饱了容易困？

是的，身体血液会优先供应至肠胃，导致大脑血供减少。尤其是摄入太多糖和脂肪之后，会因为缺乏维生素B族导致更想打瞌睡。

第一天失眠，第二天拼命补觉？

如果只是有一天失眠，不用过度紧张，第二天稍微补一会儿就可以了。但如果一周内连续有多个晚上缺觉，是需要补觉的。首先我们需要理解"睡眠负债"这个概念，它是指如果我们的实际睡眠量低于睡眠所需量，就会产生睡眠债务，像欠钱一样需要还。比如工作日少睡了10小时，可以以14天为一个周期调整，当周周末每天补3小时，下周每天补1小时，直至还清。

工作日太累，午休多睡能补充精力？

睡30分钟左右是比较合适的，它能让你得到休息，也不至于难以被唤醒。不要睡太久，除非你长期习惯了午睡1小时以上，否则午休时间过长容易影响睡眠动力，导致晚上不容易入睡，影响夜间作息。基于同样的理由，建议不要在下午3点后进行午睡。

贪睡、易犯困是病吗？

需要警惕，必要的话去医院做身体检查。有一些贪睡情况是疾病的前兆，例如由于缺铁及某些氨基酸导致的贫血，困乏是它最常见的症状，同时也可能伴随头晕、头痛、耳鸣等。贪睡且皮肤发黄、皮肤粗糙、易犯恶心，可能是肝脏出现了问题。

褪黑素类保健品有效吗？可以放心服用吗？

褪黑素是大脑中松果体分泌的一种激素，具有调节生物昼夜作息的作用，它在夜间大量分泌有助于我们顺利进入睡眠。外源性褪黑素多数为人工合成。市面上可购买的褪黑素相关保健品，对部分短期失眠（如倒时差），有一定改善作用。简单来说，如果你的失眠情况是由于体内褪黑素分泌不足导致的，那么口服褪黑素产品大概率是有用的，但其他情况可能作用不太明显。

如有需要，也建议少量使用。它的副作用不确切，为避免抑制腺体的正常分泌和其他潜在风险（如影响生育能力），通常不建议育龄期女性长期或大量服用。

失眠了，可以自己搞点安眠药吃吗？

不建议。偶尔失眠的情况可以优先从睡眠环境和生活作息方面进行调整，慢性失眠可以尝试基于心理学的认知行为治疗法，如若需要药物治疗，须在医生的指导下使用安眠药（吃药时用白开水送服，不要图方便随手用咖啡、牛奶、饮料等送服）。安眠药是通过抑制中枢神经系统而发挥镇静和催眠作用的药物，它的种类比较多，且每一种都是针对特定情况并有各自的不良反应，而使用上也尤其要注意治疗量的控制，不要随意加大或减少用量，或者换药，所有品类几乎都会涉及异常睡眠行为的风险。治疗上需保持最短疗程和最小剂量的原则，不要与酒精及其他中枢神经系统抑制药物同时使用。长期服用安眠药会导致药物成瘾和耐受性，此类人群可考虑间断疗法，并避免突然停药或者大幅度减少用药，否则容易出现戒断症状，造成失眠情况恶化、精神不振、呕吐、全身酸痛等。

安眠药的主要分类包括：苯二氮䓬类受体激动剂苯二氮䓬类（如三唑仑、阿普唑仑、地西泮、艾司唑仑）、苯二氮䓬类受体激动剂非苯二氮䓬类（如右佐匹克隆、扎来普隆、唑吡坦）、褪黑素受体激动剂（如他司美琼、雷美替胺）、三环类抗抑郁药（如多塞平）。其中例如三唑仑可能会导致健忘，艾司唑仑可能引发头晕，唑吡坦引起幻觉，他司美琼可能引起头痛和噩梦。具体药物的不良反应都可以参照药物说明书，或是在国家药品监督管理局官网上进行查询。

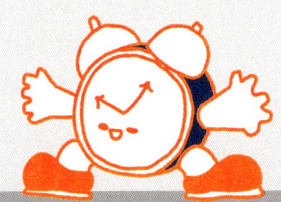

#INSOMNIA: QUESTIONS & ANSWERS
关于失眠的科学探讨

主任医生 郭兮恒 北京朝阳医院呼吸睡眠中心主任、中国睡眠研究会睡眠呼吸专委会主任委员、中国科协睡眠呼吸科学传播首席专家。擅长治疗呼吸和睡眠呼吸疾病、嗜睡症、顽固性失眠、睡眠行为异常等疾病。

(Q) 能简要介绍一下我国失眠人群的概况吗？

(A) 我们做过一个以10万人为样本基数，范围覆盖全国所有省份的睡眠质量调查。结果显示：16%的被调查者夜间睡眠时间不足6小时，24:00以后才睡，6:00之前就醒了；有80%的被调查者经常受到睡眠问题困扰，这其中入睡困难约占1/4，浅睡眠者约占1/4；将近90%的被调查对象认为长期睡眠障碍与慢性疾病密切相关。在我的临床经验中，有1/3左右的三高人群需要先解决睡眠问题，然后再解决高血压与糖尿病的问题。

(Q) 西方有不同睡眠类型的说法——早睡型、晚睡型、分段睡眠型等，东方有日出而作日落而息的养生习俗，以及类似肝胆排毒时间一定要在睡眠过程中的说法。应该如何理解？

(A) 建议大家按照自己的具体情况来安排作息时间，不用过于纠结睡眠类型和睡眠的具体时间，但要养成规律的睡眠习惯。不同年龄段有不同的睡眠形式，比如婴儿期多发生分段睡眠，成年人中的晚睡现象在年轻群体中更多发。尽量保证夜间睡眠，将工作、生活安排得当，睡醒后精力十足，找到自己最舒服的状态是根本。

(Q) 人们的睡眠周期都是一样的吗？非快速眼动睡眠（NREM）与快速眼动睡眠（REM）交替一个循环的时间都是 90 分钟左右吗？你认同 R90 睡眠方案吗？

(A) 人体不是复印机，每个人所经历的睡眠周期不尽相同，成年人有 80 分钟一个周期的，也有 120 分钟一个周期的。年龄段不同，睡眠周期也有很大差异，比如婴幼儿的睡眠周期就很短，而 60 岁以上的老年人，睡眠周期就比较模糊了，有时甚至一夜都没有一个典型的睡眠周期。

而且睡眠周期即使在成年人身体状况稳定的阶段，也不是恒定的，前半夜深度睡眠多，后半夜深度睡眠就少了。这个 90 分钟的概念，是想代表一个大约的范围，并不是一个绝对的数值，睡眠周期不是强调具体时间，而是强调一个变化规律。

我个人是不认同 R90 睡眠方案的，我反对分隔、分段睡眠，我认为睡眠是一个整体过程。现在有很多看起来博眼球的、有科学外衣的方式方法，实际上并没有切实的科学依据，在现实生活中也没有积极意义。

在一整夜的睡眠过程里，大部分人会睡 7~8 小时，大约是 5 个周期，但也有人只睡 3 个周期就够了，即四五个小时，这和每个人的遗传特点、生活习惯都有关系。人体研究上的数据结果，都是基于一定数量的样本采集得来的，不能严格说某一个数值能够精准对照每一个人。

睡眠阶段	睡眠类型	通常持续时长
N1	非快速眼动睡眠（NREM）	1~5 分钟
N2	非快速眼动睡眠（NREM）	10~60 分钟
N3	非快速眼动睡眠（NREM）	20~40 分钟
N4	快速眼动睡眠（REM）	10~60 分钟

（一个睡眠周期）

(Q) 人体生物钟是如何调整生理节奏的？可以认为是通过体温来调节昼夜节律的吗？

(A) 人体的生物节律系统非常复杂，这可能有点超出医学范畴了，需要从生物学角度去解析，目前已经发现了 period 基因、timeless 基因、doubletime 基因，这些基因共同编码了一些相关的特定蛋白的震荡周期，不能简单说是体温调节了昼夜节律。人体内的生物钟分为大脑生物钟和外周时钟两级系统。大脑生物钟位于人体下丘脑的视交叉上核（SCN）中，而外周时钟分布在人体的各个部位。体温可以说是生物节律系统运转中的一个环节，通过医学观察也不难发现，人在 24 小时的昼夜节律中，体温有一个变化规律。

同时外部环境对我们的生物节律也有巨大影响，在光照和进食规律的影响下，大脑生物钟会产生相应的神经信号和激素信号。这些信号又传导给我们体内其他部位的生物钟（外周时钟），从而控制各自器官和部位的生理活动与功能。

(Q) 失眠复发是很常见的现象吗？根本性的问题是什么？

(A) 失眠症状是复发还是根本问题没解决，判断起来可能都比较复杂。治疗长期失眠障碍的过程往往是漫长而又艰难的。心理健康状态不稳定和药物依赖都是比较常见的问题。现代人，尤其是城市居民，太过依赖社会运转的整体步调，但并不是所有人都适合朝九晚五，也并不是所有人都能承受城市生活的压力。现在流行说"内卷"，对个人来说，"卷"起来后内在压力释放不掉，失眠很容易就找上门了。很多人都要重新学习如何使用手机，这里不是说如何操作手机，而是如何摆脱依赖，可以从控制使用时间开始练习，让手机回归为工具，而不是占有你所有原本属于自己的时间。

(Q) 具体判断睡眠质量的生理指标有哪些？目前有可靠的自测手段吗？可以自己购买呼吸机使用吗？

(A) 判断睡眠质量分为主观手段、客观手段，当然还有问卷调查。客观手段一般还是要在医院去实现，睡眠检测中心的多导睡眠监测中，会涉及脑电、肌电、心电、眼电、气流、呼吸、血氧饱和度、音视频等指标。简易的家用睡眠检测仪一般只有心率、呼吸、体动等数据可以提供，只能作为参考，不足以作为诊断考量。

而主观手段可操作性就比较强了，一般患者可以尝试这 3 种睡眠质量评价方法：第一是你的睡眠时机，最佳睡眠时间是在 22:00 左右，不要过早也不要过晚，这对大多数人来说，是与外部环境最为协调的睡眠时间；第二是睡眠的持续时间，多数为七八个小时；第三就是你醒后的感受，如果第二天醒来以后，感觉精神饱满、精力充沛、没有困倦，就说明你获得了比较好的睡眠。这三个看似简单的判断，其实是一个相对全面的衡量方法，缺一不可。如果你睡眠足，但醒了以后还感到很疲倦，那你的睡眠可能还是出了问题。而是否需要呼吸机就不能从自己的感受出发去判断了，最好能够有正规医院的诊疗结果，参考医生指导。

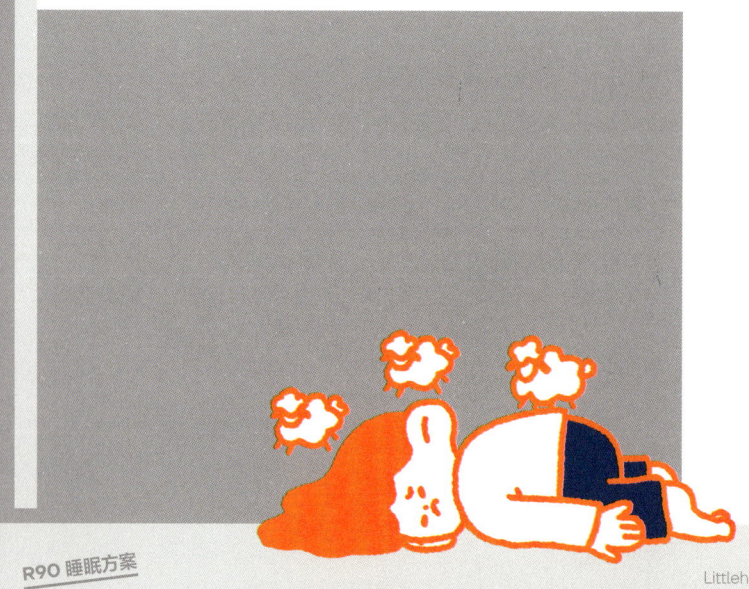

R90 睡眠方案

R90 睡眠方案是英超曼联御用运动睡眠教练尼克·利特尔黑尔斯（Nick Littlehales）根据人体睡眠规律提出的睡眠问题解决方案，核心是以 90 分钟的睡眠周期为计算单位进行睡眠调整，而不是单日总睡眠时间。

(Q) 不同睡眠问题是不同原因造成的，如何初步判断是器质性因素还是心理因素，从而选择不同医院或科室进行就诊？

(A) 在临床上，睡眠问题的心理因素较多，有时睡眠问题又会反过来造成器质性的问题，这个原因和结果常常是相互缠绕的。

现在有不少医院都开设了睡眠门诊，可以去睡眠门诊寻求帮助。如果居住地区没有这样的条件，可以选择神经科或精神科，也可以尝试远程医疗，得到一个相对专业的初步判断。失眠常常是心理问题和生理问题相互交织的过程，不少患者都存在初步判断的困难，但不要因此延误了就医时间。自己尝试药物改善更不可取，药物因素介入后可能会给后期诊疗带来更多的困难，要不要用药、如何用药，最好通过正规的医疗途径去判断。

(Q) 网络上关于失眠科普的信息很多，患者在求诊的过程中可能也会走很多弯路，你怎么看待这点？

(A) 我遇到很多病人，都是自己在网上给自己看病，我问你为什么要这么做，他会回答"网上说了……"，好像网上随便看一篇文章就能指导他的行为，这是近年来门诊上遇到的一个挺严重的问题。通常网络科普内容是不足以支持诊疗的，何况还充斥很多"歪理邪说"，结果大多都是越搞越混乱。本来睡眠问题就比较复杂，现在可以说各类庞杂的信息加剧了睡眠问题的复杂程度。

特别强调一点，遇到病症，找医生是最稳妥的渠道。这不光是一个睡眠领域的问题，所有关心健康问题的人群都应该掌握最基本的判断能力，如果想要了解一些基本的科普知识，不要只看标题就认为自己掌握了一个健康知识点。一是要看平台，是不是有科研背景和专业人员背书，最简单的可以看是不是官方平台或是和正规医院、相关学术学会合作或它们出品的；二是看严谨性，有没有文献出处，有没有专业人员审校。花点力气去了解这些，可能反而节省了阅读无效信息的时间，避开了可能产生误导的内容。

(Q) 能给睡眠问题还没有达到就医程度的读者一些建议吗？

(A) 有一个建议原来是给一些年纪较大的患者的，"先睡心、后睡眼"。以前，因生理因素之外的问题导致睡眠障碍的人群一般年龄比较大，由于常年生活压力导致心力交瘁而影响睡眠，但现在有类似问题的失眠人群的年龄在逐年下降，越来越多年轻人开始睡不着、睡不醒、睡不好。尤其新冠疫情暴发以后，在比较紧张的初期，大量失眠症状浮现出来。很多人失眠的原因都很容易理解，就是"心累"。

睡眠是由我们的神经系统调配的，交感神经兴奋无法抑制，迷走神经无法正常工作，表现就是睡不着，睡眠时间不足、睡眠质量不高，第二天自然睡不醒，也就是不能达到很好的清醒状态。这种状态时间长了就会造成病症，再反过来影响正常生活；生活和体感的不适会再反过来影响心理状态。这样的恶性循环，最关键的就是要从"心"入手。思想上先休息下来，平静下来，身体自然比较容易做好睡眠的准备。

最后我想再次强调，睡眠是个简单的事情，不要把它复杂化，复杂化更容易带来思想负担。对于用药，也要有正确的认识，不要乱用药，也不要怕用药。

(Q) 遇到过的比较多的睡眠障碍类型是什么？会有哪些非常严重的情况吗？

(A) 来就医的一般是形成了慢性失眠障碍。我有一个病人，患失眠障碍20多年，睡前要吃30片安定，再加其他几种安眠药15片。我当时惊讶地脱口而出："你还能活着真不容易。"这类病人除了样貌憔悴，在精神状态上也已经明显异于常人了，所以当我询问除了安定外其他几种安眠药具体是什么的时候，他根本答不上来。长期失眠的痛苦程度是一般人想象不到的，身体和心理都遭受了巨大折磨，轻生念头甚至行为也时有发生。

一次在讲座中，接到一个患者反复打来的电话，我感觉可能事态严重，就中断了讲座。电话接通后患者说，他要走了，最后跟我告个别。他能给我拨电话，其实说明他还有一丝求生的欲望。这类病例并不罕见，长期失眠的折磨已经导致身心崩溃，在这种情况下，切实的关心可能比药物更有用。"有时治愈、常常帮助、总是安慰"，这句话在重度失眠患者中尤为适用。心理疏导常常能起到关键性作用，患者需要医生帮助，这是一种心理上的支撑。陪患者走过最艰难的阶段后，患者对医务人员产生了信赖，就容易做到"遵医嘱"。不光是生活习惯、心理状态的调整需要"遵医嘱"，很多药物、器械、手术等治疗手段，也是需要患者认真配合才能达到比较理想的效果。但让患者信任医生，并没有通行的方法，这需要医生根据每个人的具体情况去应对。

失眠的临床表现

① 入睡困难，入睡时间超过 30 分钟。
② 睡眠维持障碍，夜间起身次数不低于 2 次或早醒。
③ 睡眠质量下降。
④ 总睡眠时间减少（少于 6 小时）。
⑤ 并且伴有日间功能障碍。

失眠情况主观测评工具

① 睡眠日记：以每天 24 小时为单元，记录上床时间、醒来时间、入睡所需时间、具体睡眠情况和白天的运动与用药情况等，连续记录至少1周。
② 量表评估：常用量表包括匹茨堡睡眠质量指数（PSQI）、睡眠障碍评定量表（SDRS）、Epworth 嗜睡症量表（ESS）、失眠严重指数量表（ISI）、清晨型-夜晚型量表（MEQ）、睡眠信念与态度量表（DBAS）和福特应激失眠反应测试量表（FIRST）等。

睡眠障碍部分类型

标准名称	科室分类	通俗释义	相关特征	诱发因素
失眠	精神科	持续数周到数月、数年的入睡困难，睡眠时间不足，可能伴有多梦、易惊醒等睡眠问题，并导致白天困乏、精神难以集中、易怒等	时间充足但还是睡不好，白天精神状态差，并感觉身体不适，为睡眠情况感到持续焦虑	环境改变，喝咖啡/茶，药物，精神因素与不良情绪，身体因素（如疼痛、咳嗽、瘙痒、呕吐、夜尿多）
阻塞性睡眠呼吸暂停	呼吸内科	睡眠期间反复出现上呼吸道堵塞，导致鼻腔、口腔无有效气流通过	成人阻塞性睡眠呼吸暂停常出现系统性高血压，也可能与冠心病、房颤、2 型糖尿病相关	肥胖、鼻息肉、扁桃腺肥大、巨舌症、声带麻痹等
中枢性睡眠呼吸暂停	呼吸内科	大脑无法向肌肉正确传达呼吸指令，导致睡眠期间反复出现呼吸暂停	可能包括白天过度困倦、失眠或夜间呼吸困难	神经系统病变，自主神经异常，使用镇定类药物等
睡眠相关肺泡低通气	呼吸内科	缺乏空气进入肺部，导致血液中二氧化碳含量增多	过度睡眠，其他症状包括晨起头痛、疲劳、情绪紊乱、精神不集中或记忆力衰退；自发性异常疾病如自主神经功能障碍等	肺部疾病、肥胖、呼吸感受器疾病、脑干疾病等
发作性嗜睡症	神经内科	分为1型和2型。1型患者基本特征为白天过度嗜睡和猝倒；2型具有1型除猝倒之外的其他症状	睡眠幻觉和睡眠瘫痪。1型患者还可能出现夜间睡眠不安、梦魇等	1型患者通常肥胖，也有可能与 2 型糖尿病、睡眠呼吸暂停、心血管疾病和神经精神障碍相关
倒班工作障碍	精神心理科	属于昼夜节律失调性睡眠障碍中的一种，指在长期倒班期间出现的失眠/嗜睡，总睡眠时间减少，干扰了正常作息规律	早班相关症状为难入睡和难以醒来，晚班为睡眠维持困难，倒班期间出现过度嗜睡	换班频率、持续时长和相关社交压力
NREM 相关异态睡眠-睡惊	精神科	突然从睡梦中惊醒，可能伴随尖叫，但醒后基本不记得	意识不清，行为自发且没有目的性	睡眠剥夺、药物影响、过度疲劳、睡眠不稳定、环境改变、情绪紧张等
REM 相关异态睡眠-梦魇症	精神科	常做噩梦，因恐惧或不安、愤怒、焦虑被惊醒	可能出现醒后焦虑，难以再次入睡	童年恶性事件、人际关系紧张、特定人格、药物戒断、边缘性/分裂型人格障碍、应激反应等

参考资料来源

国家药品监督管理局 www.nmpa.gov.cn
[英] 马修·沃克《我们为什么要睡觉？》，田盈春 译，后浪 | 北京联合出版公司，2021
American Academy of Sleep Medicine《睡眠障碍国际分类》（第 3 版），高和/崔丽/段莹 译，人民卫生出版社，2017

撰文&编辑 插画 医学支持
Tanya 麦子 高键

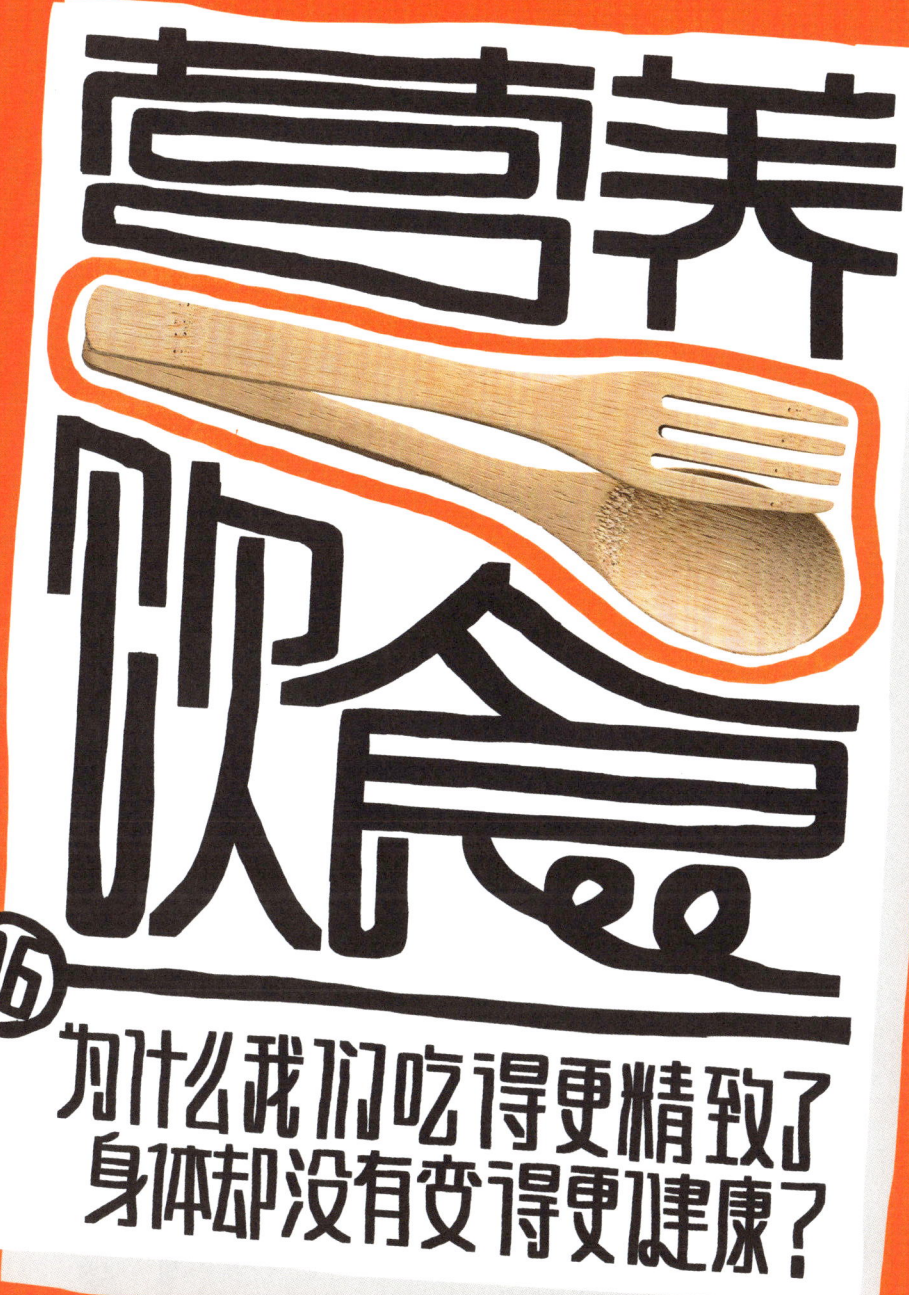

营养饮食 06
为什么我们吃得更精致了
身体却没有变得更健康？

（当代吃喝"自救"指南）

出发吧！了不起的身体旅行
当代吃喝"自救"指南

#ARE YOU A VICTIM OF PSEUDO-HEALTH FOODS
"伪健康"饮食图鉴

和石器时代的祖先相比，我们的寿命变长了不少，能够操控的技术也先进得多，但偏偏在看似更简单的"吃"这件事上，并没有变得更健康。在古人的饮食结构里，"维生素含量是现代饮食的3倍，矿物质含量是现代的2倍"；同时擅长营养学和皮肤病学的医学专家耶尔·阿德勒（Yael Adler）曾经这样写道："再比下去，现代饮食唯一的加分项也只有卡路里了。"现代加工食品让我们吃得更精致了，却也因此丢失了不少人体必需的营养成分。我们自以为健康的某些饮食习惯，其实反倒埋伏着不利于身体的隐患。到底该怎么吃，才算是真的为我们的身体着想呢？

（鲜榨果汁：

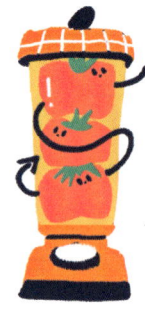

水果营养喝着吃？）

考虑到外面卖的果汁饮料里可能加了不少糖和添加剂，很多人更乐意买新鲜水果来榨汁喝。然而事实上，真正具有健康价值的是果肉细胞中的维生素和膳食纤维等，一旦榨成果汁，这些有益成分极易遭到破坏并流失。而榨汁后的糖分溶于水中，血糖生成指数（简称"升糖指数"，缩写GI）会比原来高很多，很容易糖过量。所以，如果能吃水果，就不要"喝"水果。

（蔬菜/水果沙拉：

低卡饮食更放心？）

这是不少人心目中的减肥必选，甚至拿它来代替主食。蔬菜本身的脂肪含量的确很低，但大家爱吃的沙拉酱、蛋黄酱、辣椒酱之类的调味酱，可不是什么减肥食品。就拿沙拉酱来说，其中40%~80%都是脂肪，而且是会危害心血管系统的"坏"脂肪。另外，主食通常是身体必需的碳水化合物的主要来源，如果长期不吃主食，碳水化合物的摄入量就无法满足需求，容易导致低血糖、便秘、女性闭经等各种问题。

（"非油炸"食物：

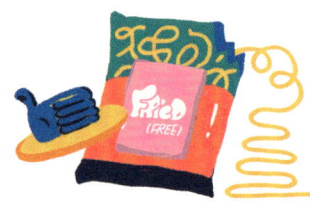

无油低热量？）

油炸食品一直和"不健康"直接相关，于是不少商家转而推出了"非油炸"食品。但"非油炸"就等于无油吗？这可不一定！为了保证口感，许多非油炸食物里添加的食用油并不少，比如电影院里卖的爆米花就是典型代表。和油炸食品相比，"非油炸"食品在工艺上只是避免了高温烹制过程，其中的脂肪和热量含量未必低于油炸食物，需要看配料表的具体成分才能确定。

（"0蔗糖"饮料：

无糖可畅饮？）

宣称"0蔗糖"的饮料，其实只是没有加蔗糖而已，不代表其中没有葡萄糖、麦芽糖、果糖等其他糖类。比如，成分表中白砂糖的含量虽然为0，却可能还写着"蜂蜜"这一项，它仍然属于添加糖的一种。也就是说，"0蔗糖"和"0糖"表示的含糖成分、含糖量完全不同。如果你有控糖的需要，就别把"0蔗糖"当作一个理所当然的选择啦。

#HOW TO MAKE HEALTHIER FOOD CHOICES
"高质量"饮食怎么吃

看起来处处有陷阱，到底该怎么吃才健康？在开始之前，有必要先来弄清楚和日常吃喝直接相关的热量单位。大家最熟悉的热量单位是"卡路里"（Calorie，缩写为"Cal"，简称"卡"），指的是1克水在1个大气压下提升1摄氏度所需要的热量——可以想象，这个热量值是很低的，所以卡路里其实是一个非常非常小的单位。在实际生活中，大家更常用的往往是"千卡"或"大卡"，1千卡=1大卡=1000卡路里。有时，人们也会用另一个表示热量的单位"焦耳"，它和卡路里之间的换算关系是：1卡 ≈ 4.2焦耳，1千卡 ≈ 4.2千焦。

需要注意的是，尽管我们已经有了这些标准单位，但并不表示所有的卡路里都是完全一样的。就像英国研究者蒂姆·斯佩克特（Tim Spector）在《饮食的迷思》（The Diet Myth）中所指出的那样，"来自快餐食品的2000千卡热量和来自谷物、蔬果的2000千卡，有着完全不同的能量代谢"，也因此，它们对身体的影响迥然相异。

根据中国营养学会的研究，一般建议18~49岁的成年男性每天从饮食当中摄入2250千卡的热量，最低不少于1400千卡；同一年龄段的成年女性每天推荐摄入1800千卡的热量，最低不少于1200千卡。

人体必需的营养素

对于人体来说不可缺少的营养素，目前已知的一共有40多种，但我们自己的身体无法把它们合成出来，又或者合成不足，所以需要通过食物来获取。其中，在体内代谢过程中可以产生能量的营养素叫"产能营养素"，也就是大家很熟悉的碳水化合物、蛋白质和脂肪，由于它们的需要量也最多，所以又叫"宏量营养素"。

宏量营养素

	供能	一日能量建议配比	主要食物来源
碳水化合物	4千卡/克	50%~65%	谷物、水果、干果类、干豆类、根茎蔬菜类等
蛋白质	4.3千卡/克	10%~20%	动物性蛋白质：禽、畜、鱼、奶类、蛋类 植物性蛋白质：谷类、豆类
脂肪	9千卡/克	20%~30%	植物油、坚果、动物肉类

碳水化合物

淀粉是日常饮食中碳水化合物的主要存在形式。在摄入碳水化合物的同时，还能获得蛋白质、脂类、维生素、矿物质和膳食纤维等其他营养物质。许多人为了减肥，会控制甚至完全排除碳水化合物的摄入。但如果长期缺乏，人体就不得不动用蛋白质来满足日常活动需要的热量，进而造成蛋白质流失。

蛋白质

人体大部分是由蛋白质构成的，长高、长肌肉，皮肤和毛发有光泽，维持正常的生理功能且不易生病，这些都和蛋白质的摄入密切相关。蛋白质的营养在于它的20多种氨基酸，其中，不能在体内合成而必须从外界食物中摄取的被称为"必需氨基酸"。平时常常听说的"优质蛋白质"，指的就是含有大量必需氨基酸的蛋白质，在优质蛋白质含量的排行榜上名列前茅的食物有：鸡蛋、牛奶、鱼肉、虾、鸡肉、鸭肉、瘦牛肉、瘦羊肉、瘦猪肉、大豆等。

脂肪

脂肪是人体储存热量的仓库,处于合成(储热)和分解(供热)的动态平衡当中,可以调节并维持体温,还能够保护内脏器官,预防胆结石,促进脂溶性维生素的吸收。人体必需的脂肪酸只能从食物中获取。虽然脂肪会带来热量,但即使减肥也不用完全拒绝脂肪的摄入。适当的脂肪对人体健康是很重要的,《中国居民膳食指南》建议,每人每天油脂的摄入量需要在 25~30 克。

(不饱和脂肪酸)

主要来自各种烹调油(橄榄油、花生油、菜籽油、玉米油等)和坚果(花生、腰果、核桃、开心果等)。

反式脂肪酸

如果摄入过多,会增加动脉粥样硬化和冠心病的发病风险。食物中的反式脂肪酸主要有天然来源和加工来源两种:前一种指的是牛羊等肉、脂肪、乳和乳制品等;后一种则产生于植物油的氢化、精炼过程,比如食物煎炒烹炸的过程。不过,反式脂肪酸虽然臭名在外,但它的危害还是要取决于究竟吃了多少,建议每天从加工食品中摄入的反式脂肪酸不要超过 2 克。

(饱和脂肪酸)

所有动植物性的食物脂肪里都有饱和脂肪酸,比如各种动物油、黄油、奶油、乳酪,以及椰子油、棕榈油、可可油等植物油。食物中的饱和脂肪酸摄入量对血脂水平有明显影响(尤其和血清胆固醇升高有关),建议一天内饱和脂肪酸的摄入量应该低于膳食总能量的 10%。

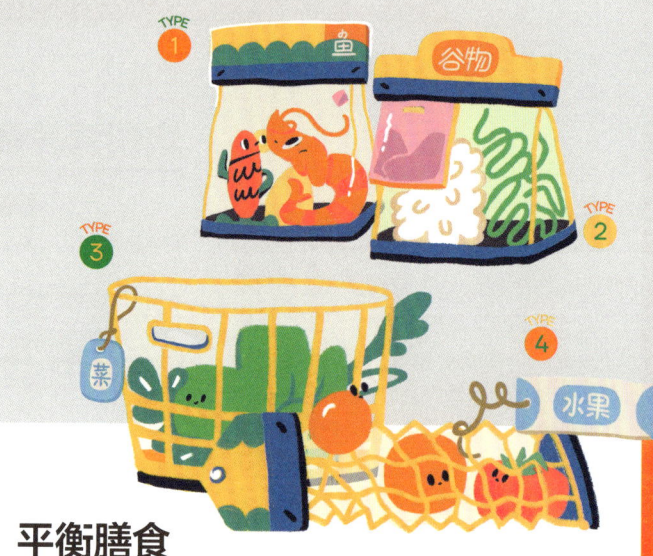

水

水是组成人体组织和细胞的重要成分,喝水太少会影响我们的正常生理功能。成年人每天要喝够 1500~1700 毫升水。当你感觉到"渴"的时候,其实身体的缺水量已经达到体重的 2% 了。避免缺水的最好方法是,把喝水时间平均分布在每天的各个时段,比如早上起床和晚上睡前各喝一杯水,帮助降低血液黏稠度,然后在一天的其他时间里分几次喝,每次喝 200 毫升左右(1 杯)。

平衡膳食

上面提到的这些营养素,都要从日常饮食中获取,但没有任何一种食物可以一口气把它们都给你,只有多种食物的组合才能办到。而"平衡膳食"模式,就是中国营养学会根据营养科学原理和中国居民的膳食营养素参考摄入量所设计的饮食模式,可以最大限度地满足不同年龄、不同能量水平的健康人群的营养和健康需要,还可以降低高血压、心血管等不少疾病的发病风险。平衡膳食的基本原则就是:食物多样。这种饮食模式把我们每天常吃的食物分成五大类,包括谷薯类、蔬菜水果类、畜禽鱼蛋奶类(动物性食物)、大豆坚果类和油脂类(纯能量食物,比如食用油),每一类提供的营养素种类和成分都不同。从具体数字来说,我们平均每天需要吃够 12 种不重复的食物,每周至少吃够 25 种食物(烹调油和调味品不算)。按照一日三餐的食物品种来分配,早餐至少要有 4~5 种,午餐 5~6 种,晚餐 4~5 种,再加上零食 1~2 种。

营养补充剂

由一种或多种人体必需的微量营养素组成的产品，比如多种维生素和矿物质营养补充剂、钙铁锌营养补充剂等。它们不属于药物，也不是以食物为载体，而是以胶囊、片剂、口服液等形式出现，用来补充膳食之外的特定营养素。

(Q) 吃钙片，含钙越多越好吗?

(A) 推荐普通成年人每天摄入 800 毫克的钙。对于每天早出晚归、平时没什么机会晒太阳的上班族来说，钙片确实是补钙的一种捷径。不过也并不是吃得越多就越好，推荐 300 毫克左右的小剂量钙片，可以分多次补充。

(Q) 补钙，助攻还是拆台?

(A) 补钙的同时要服用维生素 D，因为维生素 D 可以帮助钙的吸收，如果没有维生素 D，人体对钙的吸收率还不到 10%。另一方面，如果脂肪中的脂肪酸遇到钙，会变成无法吸收的物质。菠菜、韭菜和浓茶等含有草酸和鞣酸的食物，也会阻碍钙的吸收。铁和钙之间也会互相影响吸收。所以，钙片和碳酸钙剂应该在饭前一小时服用，尽量不要和其他食物一起吃，补铁和补钙也要分别进行。

维生素	主要功能	主要食物来源	补充剂注意事项
A	维持视力，增强免疫力，促进生长，预防肿瘤，维持皮肤机能的正常状态	动物肝脏、蛋黄、橙红色果蔬、薯类、深绿色蔬菜、奶制品	可以在脂肪中蓄积，过量摄入的话会造成中毒，因此不要盲目补充
D	强壮骨骼，调节生长发育，调节代谢	肝脏、蛋黄、深海鱼、木耳、香菇	大多数人的维生素 D 水平都低于推荐量，但维生素 D 的补充应遵医嘱
E	抗氧化，保护细胞、组织和器官免受"自由基"造成的氧化应激损伤	坚果、大豆、油脂类	正常饮食并保证每天摄入一定的油，通常不会缺乏，不建议随便补充
K	促进钙沉积于骨骼	豆类、绿叶蔬菜、动物性食物（如猪肝、鸡蛋）、鱼类	正常人群一般不太会缺乏维生素 K，每天吃够 300~500 克的蔬菜就可以了
B1	促进新陈代谢，辅助消化	谷物皮、豆类、坚果、瘦肉、动物内脏、发酵食品	无法储存在体内，所以需要每天补充，但应该优先通过饮食来摄取
B2	促进细胞生长，维护皮肤和黏膜系统健康	动物内脏、瘦肉、蛋类、奶制品、豆类、绿叶蔬菜	均衡饮食就可以保证摄入量，如需补充请遵医嘱，不可过量
B6	参与氨基酸代谢，维护血管健康	肉类、动物肝脏、谷物、坚果	长期过高剂量的补充，可能会对大脑和皮肤带来负面影响
B9	预防贫血、畸形、肿瘤	水果、绿叶蔬菜	备孕和孕期可以补充叶酸。但大剂量的叶酸可能会增加过敏、哮喘、心血管堵塞等风险
B12	提高叶酸利用率，促进红细胞的发育和成熟	肉类、动物内脏、鱼类、禽类、贝壳和蛋类	长期吃素者容易缺乏，要注意补充
C	增强免疫力，促进伤口愈合，预防肿瘤，抗氧化	新鲜蔬菜、新鲜水果（如冬枣、猕猴桃、草莓、葡萄柚、橙子）	如果平时蔬菜水果吃得够，通常不会缺乏

矿物质和维生素

（矿物质）

构成人体组织、维持正常生理功能和生命活动所必需的各种元素的总称。它可以分成两类：一类是含量比较多的常量元素，比如钙、镁、钠、钾、硫和氯，占人体全部矿物质总量的 60%~80%；另一类是含量比较小的微量元素，在人体内的含量小于 0.01% 体重的矿物质，其中，人体必需的微量元素有 8 种，是铁、碘、锌、硒、铜、钼、铬、钴。矿物质不能在我们的体内自行合成，必须通过外部的供给才能得到，摄入不足会影响身体机能的正常运作，摄入过量则可能引起中毒。

（维生素）

包括 4 种脂溶性维生素 A、D、E、K，水溶性的 B 族维生素（共 8 种）和维生素 C。脂溶性维生素只有和脂肪在一起才能进入血液，更容易在人体内蓄积，过量摄入的话可能导致不良后果。

#TIPS TO EAT WELL FOR OFFICE WORKERS
上班族健康吃喝备忘录

对于普通成年人来说，一日三餐所提供的能量占全天总能量的比例，建议这样分配：早餐 25%~30%，午餐 40%，晚餐 30%~35%。而且每餐都要有谷物（主食）和蔬菜，每天都要有水果，水果可以在两餐之间吃，也可以在餐前吃，能避免正餐吃得过饱。

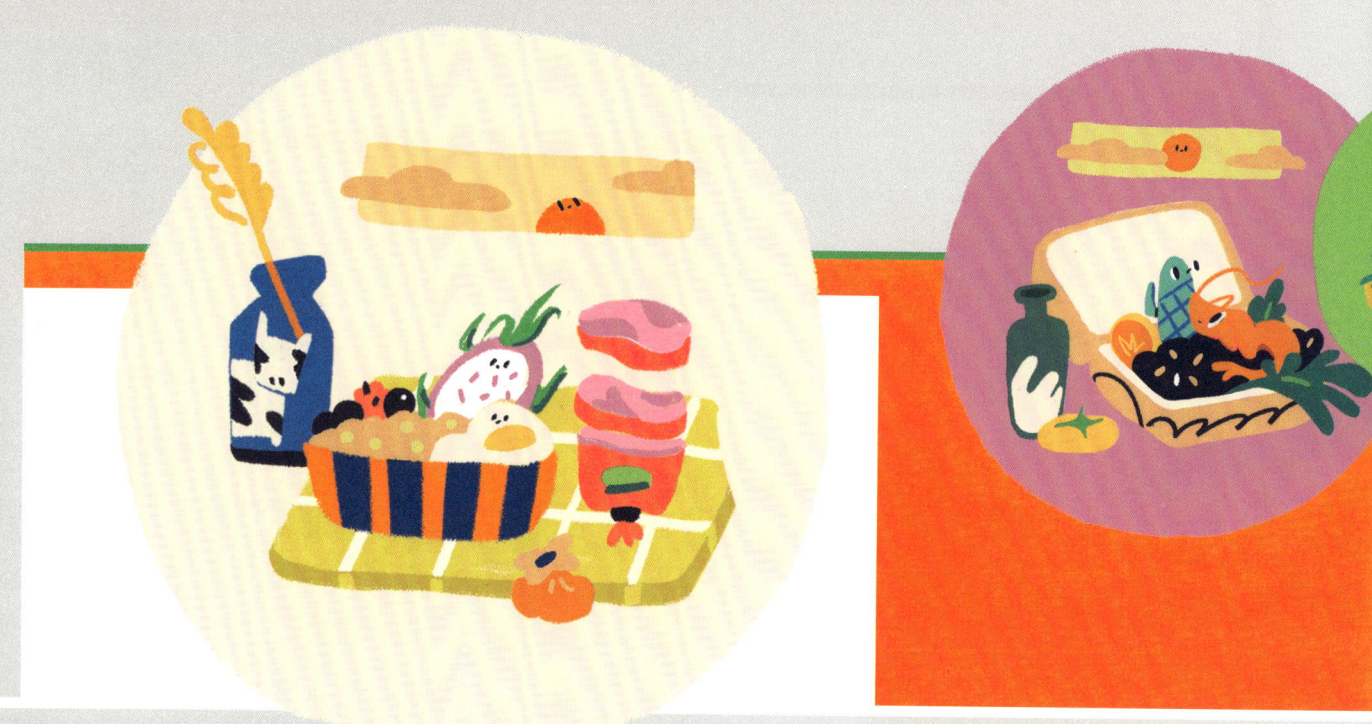

早餐

早餐要包括淀粉类主食，比如米食、面食、小米、燕麦、大麦等。然后奶类、蛋类、肉类和豆类至少要有一种，起到"扛饿"的作用，可以选牛奶（建议喝200~250毫升）、鸡蛋、熟肉、豆制品等。接下来还要有水果或蔬菜，否则膳食纤维和营养元素会不够。最后，如果还能加上坚果或种子，就更完美了。

开工第一杯

（茶）

常喝茶可以帮助降低心血管疾病和胃癌发生的风险，绿茶和红茶都是不错的选择，记得尽量不加或少加糖。不过，茶水和茶饮料还是有很大区别的。茶水是用白开水冲泡茶叶得到的水，其中只有茶叶里的天然成分；而茶饮料一般还会有添加糖和其他调味剂。

（咖啡）

适量喝咖啡，对心血管健康有好处。目前普遍认可的咖啡因摄入健康上限是每天 400 毫克，相当于 1.5 杯美式（星巴克大杯 473 毫升的美式咖啡含有 225 毫克咖啡因）。需要小心的是，速溶咖啡的配方中一般会含有糖，而且含糖量可能较高。

咖啡可能会让牙齿变黄，最好用吸管喝（除非特别烫）或加牛奶，牛奶中的酪蛋白可以减少对牙齿的染色。另外，喝咖啡不利于身体对铁元素的吸收，贫血人士要注意别喝太多。

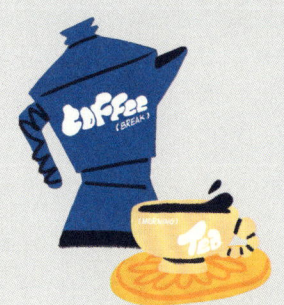

午餐

不管是外食还是自带,午餐都应该配齐主食、蔬果,以及富含蛋白质的食物。可以再加一杯100~125毫升的酸奶,和早餐的牛奶一起,补足一天300克的奶制品需要。不管是在餐厅吃饭还是点外卖,最好都要求"少油少盐"。外食的话,建议要求主食和其他菜同时上桌,不要等到快吃完的时候才把主食端上来,否则很容易吃不够主食。如果自带便当,要注意营养均衡,食物种类越多越好,还要确保食物新鲜不变质。

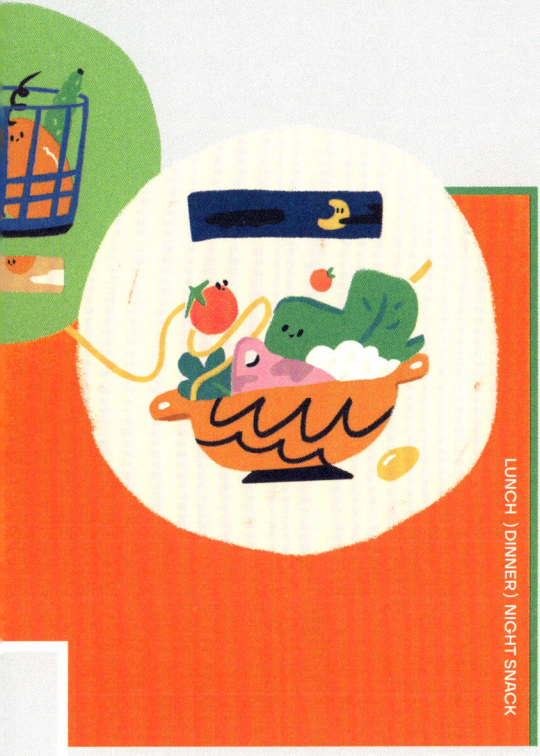

LUNCH) DINNER) NIGHT SNACK

下午茶

(零食)

15:00,加餐时间到!虽然这个时候来点甜食似乎可以调节一下心情,但其实,饼干、薯片、糕点之类经过高度加工的"快乐食品",反而会增加身体的负担,让你越吃越累,因为它们富含蛋白质和脂肪,是所有食物中最难消化的那一类。怎么办呢?不如喝一杯100克左右的酸奶,也可以再加一点水果和坚果来解馋。

(饮料)

含糖饮料是指含糖量在5%以上的饮料,包括碳酸饮料、甜味茶、运动型饮料、能量饮料和果汁饮料等。它们是我们最难拒绝的东西之一,也是大家日常摄入添加糖的主要来源。

如果标签上写着"无糖",也不一定表示没有添加代糖或人工甜味剂(比如阿斯巴甜、三氯蔗糖、赤藓糖醇等)。虽然从目前的研究结果来看,按照相关法规标准使用甜味剂,不会对人体健康造成损害,但是,甜味会促进食欲,让你有胃口吃得更多,一样会带来超重、肥胖的风险。

科学家还发现,休息能减少身体对葡萄糖的需求,还能全面增强身体利用血糖的能力。下一次,当你忍不住想喝奶茶时,适当补充睡眠也许是更好的选择。

晚餐

建议在睡前至少3小时吃,这样入睡时胃里的食物已经留存不多,不会影响睡眠质量。除了要少吃油腻的食物之外,晚餐还可以多关注一下白天的两顿中不太容易吃够的东西,比如蔬菜、粗粮、豆类和薯类。

夜宵

吃夜宵本身并不致癌,关键在于你选择吃什么。偶尔吃几次也没事,但经常吃、吃得太饱就可能会有问题,比如胃酸反流就是夜宵党们最容易惹上的麻烦。在营养师的标准里,如果实在要吃夜宵的话,它的合理标准是这样的:低脂肪、少能量、易消化、能饱腹,吃起来最好还能开心。为了不影响睡眠,夜宵要在睡前1~2小时吃。

(这些要尽量避开)

加工肉制品(比如香肠、火腿、熏肉、腊肠,已经有充分的证据可以证明它们的致癌风险),高热量甜食(比如蛋糕、甜点、奶茶),吃起来快乐但后患无穷的炸鸡,酒精饮品,还有甜饮料。

(这些可以吃)

升糖指数较低的水果,可以生吃的蔬菜(如黄瓜、圣女果、生菜、甜椒),奶和奶制品,坚果(如腰果、巴旦木、核桃、瓜子,选一种就好),燕麦片(要选配料表里只有燕麦,膳食纤维和蛋白质含量相对较高的)。

#HOW TO IMPROVE YOUR NUTRITION
针对重点需求的营养建议

绕不开的减肥问题

以减肥为目标的饮食，一样要以营养均衡为原则，在这个基础上控制总热量的摄入，同时通过运动锻炼来增加热量消耗。让能量摄入小于能量支出，才能达到减肥效果。一般情况下，建议每天的能量摄入减少300~500千卡。要注意减少摄入升糖指数较高的主食（比如精白米面），避免血糖值在进食后迅速增加。可以通过搭配不同升糖指数的主食来实现，比如增加全谷物、杂豆和薯类等低升糖指数的主食占比，推荐占主食一半左右即可。严格控制油和脂肪的摄入，适量控制肉类，但蔬菜、水果、牛奶还是要吃够。合理的减肥速度是每月2~4千克。

用餐时，可以先点一碗不勾芡、少油少盐的清汤，在餐前喝，能增加饱腹感，减少正餐的热量摄入。有些菜的味道虽然很不错，比如"红烧""干煸""干锅""油炸""油焖""香酥""水煮鱼""水煮肉片""地三鲜"等，但它们其实都是多油多盐的重灾区。把菜过一下清汤或清水再吃，可以洗掉不少油和盐，也不会影响口感。进食顺序也有讲究，可以试试这样调整：蔬菜→汤→肉、鱼、蛋等蛋白质食物→主食。

(Q) 代餐减肥靠谱吗？

(A) "代餐"是指取代部分或全部正餐的食物，常见的类型有代餐粉、代餐棒、代餐奶昔等。很多代餐产品其实类似于变相节食，确实会有减肥效果。但代餐消化比较慢，而且营养素含量不均衡，可能还会缺少必要的维生素或矿物质，最多只能达到人体需要的"生存底线"，长期吃可能会导致营养不良甚至厌食症。所以，代餐最多只能作为减肥的一种短期辅助方法，不能代替正餐，也不能长期依赖。

给高强度用眼人群的营养指南

除了我们相对比较熟悉的维生素A和β-胡萝卜素之外，其实叶黄素和玉米黄素也是保护眼睛的主要营养元素。眼睛高强度工作的时候，需要充分的血液供应，维生素C、维生素E、B族维生素和花青素都可以帮助维护眼部血管的健康。这些营养素大多来自有颜色的食物，比如：

黄色：黄玉米、小米、大黄米等，含有叶黄素、玉米黄素和胡萝卜素。
紫黑色：紫米、黑米、红米、红豆、黑豆等，含有花青素。
绿色：菠菜、油菜、小白菜等深绿色蔬菜，含有叶黄素、胡萝卜素和维生素C。
紫红色蔬菜：紫甘蓝、红苋菜、紫菜苔等，含有花青素和维生素C。
紫红色水果：蓝莓、黑加仑、覆盆子、樱桃、桑葚、草莓等，含有花青素和维生素C。
橙色：芒果、木瓜、柑橘等，含有胡萝卜素和维生素C。

另外，枸杞确实是天然食物中含有玉米黄素最丰富的，胡萝卜素的含量也很高。不过，枸杞泡茶喝其实并不是最好的方法，因为玉米黄素和胡萝卜素都不溶于水，需要把枸杞嚼烂吃下去才更容易吸收。

#A NUTRITIONIST'S ADVICE
营养师问答

营养科医生
高键
复旦大学附属中山医院营养科
副主任医师

营养学博士，副主任营养师，具有15年以上的临床营养工作经验，长期参与各类疾病的营养治疗、营养保健、营养指导和营养教育等医学营养学相关领域的研究。凭借丰富的营养和食品安全知识，经常在各类媒体上发表营养科普文章，并多次受邀参与营养与食品安全的科普宣教讲座。

(Q) 对于年轻上班族来说，日常饮食上有没有容易忽略的注意点？

(A) 最重要的就是食物要多样化。很多白领虽然收入不少，生活条件也不错，但其实吃的质量很差。质量差的一个表现就是食物很单调，种类比较少。要增加食物种类的话，还是要想办法增加蔬菜、水果、坚果、粗粮的摄入，提高动物性营养和植物性营养的均衡水平。

(Q) 你怎么看待轻断食、低碳饮食之类的饮食模式？它们流行起来的主要原因是什么？

(A) 流行起来的主要原因是，现在还是缺少又健康、又安全、又没有副作用的减肥方法，再加上肥胖是现在比较大的一个问题，所以大家会尝试各种各样的减肥方法。不管你尝试哪种减肥方法，其实最重要的一点是：这种减肥方式能不能长期坚持？如果你能永远这样吃，那它确实会有减肥之类的各种效果；如果只坚持3个月，之后还要恢复到正常饮食，那它几乎是没有用的。因为只要恢复到正常饮食，体重肯定会反弹。

开始这些饮食模式之前，也要根据自己的身体状况来判断能否负担，有没有严重的营养不良现象，比如皮肤起皱、头发枯黄、睡不好觉。采用低碳饮食，其实很多人都会因为大脑缺少血糖而出现某些精神障碍，比如容易健忘、失眠之类的症状。如果没有不健康的症状，还能达到一定的减肥效果，我觉得可以尝试，但不一定适合每个人。关键还是不要走极端，只是稍微做调整，寻找自己能够适应并可以长期坚持的方式。比如轻断食，可以采用周中吃三顿、周末吃两顿的方法；如果平时吃三顿、周末不吃饭，这就有点极端了。周一到周五正常吃饭，周六周日只吃素食，也挺好。这也是轻断食的一种，还可以长期坚持，有一定的减肥作用，也不至于带来健康问题。

(Q) 有没有某些食物或饮食方式能帮助缓解精神压力？

(A) 食物没有一对一的治疗作用，还是要靠整体饮食结构和生活方式的调整。没有哪种食物会让人吃了心情就变好，或者提高免疫力。不过，有人做过研究，发现吃的食物种类越多，人的心情就越好。所以还是要吃得均衡，各种各样的食物都要吃，做好营养搭配才行。

57

(Q) 普通人怎么判断自己是否需要吃保健品？

(A) 保健品的问题比较复杂，因为它的种类比较多，满足的需求也不太一样。比如孕妇要补充叶酸，从备孕阶段就要开始吃，这是一件非常确定的事情，因为有严格的科学证据证明，这种营养补充对减少未来新生儿的心血管畸形很有好处。再比如 65 岁以上的老年人可以适当补充维生素 B12，也是有很多研究证实的。因为 65 岁以后，人的胃酸分泌会减少，导致食物中的维生素 B12 吸收不足。除此之外还有很多种类的保健品，包括钙片、蛋白粉、鱼油等，每个人的情况都不一样，需要根据个体的饮食情况和疾病状况，包括运动和睡眠情况来综合判断。现在既然有这些条件，适当补充还是有好处的，但最好是在医生或营养师的指导下进行。很多大型三甲医院都有营养门诊，会提供这样的服务，可以根据个体的情况来判断某些营养品对你是不是合适、是不是需要，可以带上你的体检报告给营养师做参考。

(Q) 你怎么看待保健品的两面性？比如拿钙片来说，除了可以补钙、预防骨质疏松之外，有研究还表明它可能沉积在血管壁上，让血管失去弹性，反而会增加心脏病和中风的风险。

(A) 这就需要具体判断了，要权衡骨质疏松的风险更高，还是心血管疾病的风险更高。有时候确实会有这样的矛盾，只能两害相权取其轻，每个人的致病风险都是不一样的。人体对钙片的吸收很快，短时间内会在血液中造成一个高峰，确实可能会带来一些问题。而食物中的钙受到食物中很多其他因素的影响，人体吸收比较慢，进入血液的速度也比较慢。但如果骨质疏松的风险比较高，或者已经有骨折现象，该补还是要补。

(Q) 维生素也是一样的道理吗？

(A) 是的。对缺乏维生素的人来说，缺少的话就应该补；但对不缺维生素的人来说，额外补也没有什么好处。但很多时候，其实是很难判断是否缺乏维生素的，有时只是简单地查个血液指标，也无法明确。就比如钙，即使骨质疏松很严重，血钙水平也不会低。它是一件很复杂的事情，还是需要通过全面的检查来综合判断，然后根据每个人的主要问题来处理。

我们建议的多样化均衡膳食，其实很多人是做不到的，或者很难靠自己来提高饮食质量，在这种情况下还是应该适当补充维生素。很多营养素都是过量摄入会有危害，我们不建议自己根据主观体感，网上搜索一下就自行补充，需要营养师来做综合评估。

(Q) 关于维生素 D，有一种说法：比起维生素 D 补充剂，还不如每天晒太阳 10~15 分钟。你对这种观点怎么看？

(A) 通过晒太阳来补充维生素 D 的概率不大，因为它要求很高，需要在阳光很强烈的情况下露出上肢、下肢和脖子，晒 15 分钟以上。我觉得现在很少有人能做到。涂防晒霜、打伞之类的防晒措施都会影响维生素 D 的吸收，但阳光晒多了又会增加皮肤癌的风险，到底该怎么做呢？只能综合评估了。相对而言，适当补充维生素 D、少晒太阳这种方法可能更容易做到。

(Q) 营养学建议的膳食摄入量虽然有具体数字，但实际生活中不太好把握，有什么小窍门可以推荐？

(A) 这里介绍一种最简单的健康饮食计算方法，用"拳头"就能测量每种食物的生种量，也就是烹饪之前的量。每天需要吃 1 个拳头的动物性食物（1/2 是鱼虾，1/4 是一个鸡蛋，还有 1/4 是禽畜肉类），2 个拳头的主食（一个拳头是白米、白面，另一个拳头是粗粮、杂粮和薯类），3 个拳头的水果，4 个拳头的蔬菜，然后再加一些奶制品和豆制品，就差不多了。2 个拳头的主食煮熟之后可能是 4 个拳头的量，你会发现现在很多人吃的主食是不够的，吃的动物性食物却是超量的。

中国营养学会《中国居民膳食指南（2016）》，人民卫生出版社，2016
中国营养学会《中国居民膳食指南科学研究报告（2021）》简本
科普中国科学辟谣 piyao.kepuchina.cn

中国互联网联合辟谣平台 www.piyao.org.cn
范志红《吃对你的家常菜》，化学工业出版社，2013
[英] 蒂姆·斯佩克特《饮食的迷思》，广西师范大学出版社，2019

参考资料来源

采访	撰文＆编辑	摄影	插画
福气大王	**范竞予**	**Renee Chou**	**麦子**

（健身进行时）

身材管理

完美的身材不是最终目标 健康的身心才是哦

07

#MISUNDERSTANDING ABOUT FITNESS
那些年
我们一起踩过的雷

"为了梦想，拼尽全力，吃喝玩乐，运动佛系"，这一届的年轻人正在熬最凶的夜、吃最贵的保健品。虽说"生命在于运动"是老生常谈，但工作太多、学业繁重、人际交往、家庭琐事，任何与过上美好生活画等号的努力，都暗含着"我没时间运动"的借口。

随之而来的，是越来越多的同龄人面临猝死危机、各类患病群体趋于年轻化，触目惊心的数据统计和体检报告以最猛烈的方式发起抗议，不断敲打着人们那根由于缺乏运动而导致"亚健康"的末端神经。"再不动起来，下一个登上新闻的会不会就是我？"几番挣扎之后，我们翻出收藏夹里"吃灰已久"的健身视频，和好友互相打气，一顿操作猛如虎，累得满头大汗。坚持两周下来，却落得非但没见着效果，还落下了肩颈酸胀、肌肉乏力、膝盖发软等"后遗症"。说好的苦尽甘来呢？身体又疼又累不说，心理上更是备受打击。我只能这样了吗？要不还是歇着？但实际上，倘若身体过于疲乏或是运动迟迟不见效，或许仅仅是因为在运动初期，我们用错了方法。

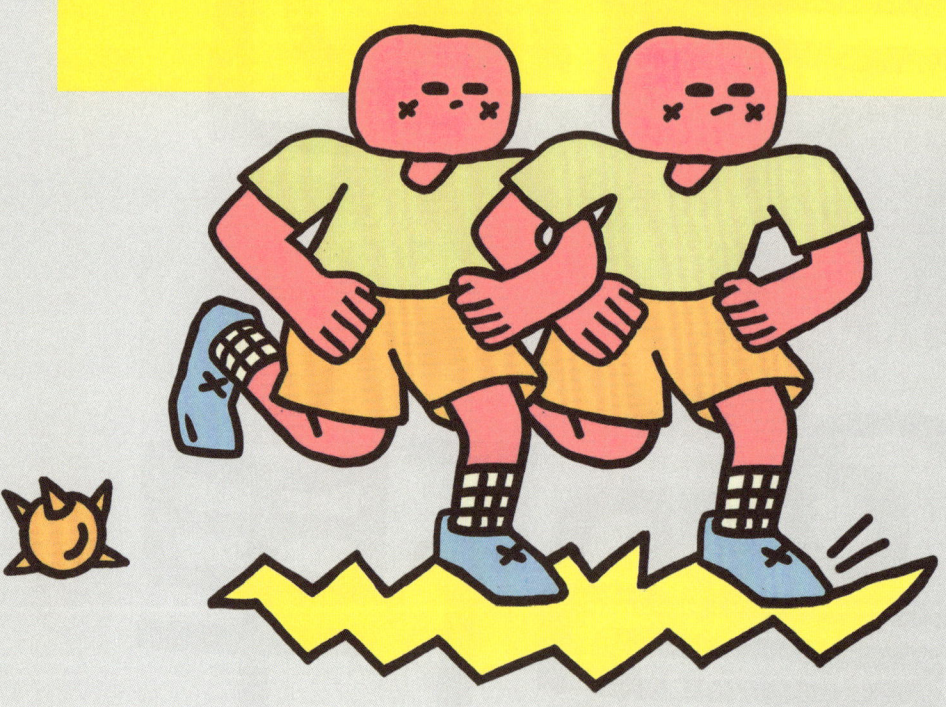

(Q) 只要我够拼，1周瘦5斤，想瘦哪里瘦哪里？

(A) 短时间内大幅减重一般要靠极端限制能量摄入，极易导致身体肌肉含量降低、健康状况变差等。如果要减重，建议设立合理的目标，以1个月减去现有体重的 5% 为宜，警惕急于求成的心理。

"局部减脂"的宣传概念是健身中常见的"伪科学"。事实上，自然状态下身体消耗哪个部位的脂肪，更多是受到基因与激素的影响，而非个人意识。在运动过程中，由于身体各部分减脂速度存在差异，所以导致有的地方瘦得快，有的地方瘦得慢，造成局部变瘦的假象，但并不意味着"动胳膊瘦胳膊，动腿瘦腿"。

(Q) 仰卧起坐可以减肚子，跑步会让小腿变粗？

(A) 其实，仰卧起坐并不是最好的锻炼腹肌的方式，反复的髋部屈伸，有导致骶髂关节损伤的风险，建议用卷腹来代替。此外，脂肪堆积符合"重心近端效应"，存积在腹部不会影响日常活动的重心变化；而且腹腔内含有人体重要脏器，一定厚度的腹部脂肪有助于缓冲外界对腹部的冲击，保护内脏。所以"肚肚有肉"也是正常现象，不必过分紧张。

也有些人担心长期跑步会让小腿肌肉发达，导致小腿变粗。而实际上，长期跑步的人，主要负责耐力的"红肌纤维"更为发达，小腿肌纤维并不会变得过于粗大，大家可以看看长跑运动员的小腿。

(Q) 肌肉不酸 = 训练没到位，体重不变 = 没瘦？

(A) 肌肉的酸痛大致可以分为两种，一种是由运动产生的急性酸痛，另一种是延迟性的肌肉酸痛。前者大多与过度训练或动作错误有关，非但不是达到训练效果的标志，还有可能造成运动损伤；后者常发生于运动后 24~48 小时，可能是运动中肌纤维撕裂后修复过程导致的炎症反应造成的，这一过程伴随着肌肉的"超量修复"，会产生增肌效果，可以视为训练到位的一种标志，但对于运动能力较强或已经耐受该运动强度的人，这一过程可能不明显，不能视为训练没到位。

减脂应是降低体内脂肪含量，如果以体内水分、肌肉含量和骨骼质量的降低，作为减少体重的代价，那显然对健康无益。同样体积大小的肌肉和脂肪，前者重量大概是后者的 3 倍，所以将体重秤上的示数作为评估是否变瘦的唯一指标，是非常片面的，可以用定期测量身体的方式（如记录自己腰围、腿围的变化），来检查自己的训练效果。

(Q) 女生要跳健美操，男生只能练力量？

(A) 按照自己的喜好享受身体律动就好啦！不必在意外界的"杂音"。对于想练力量的女生，显著增肌也是很不容易的。从基因潜能角度来说，女性通常雄性激素水平较低，自然训练的条件下，只可能小幅度地提升肌肉尺寸与力量。而男生适当跳健美操或进行其他有氧类运动，也可以增加身体柔韧度与灵活性，提高心肺功能，再搭配其他力量训练，从而达到"1+1 > 2"的效果。

(Q) 减肥就要做有氧，8 块腹肌不是梦？

(A) 运动依赖于储藏在肌肉中的 ATP（三磷酸腺苷）分解成 ADP（二磷酸腺苷）时释放出来的能量，所谓有氧运动与无氧运动，两者的界限并不绝对，而是取决于各种渠道在供能时所占的比重。所以，不必刻意区分运动类型，只要动起来就会有效，把握底层逻辑，当"摄入量＜消耗量"，减肥自然而然就会发生。

追求 8 块腹肌一度是强练腹部的口号，需要注意的是，人天生就有腹肌，腹肌块数由基因即腱划数量所决定。之所以看不到腹肌，是因为过多脂肪的覆盖而令其暂时消失，如果规律性地进行全身减脂并搭配腹部强化训练，好看的腹肌指日可待。

(Q) 肌肉和脂肪会互相转化，时间越长流汗越多，运动效果越好？

(A) 脂肪与肌肉由不同物质组成，所以脂肪不可能转换为肌肉，只是在运动时为肌肉供能罢了。而肌肉本身的增长则是要靠食物中获得的蛋白质来进行，所以停止运动，肌肉也不会转化成脂肪，而是相应地萎缩了。

运动时间并非越长越好，过量运动往往会带来伤害。《健康中国行动（2019—2030 年）》指出：鼓励每周进行 3 次以上、每次 30 分钟以上中等强度运动，或者累计 150 分钟中等强度或 75 分钟高强度身体活动。而汗腺也有活跃型和保守型之分，这与遗传有关。运动出汗是为了散发身体里的热量，脂肪并不会随汗液排出体外，故以排汗量作为衡量运动效果的标准是不科学的。

"强度"指身体进行锻炼时所用力量的大小，可以理解为"完成活动的用力程度"，用一个人工作时的代谢率与休息时代谢率之间的比率即"代谢当量"（METs）来表示。其中，中等强度活动时消耗的能量差不多是 3~6METs，高强度活动时可以达到 6 METs 甚至更多。简单说来，中等强度的运动会令人呼吸加快，但不影响说话；高强度运动则会让心率大幅加快，很难正常说话。

(Q) "日行万步"能保持健康，运动后立马洗热水澡？

(A) 快走万步和慢走万步，对健身效果大不相同。研究证明，每天 5000 步中等强度以上的健步走，可以达到锻炼效果，而如果走得比较慢，则对锻炼下肢肌肉和改善心血管系统功能水平的效果微乎其微。但是，对于久坐人群来说，任何形式和强度的身体活动都对健康有益。选择自己能坚持的运动方式并长期坚持，比强迫自己"日行万步"或参加某项运动更为重要。

运动结束后，供血和心率都需要一段时间才能恢复正常。如果此时立马洗热水澡，会使血液再次流向皮肤和肌肉，极易导致心脏和大脑供血不足，出现头晕恶心、全身无力的情况。此外，由于此时血液循环较快，毛孔打开，洗冷水澡可能引发感冒发烧等。正确的做法是，运动结束后休息 15~30 分钟再去洗澡，将水温调试到与体温相近为宜。

#INTRODUCTION TO THE MUSCULAR SYSTEM
肌肉系统，健身入门的必修课

人体大小肌肉共计 600 多块，根据肌组织结构和功能的不同，可分为心肌、平滑肌和骨骼肌。前两者负责心脏和内脏器官等不受意识控制的肌肉运动，因而也被称为不随意肌。日常生活中我们所说的肌肉，通常指骨骼肌，也被称为随意肌，它负责走路、跑步等有意识的自主运动。一个人的身体约有 400 块骨骼肌，占体重的 40% 左右。

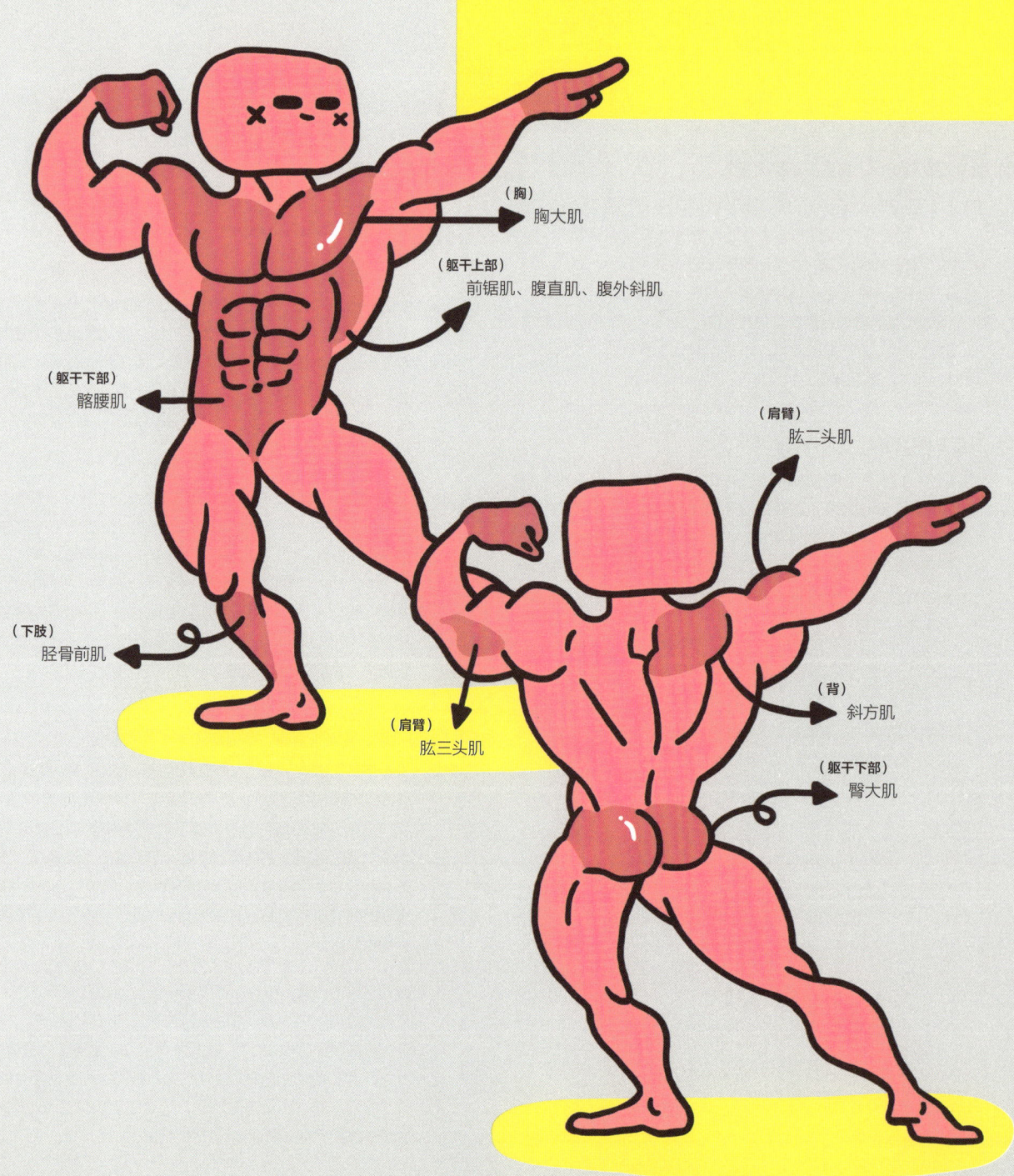

（胸）
胸大肌

（躯干上部）
前锯肌、腹直肌、腹外斜肌

（躯干下部）
髂腰肌

（肩臂）
肱二头肌

（下肢）
胫骨前肌

（肩臂）
肱三头肌

（背）
斜方肌

（躯干下部）
臀大肌

熟悉身体基本的肌肉系统，是运动前必要的准备工作。当某个动作完成起来很困难，就会有别的动作和肌肉来补充，由此产生的代偿动作不仅使目标肌肉无法得到锻炼，大大降低运动效率，还极易造成不必要的运动损伤。了解不同动作所用到的主要肌肉，在过程中时刻感受正确的发力位置，及时矫正动作规范，对达到训练效果发挥着至关重要的作用。

常见动作所锻炼到的主要肌肉部分

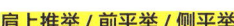
肩上推举 / 前平举 / 侧平举

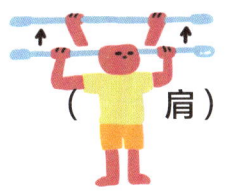
（肩）

锻炼肌肉
肩部周围肌肉

要点
双脚分开与肩同宽，双臂自然处于两侧，从较轻的重量开始，注意腰部不要反向弯曲过大，缓慢进行动作

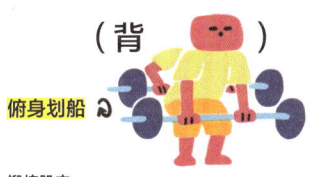
俯身划船
（背）

锻炼肌肉
以背阔肌为中心，整体强化背部肌群

要点
从较轻的重量开始练起，不要靠蛮力和反弹的惯性完成动作，保持背部挺直、收紧核心肌肉，身体前倾，腰部不要过度弯曲

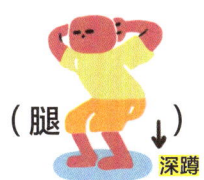
（腿）
深蹲

锻炼肌肉
以股四头肌、腘绳肌为中心，强化臀大肌、股四头肌的力量，增强核心稳定性

要点
两脚略比肩宽，髋部向后，背部挺直，膝关节不要超过脚尖，脚底发力向上蹬起身体

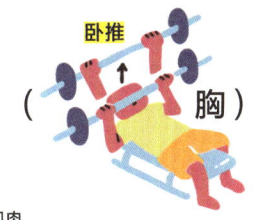
卧推
（胸）

锻炼肌肉
以胸大肌为中心，增强三角肌、肱三头肌

要点
后背部、臀部紧贴训练椅，脚用力支撑地面，不要过度翻腕，降低横杆时要慢

（腹）
屈膝卷腹

锻炼肌肉
以腹直肌为中心的肌群

要点
两脚分开与肩同宽，膝关节弯曲90度，动作要慢，固定手臂位置，腹部要有意识地用力，切勿借助反冲力

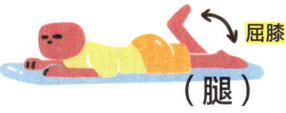
屈膝
（腿）

锻炼肌肉
强化大腿后侧的腘绳肌

要点
脚尖贴住推杆，屈膝至小腿与地面垂直，脚跟缓缓靠近臀部

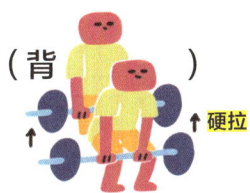
（背）
硬拉

锻炼肌肉
以臀肌为中心，增强背部、臀部和大腿后侧肌肉

要点
面向前方，胸部舒张，背部不要弯曲，保持脊柱中立位，有意使横杆运动轨迹为小腿—膝关节—大腿

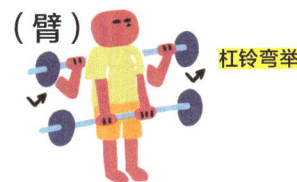
（臂）
杠铃弯举

锻炼肌肉
以锻炼肱二头肌为主

要点
两脚与肩同宽，躯干挺直，保持上臂静止，肘关节靠近躯干，抬起时吐气

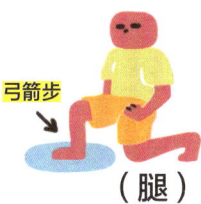
弓箭步
（腿）

锻炼肌肉
锻炼大腿前侧的股四头肌和后侧的腘绳肌以及臀大肌

要点
膝关节与脚尖方向一致，上半身与地面保持垂直，切勿借助惯性过快完成动作

63

#A BEGINNER'S GUIDE TO WORKING OUT
身材管理，需要知道的二三事

运动概念篇

健身相关的许多概念，也许会搞得我们一头雾水——它们分别是什么意思？怎样影响我们的身体？好的健康状态会呈现什么状态？单从数据上能否得出有效认知身体的标准？这里将会告诉你答案。

体能 Physical Fitness

指人体对环境适应过程所表现出来的综合能力，包括健康体能和竞技运动体能两个层次，心肺功能、肌肉强力与耐力、柔韧性、敏捷性、力量与平衡性六大要素。其中不同项目所需的体能要素有所差别，故所运用的强化训练方法也有所不同。

心率 Heart Rate

即安静状态下每分钟心跳的次数，也叫安静心率，一般为 60~100 次 / 分，可因部分生理因素存在个体差异。了解自己的心率，在进行有氧运动时对于运动强度的设定和了解训练效果十分重要。

最大心率 = 220- 实际年龄，平均来看最大心率随年龄增长而逐渐降低，各个年龄的心率有 ±10 的个人差异

心率储备量 = 最大心率 - 安静心率，反映出训练应以多大心率维持运动强度，即在这一心率下能取得多大训练效果

目标心率 = 心率储备量 × 目标强度 + 安静心率，实际训练效果与预期是否一致，和是否达到目标心率息息相关。

训练目标	表现形式	目标强度范围
保持健康	积极休息	40%~50%
	提高活力	50%~60%
提升耐力	有氧运动	60%~80%
	无氧运动	80%~90%

我们常说的心率达到多少才开始燃脂，其实是伪命题，当你动起来的时候已经是从消耗端开始制造热量差。而达到目标心率或是让它保持在某一范围，是以燃脂效率为考虑的，在这一区间，我们的运动效率最高，而不是说达到这一目标才开始燃脂。

基础代谢 Basal Metabolism BM

指人体维持生命的所有器官的最低能量需要，一般随着年龄的增长而降低。

基础代谢率（Basal Metabolic Rate, BMR），与基础代谢不同，它更多地考虑到了身高、体重等要素。具体是指人在进行基本的生理活动时，每小时单位表面积最低耗热量减去标准耗热量，其差值与标准耗热量之百分比。

64

体脂
Body Fat

人体组成中脂肪组织的总称,包括储存在皮肤下的"皮下脂肪"和填充在胃和肠道等内脏间的"内脏脂肪",为人体内能量的主要储存组织。

体脂率,指人体内脂肪重量在人体总体重中所占的比例,又称体脂百分数。中国正常成年男性体脂占体重的15%~18%,女性占25%~28%。和BMI(体质指数)相比,体脂率可以更加准确地反映身体的肥胖水平。

体质指数
Body Mass Index,BMI

国际上常用的衡量人体胖瘦程度以及是否健康的一个标准。BMI= 体重(kg)/身高(m)^2

中国的成人数值标准为:< 18.5,过轻;18.5~23.9,正常;24~27.9,超重;>28,肥胖。但由于存在误差,所以BMI只能作为评估个人体重和健康状况的多项标准之一。

养成良好的运动习惯,可以让我们依靠行为惯性,克服间歇性懒惰所带来的阻碍。超重人群,建议先从饮食着手,搭配适当运动,培养兴趣;健身小白,则可以从难度小、有趣、不扰邻的运动入门。利用简单的动作,从细节处增加活动量,将运动自然地嵌入到生活的方方面面。

除此之外,阶段性的自我奖励、定期复盘,以及其他工作、学习中熟悉的"小妙招",都可以试着运用到你的健身计划中来。记得,完美的身材不是最终目标,健康的身心才是。

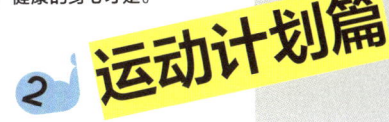
运动计划篇

PLAN 1
开始你的健身计划

制定一项健身计划与制定工作目标有着异曲同工之妙,可以从"SMART"(Specific-具体性、Measurable-可衡量、Attainable-可实现、Relevant-相关性、Time-时间)5个维度来考虑它是否能达到预期效果。

好的目标一定不能是笼统的,目标越具体,实现的可能性才越高。尝试激发内心最深层次的渴望,靠"内驱力"你会发现事半功倍。将长期计划和短期目标相结合,能更好地帮助你实现自律,将"难题"拆解也会更容易坚持下来。

PLAN 2
培养规律的运动习惯

保持每天运动或隔天运动为佳,建议每周运动频次为3~6次。这能帮助我们培养良好的运动习惯,避免因间隔时间过长导致每次开始都会像第一次"爬坡"一样困难。同时,留一天作为每周的"放松日",也会让我们保持愉悦的心情,劳逸结合。

PLAN 3
把握运动节奏,劳逸结合

如果是以有氧运动为主,则不需要刻意地间隔休息,自重训练建议休息24小时,负重训练则为48小时。如果一味地疯狂锻炼,身体得不到充分的休息,就会对自身恢复起一个反向作用,反而可能削弱我们的运动表现,事倍功半。

PLAN 4
制定一个循环的运动课表

把全身肌肉按部分合理划分进行交替训练,可以避免由单一局部训练造成的疲乏风险。譬如,当天练完臀腿,隔天可以练上肢,第三天选择练核心,以此为一个整循环,各部分肌肉在进行规律锻炼的同时,自身又可以得到充分的恢复。

运动安全篇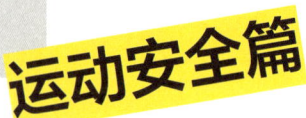

如何选择运动装备？

运动鞋

很多人在运动时贯穿"一鞋到底"的原则，这其实是非常错误的。一般，运动鞋可以按功能分为跑步鞋和综合训练鞋等，其中跑步鞋主要起到减振和缓冲的作用，而训练鞋则是通过硬度更高的鞋底来起到支撑作用。选择市面上较成熟的运动品牌，明确告诉店员你的运动诉求，千万不要依靠自己的主观判断进行挑选，以避免在运动过程中造成一些不必要的损伤。

运动衣

对于运动衣的面料选择则相对多元一些，速干面料不是必要选项，也可以选择一些舒适、亲肤的面料。此外，女孩子还需要格外注意，在进行有跑跳的运动时一定要穿运动内衣。胸部如果只靠一条乳房悬韧带支撑，在上下运动时受力会非常大，选择中高强度的运动内衣提供有效支撑，能尽量避免胸部下垂等不良后果。

护膝

大家通常较为关心的护膝问题，也非必要。对于膝盖有损伤的人群来说，可以在运动期间选择佩戴护膝以稳固膝部，但根本上还是建议减少对膝盖有较强冲击的运动。正常人群则不建议佩戴，因为它可能会影响你的正确发力。

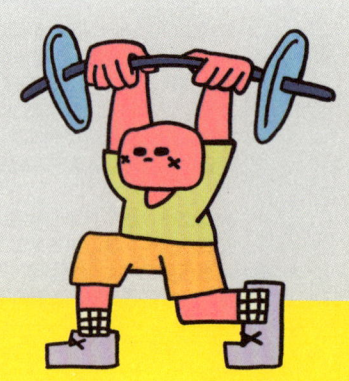

(Q) 运动前一定要热身吗？

(A) 必要的。将小幅度的随意运动当作正式运动的"前戏"，可能面临无法唤醒全身肌肉、引发运动过程中局部损伤的风险。运动开始前，应该选择一些低强度的有氧运动作为全身性的热身动作，如慢跑、跳绳、爬楼梯等，一般人群持续5~10分钟，微微出汗即可。同时，热身运动方式以选择与随后将要进行的运动项目相近的为佳。

(Q) 运动过程中能喝水吗？

(A) 运动前中后期都要补水，且大有讲究。运动前，补充300~500毫升的水，促进身体的热调节能力，也减少脱水的风险；运动中，小口喝水，每15~20分钟，每次150~200毫升，即使不口渴也摄取少量水分；运动结束的1小时内，慢慢喝300~500毫升，每次100毫升左右即可。

(Q) 运动前后的拉伸一样吗？

(A) 运动前后的拉伸是不同的。运动前应进行动态拉伸，不仅可以灵活关节、激活肌肉，还能促进全身血液流动，提高心肺功能，同时让大脑意识到自己接下来即将进行的运动，防止一些意外的发生；训练结束后进行的通常是静态拉伸，用身体靠近到关节活动度极限位置附近，持续10~30秒。运动后拉伸是为了让肌肉从紧张状态恢复，减少酸胀疼痛，让肌肉线条更修长。

(Q) 突发性运动损伤怎么办？

(A) 运动过程中发生肌肉拉伤、扭伤等突发事件时，首先要在现场进行基本的处理——"RICE处理"，这几乎适用于所有的运动损伤。

Rest（休息）	一旦受伤要立刻停止运动，防止受伤组织伤情加重或重复受损
Ice（冷却）	将冰袋贴近伤处，接触时间10~20分钟，每天3~4次即可，根据受伤程度持续24~72小时
Compression（加压包扎）	在冰敷间歇以弹性绷带包扎受伤部位，但要防止过度加压影响血液循环
Elevation（抬高）	保持伤处高于心脏，防止肿胀加剧

用正确的应急处理方法，把握运动损伤的"黄金处理时间"，及时去医院寻求专业的医生治疗，可以将伤痛降到最小。

#BORED WITH YOUR WORKOUT? TRY THESE!
新兴运动，和无聊"SAY NO"

健身实在是太枯燥了，坚持下去好难！当我们有了一套完美的健身计划，"无聊"却很可能成为最大的"拦路虎"。然而，一众新兴运动在近年席卷了年轻人的活动圈，它们以好玩、有趣、充满娱乐性的运动方式令人耳目一新。结识有共同运动兴趣的好友，自由地选择喜欢的健身方式，在欢声笑语中暴汗，健康与快乐的改变随之而来。

（ CrossFit 交叉配合健身训练 ）

这是一种由传统健美衍生出的综合训练。包含持续变化、功能性动作、高强度等关键要素，通过高频次、穿插式训练，达到有效时间内的全面锻炼。在队友的相互鼓励下，一起完成高难度的体能训练，这样的群体训练能带来更强的归属感。

（ Bungee Fitness 空中活力带 ）

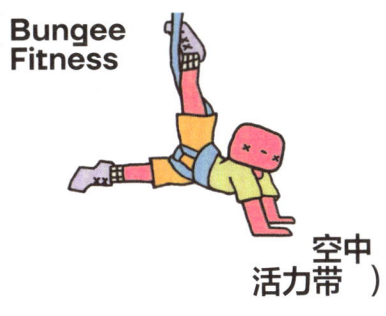

这是一项风靡全球的反地心引力课程。绑上蹦极绳，许多难以置信的动作就可以轻松完成（如双脚离地做单手平板支撑等）。这项运动不会对膝关节造成过多的磨损和压力，每一次跳跃、落地和发力都对肌肉控制有较高的要求，兼具抗阻和有氧训练的效果。

（ Pilates 普拉提 ）

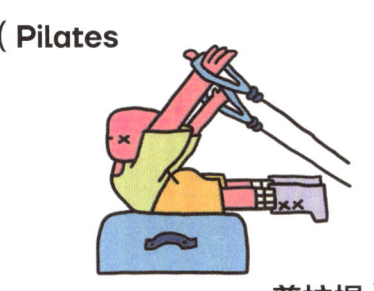

这是一项适合小白选择的入门运动。分为垫上和器械两种练习方式，以中轴延伸为原则，主要锻炼人体深层的小肌肉群，提升核心力量与稳定。它能够唤醒我们的肌肉觉知，在日常活动中养成科学发力的习惯，预防慢性劳损。

（ Anti-Gravity Yoga 空中瑜伽 ）

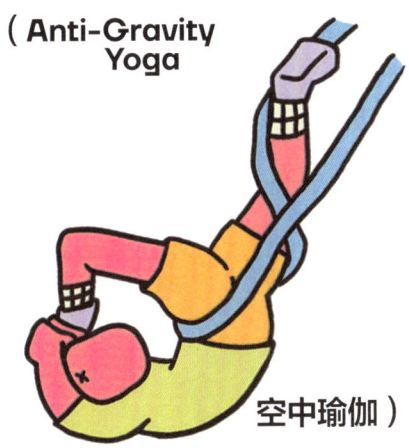

这是一种新型瑜伽方式，又称反重力瑜伽。借助丝质吊床，练习者可以轻松地完成优美体式，如保持倒立姿势。很适合脑供血不足的当代人，舒缓心情、放松精神的同时，还满足运动的审美需求。

（ Zumba 尊巴 ）

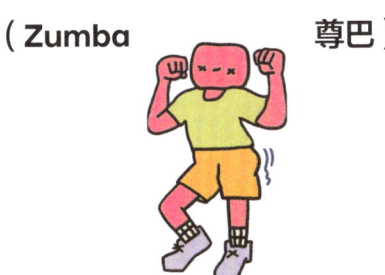

这是一种融合芭蕾、普拉提的运动。以舞蹈动作作为基础，利用弹力绳、健身球、芭杆等进行身体延展和力量训练。这种运动兼具提高身体灵活度与平衡性、刻画肌肉线条的效果，非常适合平时没有运动习惯的人群。

（ Animal Flow 动物流 ）

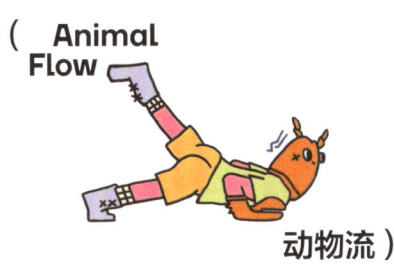

这是一种无器械自重运动。通过模仿地面动物（如猿式、兽式、蟹式等）的运动形态，结合瑜伽、霹雳舞、体操等元素，配合加减速的节奏变化，来完成不同动作的衔接与转化，达到改善筋膜健康、提高运动灵活度、增强运动表现的效果，动作编排流畅且颇具表演性。但因其支撑动作较多，不建议手腕有伤的人群尝试。

#A QUICK GUIDE TO STRETCHING
拉伸训练，身体与心灵的联结

拉伸训练，是我们容易忽视的一环，但它作为运动训练的一种，有着非常重要的作用。

一方面，拉伸可以缓解肌肉由于运动带来的过度紧张，提高关节活动幅度并缓解关节压力以及一些急性症状，在增加肌肉代谢、促进恢复的同时，提高神经肌肉效率和协调性，消耗热量；另一方面，拉伸可以更好地建立肌肉意识，这将帮助你更好地控制你的身体，完成运动的其他方式，在这个过程中，感受每一寸肌肉在不同动作下的舒展，我们或许会建立一种新的存在感——自我需要、自我关注、自我肯定。

将拉伸作为早晨的第一件事，用以唤醒全身肌肉，开启精力充沛的一天；将拉伸作为睡前的最后一件事，帮助肌肉夜间恢复，享受更高质量的睡眠。办公室人群也可以在椅子上尝试进行拉伸，工作之余，适当地给自己的肩颈"放个假"。

为此，我们请到了运动博主@刘逗逗不怎么逗（美国国家运动医学会注册私人教练认证，美国芭杆课程芭杆塑形培训导师），分别以全身和局部为锻炼范围，准备了两套拉伸动作。让我们通过了解身体，有意图、有效率、有目的地锻炼它，在自律、自信的快乐中，感受运动这场修行的魅力，找到那个努力向上的超级自己。

全身拉伸动作

❶ 肩部、胸部、腹外部肌肉、臀肌区域

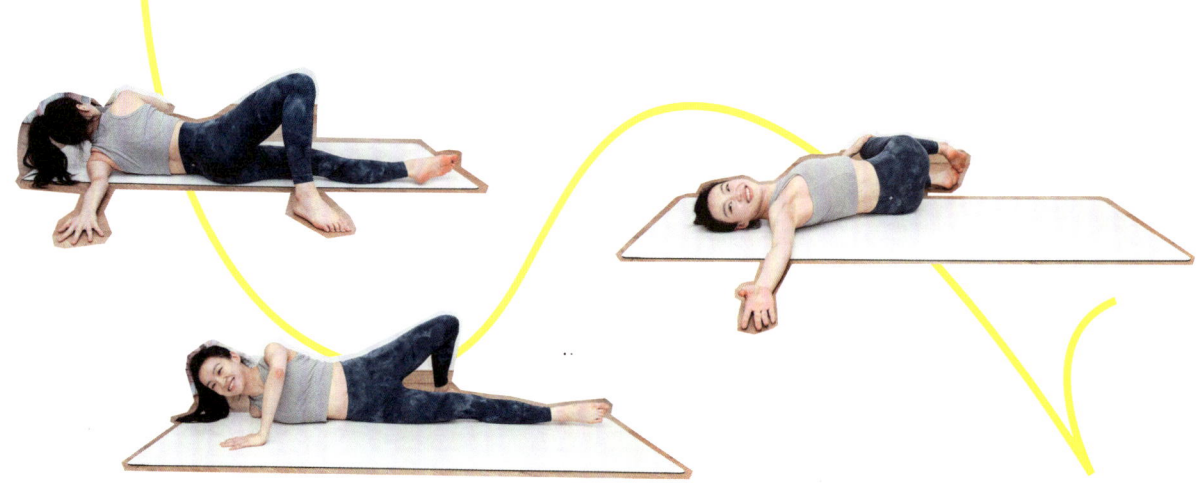

❷ 背部、腹部肌肉

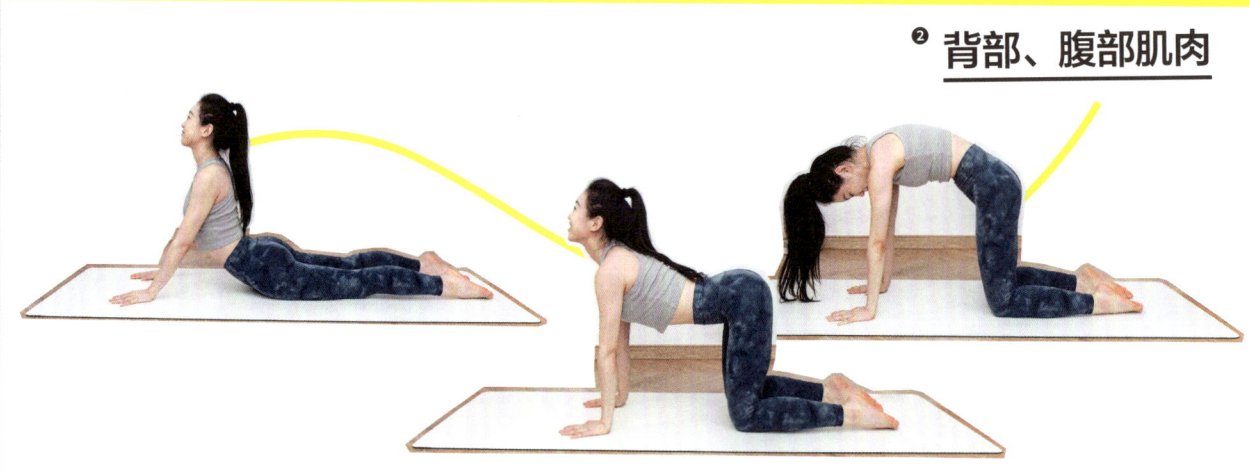

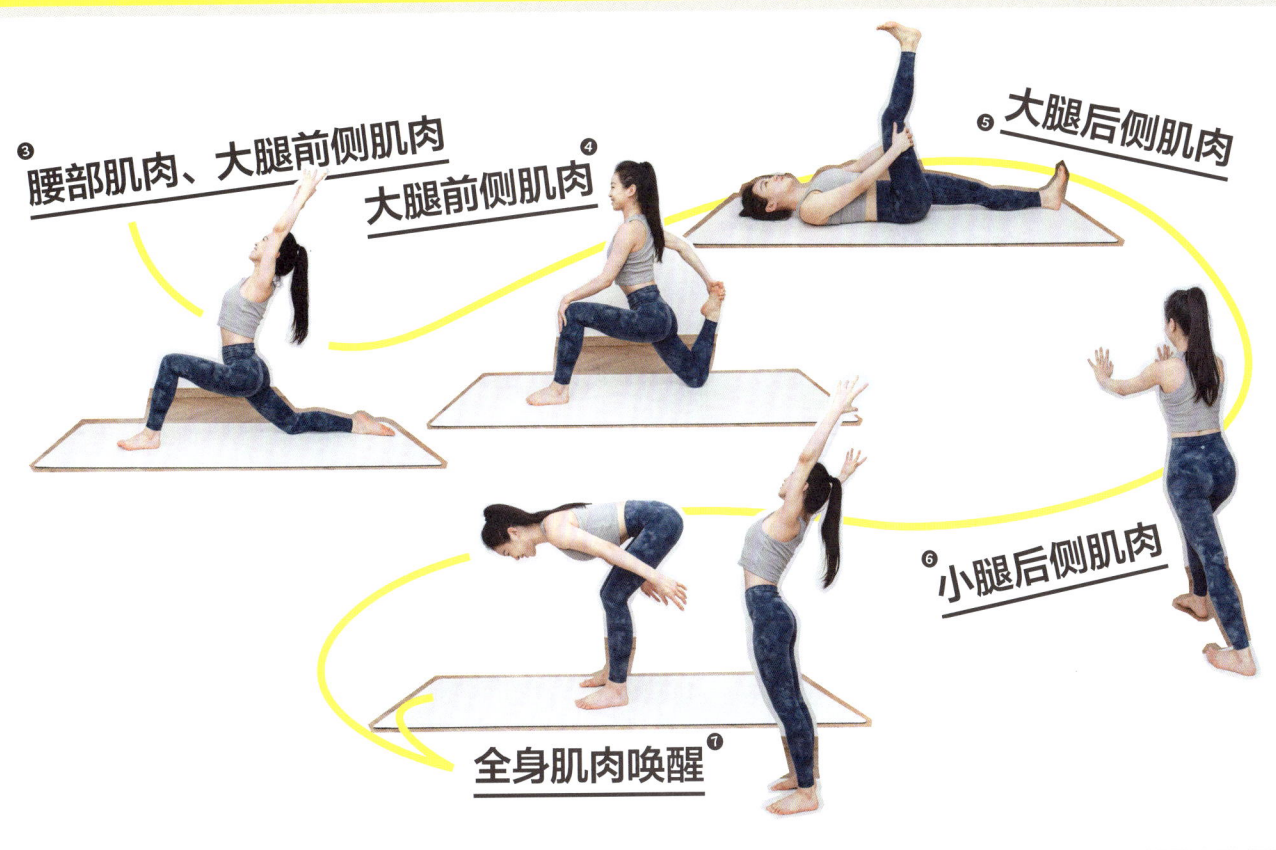

③ 腰部肌肉、大腿前侧肌肉
④ 大腿前侧肌肉
⑤ 大腿后侧肌肉
⑥ 小腿后侧肌肉
⑦ 全身肌肉唤醒

局部拉伸动作

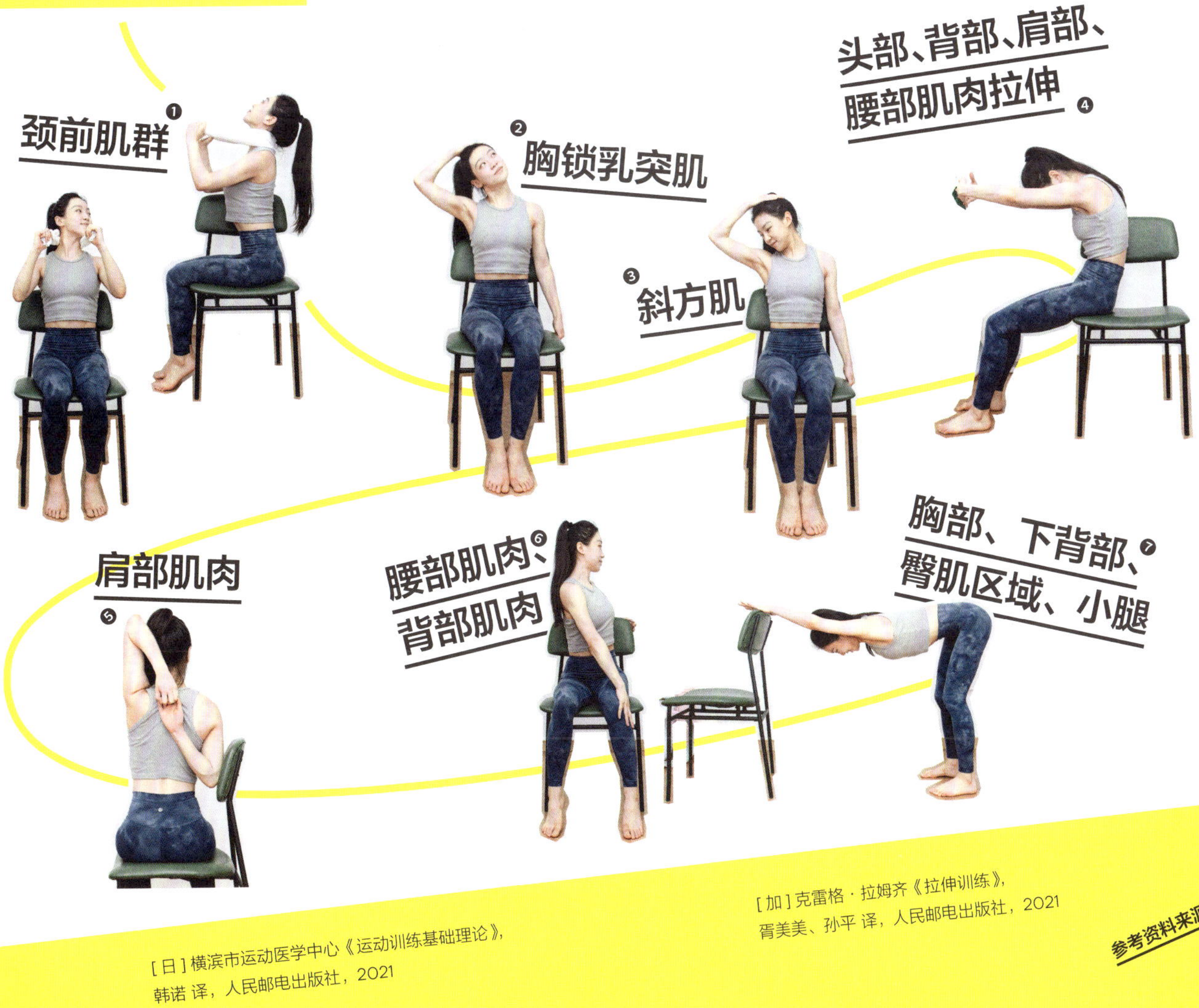

① 颈前肌群
② 胸锁乳突肌
③ 斜方肌
④ 头部、背部、肩部、腰部肌肉拉伸
⑤ 肩部肌肉
⑥ 腰部肌肉、背部肌肉
⑦ 胸部、下背部、臀肌区域、小腿

[日] 横滨市运动医学中心《运动训练基础理论》，韩诺 译，人民邮电出版社，2021

[加] 克雷格·拉姆齐《拉伸训练》，胥美美、孙平 译，人民邮电出版社，2021

参考资料来源

看不见的心灵捕手

幽王果合题 08

不能因为问题更隐蔽就选择视而不见哦!

采访&撰文&编辑
黄莉

插画
字母

插画供图
黄莹

#HOW TO LOOK AFTER YOUR MENTAL HEALTH
非正常人类自救指南

2019 年，北京大学第六医院黄悦勤教授团队在《柳叶刀·精神病学》(The Lancet Psychiatry) 上发表了一篇关于我国精神卫生调查的研究文章，报告显示国内抑郁症的终身患病率为 6.8%，12 个月患病率为 3.6%，这意味着中国的抑郁症患者超过 9500 万。这只是有心理问题的一部分人群。

与此同时，我们的精神卫生医疗资源却难以充分服务如此大的体量，高收入国家每 10 万人拥有 70 多位精神卫生工作人员，但在我国，这个比例不足每 10 万人 2 位。一方面，想要寻求专业帮助的人要费很多劲；另一方面，人们普遍对心理健康的认知还不太够，不清楚基本逻辑与方法、存在偏见或是羞于谈论自己的情绪问题。而在心理治疗领域业内，自救也是近年来多次被提及的一个重要概念。

为此，我们制作了这份"非正常人类自救指南"，希望能在理论及实践层面帮你做一个梳理，能明白大概是怎么回事儿。心理危机的干预虽然总被放在实际问题之后，但既然活着，里外都活得更健康一点总不是坏事，问题来了不要怕，努力一起面对它！

心理治疗师
金金 上海市疾病预防控制精神卫生分中心
精神科主治医师

儿童青少年临床心理治疗师，国家二级心理咨询师，精神病司法鉴定人。毕业于上海交通大学医学院精神病与精神卫生专业，目前从事心理健康促进与心理危机干预方向的工作和研究。

(Q) 如果我感觉自己有点不太对劲，怎么判断该不该去看医生？

(A) 如果已经觉得不太对，这就是一个很好的觉察，这个时候可以先和身边的家人、朋友聊一聊，问问他们觉得自己的状态怎么样，通过他人来观察自我，这是挺重要的一件事。如果你不想兴师动众，就独自去医院做一些"心理体检"，就像给身体做个体检一样，帮助你厘清意识的盲点，并判断属于一般心理问题还是病理性生理异常。大众有一个误解，只等有病了才去看医生，特别是像我的单位（上海市精神卫生中心），所在地"宛平南路 600 号"曾经是一个很特别的存在（被网友拿来当"梗"，形容人脑子有毛病该治疗了）。其实，心理健康是一个光谱，从健康到不健康没有明确界限，人人都有可能患心理疾病，这是特别常见的，而且往往越早发现、越早干预，能好得更快、更彻底。就算没有达到心理问题的层面，为了自我探索、自我成长，也可以多和心理咨询师沟通。

(Q) 如何认定抑郁症和焦虑症？自我感觉抑郁或焦虑了，能算吗？

(A) 从出现抑郁/焦虑的情绪，到发展成为一种疾病，医生有诊断标准。一看症状持续时间（例如抑郁症，至少持续两周以上），二看严重程度，是否影响到生活/社交能力/学习或工作能力，以及我们特别强调的病理症状，比如如果要达到抑郁症的诊断标准，要符合两条核心症状，外加 3~4 条伴随症状。

认识心理问题这头"大象"

心理异常是指个体在某个时间段或长期出现内部心理活动失调，无法适应外部社会，并损害了社会功能。主要特点包括：一是心理活动与社会现实环境失调，对外界刺激做出令人难以理解的反应；二是心理活动的内在联系失调，比如本来是高兴的情绪，但以悲伤、痛苦的形式表达；三是心理活动的稳定性失调，比如一个长期理智、开朗的人性格与行为发生莫名其妙的转变。在现实生活中，为了减轻当事人或来访者的心理压力，通常会把"心理异常问题"称为"心理问题"。

❶ 一般心理问题（出现一般心理问题也可以找心理咨询师沟通哦！）：属于心理失衡的表现，心理状态没有发生病理性变化，是轻微的、暂时的异常。常常有一些诱因素，消除相关刺激或者通过认知与情绪调整，即可恢复正常心理状态。最常见的是情绪问题，比如不开心、暴躁、空虚、冲动、狂热、压抑、心理疲劳等。

❷ 病理性心理异常（警报已经拉响！快寻求专业治疗吧！）：心理功能与心理状态已经发生病理性的变化，称为"心理障碍"或"精神障碍"，临床上有可辨认的症状或者行为，并在多数情况下伴有痛苦和个人功能受损。包括精神病性障碍（俗称"精神病"，伴有精神病性症状，缺乏辨别常识能力和控制能力）与非精神病性障碍（没有精神病性症状，通常具有一定自知力，能应付日常生活或保持对现实的恰当接触，比如抑郁障碍、广泛性焦虑障碍）。

步骤

使用自评表初步判断 / 初步心理访谈 / 拨打心理热线→预约专科门诊部就诊，做"心理体检"→医生判断为一般心理问题 / 病理性生理异常→进行心理咨询或治疗 / 判断是否需要药物治疗（千万不要轻易给自己或别人下"病情诊断"的标签哦！）。

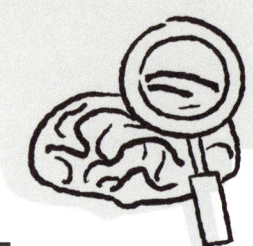

常用自评表

广泛性焦虑障碍量表（GAD-7）、宗氏抑郁表（SDS）、贝克抑郁问卷（BDI）、流调中心抑郁量表（CES-D）、9条目简易患者健康问卷（PHQ-9）、马克斯恐怖强迫量表（MSCPOR）。

心理咨询师、心理治疗师、精神科医生的区别

一般心理问题，可向心理咨询师或心理治疗师寻求帮助，但心理咨询师、心理治疗师不能做病情诊断和不具有开药权限；其中心理治疗师属于医技类别，有更专业的临床心理治疗资质。精神科医生主要提供医学服务，诊断精神障碍及治疗决策，有处方权，可以开药，有需要也可以做心理治疗。

寻求心理咨询与治疗的渠道

❶ 心理热线，如021-12320-5（上海）、800-810-1117/010-82951332（北京）。
❷ 心理 / 精神专科医院、三甲医院的心理 / 精神科门诊。
❸ 心理咨询机构。
❹ 互联网平台，包括综合平台与心理咨询师的个人网站。
❺ 高校心理咨询室。

选择合适的咨询师及咨询方式

❶ 看心理学专业背景、资质、擅长人群、接受督导情况、既往咨询工作经历时长等，即相关专业能力与经验。这里的"接受督导情况"指通常专业的心理咨询师会配备一名更资深的咨询师作为督导师，对方会对其咨询工作进行指导，是专业性的一个重要体现。
❷ 看对方对建立关系的基本态度、说话方式及语调等，判断咨询师与自己的匹配度，双方是否能建立有效的咨询关系。如果你觉得双方气场 / 性格不合，治疗的成功率会大打折扣，可及时更换咨询师。
❸ 根据个人现实条件选择价位，以及根据实际需要考虑短程还是长期咨询。短程咨询建议选择线下面对面咨询；视频咨询适合远程及已经建立稳定咨询关系的情况。

避雷！识别咨询师的不靠谱行为

1. 最开始以低价吸引来访者，后诱导购买高价课程 / 服务。
2. 资质造假，目前相对有参考价值的资格认证为来自中国心理学会临床心理注册系统的认证，如中国心理学会注册心理师。另外，由于人社部在 2018 年取消了心理咨询师认证考试，因此只有在 2017 年前获得的二级 / 三级心理咨询证书，才可作为专业技能的培训证明。
3. 未经同意，对咨询过程进行录音 / 录像。
4. 泄露来访者个人隐私，甚至以隐私作为威胁。
5. 反复对你说"你很糟糕"，故意刺激情绪，其实是不尊重来访者的表现。
6. 对个人休闲活动、穿衣打扮等做评判，或对生活的积极改变做出轻蔑的回应。
7. 意图发展其他关系，比如朋友关系、恋爱关系、商业合作关系等。
8. 对你施加压力，希望你不要和身边人透露咨询情况，或试图使你和其他人切断联系，以培养对咨询师的依赖。
9. 不回应来访者的烦恼、担忧、自杀倾向等消极情绪，不告知心理咨询或治疗的目标、预后等。
10. 总是喜欢使用类似"能量""场域"等各种听上去"高深莫测"的词汇解释问题。
11. 经常在咨询过程中做其他事情，比如吃东西、记笔记、打盹儿、接电话。

! 如果你发现心理咨询师不太靠谱，可以先和咨询师沟通你的疑虑，多数情况下可能是误会，双方协商解决办法；若有明确的不适宜行为，可以中止咨询，并向咨询师所在机构反馈；更严重的情况建议以法律途径追究责任。

模拟心理咨询初体验

1. 出现了哪些症状？→心情激动不动想骂人但骂了又后悔，忍不住一直抠手，晚上睡不着，容易做噩梦。
2. 症状持续了多久？→断断续续半年。
3. 给日常生活、人际关系等造成的影响→没有什么影响，主要是不想见人。
4. 在什么样的情况下会出现（诱因）→不太清楚，想骂人是工作推进不顺利但又不是我的问题时；抠手可能是让我觉得不舒服想逃走但暂时不能走；睡不好就是躺着但睡不着，也没怎么玩手机，就是发发呆。
5. 出现的时候发生了什么→上一次没控制住发火是在一个餐馆吃饭，聊网上大家在讨论的刑事案件，说着说着双方意见不合就突然觉得非常生气，指着对方大骂，周围吃饭的人大气都不敢出。骂完买单走了。晚上做噩梦就是感觉喘不过气，场面很血腥。
6. 家庭成长背景→小时候和父母一直住一起，但他们工作太忙了，没什么时间管我，我表现得乖一点就行。
7. 父母的情况→普通上班族，大学毕业后联系就少了。
8. 目前的感情生活→有稳定交往的伴侣，同居中，感情不好不坏。
9. 目前的社交生活→尽量避免，除了工作需要，只跟两三个朋友不定期分别见面。

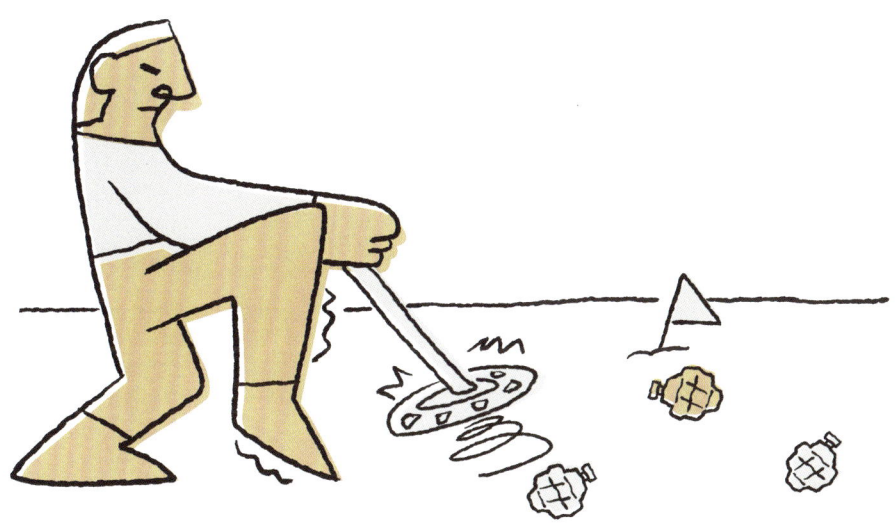

收费标准

公立医院价格都不高，以上海市精神卫生中心为例，普通心理咨询收费为 200 元以下 /45 分钟，特殊心理咨询是 800 元 /50 分钟。其他机构通常每小时收费 400~2000 元，也有更低及更高的价格，没有比较统一的标准。

认识主流的治疗方法

❶ 精神分析治疗　理论基础是弗洛伊德所创立的精神分析理论。它指通过运用一定技巧与技术（如自由联想），研究来访者的深层潜意识活动，在特定处境中让其重新回忆或体验过往生活经历，接着借助分析解释，找到心理问题的症结所在，并帮助被分析者重组心理活动和掌握应对复杂困境或冲突的方式，并在多次治疗过程中重塑或完善人格。适用于各类焦虑障碍、强迫障碍、性倒错障碍及严重人际交往困难等情形，不适合人格尚未成熟的青少年、缺乏内省能力的来访者和处于症状发病期的精神分裂症患者人群。

❷ 行为治疗　主要针对外在的问题行为进行纠正，帮助患者建立良好行为/正常行为，消除或减轻问题行为。行为治疗认为人的行为是习得性反应，既可以学习，也可以舍弃。重视现有的症状，强调的是近来的行为而并非过往。针对不同问题又细分为系统脱敏疗法、厌恶疗法、满灌疗法（冲击疗法）等。适用于恐惧症、强迫障碍、抑郁性神经症、神经性厌食症等。以厌恶疗法举例，它是指把问题行为与能引起生理痛苦或精神痛苦的刺激相结合，最终使得来访者在做出问题行为时感到厌恶或痛苦，由此使得问题行为消退的治疗方法。

❸ 认知治疗　它是根据认知心理学提出的认知影响情绪和行为的理论假设，通过改变不合理的认知方式（重建认知过程）从而改变患者不良认知和行为的治疗方法。较具代表性的包括亚伦·T.贝克（Aaron T. Beck）的认知疗法、阿尔伯特·艾利斯（Albert Ellis）的理性情绪疗法、唐纳德·赫伯特·迈肯鲍姆（Donald Herbert Meichenbaum）的自我指导训练。适用于抑郁性神经症、焦虑性神经症、神经性厌食、性变态、偏头痛、慢性疼痛、酒精依赖等，不适合语言沟通能力和领悟能力低下的来访者。

如果你想对心理学了解更多
（书籍推荐）

《心理学与生活 第19版》《抑郁和焦虑障碍的治疗计划与干预方法 第二版》《这才是心理学 第11版》《认知心理学 第三版》《改变心理学的40项研究 第7版》《亲密关系 第6版》《蛤蟆先生去看心理医生》，以及心理学家阿尔弗雷德·阿德勒（Alfred Adler）、西格蒙德·弗洛伊德（Sigmund Freud）、卡尔·荣格（Carl Jung）、欧文·亚隆（Irvin Yalom）的相关代表作。

更"有趣"的治疗方法

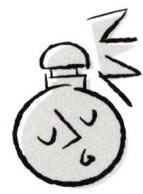

治疗方法(01)　**催眠治疗**

运用催眠技术，使得来访者进入类似睡眠的催眠状态（仍具备意识）之中，借助暗示性语言引起其积极正向的心理变化，以消除病理心理和躯体障碍。

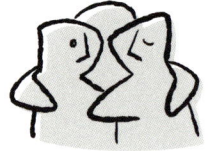

治疗方法(02)　**团体治疗**

把相同或相似性质心理问题的来访者聚集在一起进行治疗，由于成员彼此之间能建立一定归属感和凝聚力，可以相互影响和相互作用，以促进对自我的认知和解决心理冲突。使用比较广泛的形式包括心理剧及会心团体治疗。其中心理剧是一种特殊的戏剧表现形式，根据来访者的实际情况编制剧目（体现具体的病因/发生情况/人格特征与心理冲突），心理治疗师当协助编排，来访者进行角色扮演/角色交换/独白，表现常常是即兴的，但在表演结束之后，心理治疗师会组织所有参演人员彼此交流感受与体会。

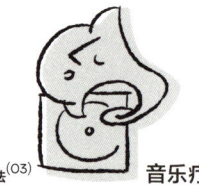

治疗方法(03)　**音乐疗法**

通过对音乐（乐曲/自然中的声音）的节奏、旋律、音色、强度、速度等的不同感受，产生不同的情绪反应及联想以矫治心理问题。

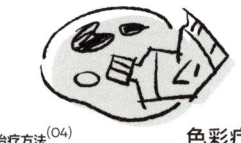

治疗方法(04)　**色彩疗法**

通过颜色刺激生理和心理反应。比如蓝色能使人平静，感到温和，即可通过观赏天空来获得放松。

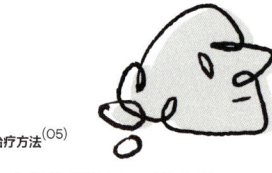

治疗方法(05)　**想象疗法**

在安静的环境里，对内心世界展开大胆、积极的想象，在想象中驱除不利因素，使得精神和肌肉松弛下来，继而缓解和解决各种问题。比如运用替代式想象，把腰部的刺痛感想象成一块冰，晒一会儿太阳冰就融化了，于是腰也不疼了。

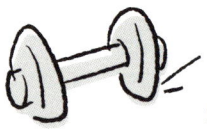

治疗方法(06)　**运动疗法**

选择合适的体育运动进行循序渐进的锻炼，从而提高心理和生理的运行能力。很多方式都可以，比如慢跑、晒日光浴、做体操、体验拳击。

STORY 分享

很多时候人们其实不太知道心理问题到底是什么意思。有心理问题就是有病？是疯癫？是变态？在尔冬升拍的《癫佬正传》里是这样被呈现的：

"他今天能杀鸡，明天就能杀人啊！"围观的街坊邻居满脸惊恐。"那是不是非要死去才行？"有那么一瞬间人们愣住了，但很快理智被驱散，又迈开步子追着扑腾了上去。

一场荒凉的围剿。电影深刻地揭示了精神障碍人群艰难的生存困境，而它也在无意间显露出至今存在的另外一种真实——似乎只有情况足够严重，才能够引起广泛的讨论、凝视与反思。

事情其实不仅如此。与"心理问题"相对的词叫"心理健康"，它是一个理想形态，与每一位普通人的生活息息相关。如果你对人生和人性的丰富程度有所理解，很快就会明白心理出现波动的情况实在是很常见，身边的抑郁症人群和从小经历或是听说的个人情绪困境与家庭争执、社会事件等几乎不胜枚举。而心理问题也由于其隐蔽性显得神秘。打个比方，不妨想象一片深海，潮水反复上涨，有人被浪翻卷进去，有人游了一圈上岸，有人在海边湿了头发引起风寒，没人知道漂流的人在如何颠簸，陆地上的人又将以什么样的方式落入海中。心理问题究竟是怎么回事？存在绝对安全边界吗？出了点儿毛病该如何应对？

前些日子，在这篇稿件刚好快要完成的时候，我在好友圈看到朋友写她的心理咨询经历与每天画一头大象的缘由，立即被触动，在此也悉数分享给大家。以下为故事主人公黄莹的自述：

我的第一任心理咨询师是个冷静的女生。我说，觉得内心像头瘫倒的大象，悲伤疲惫又拖拉不动。她说："我想了解这头大象在想什么。"有很多年，小时候对写写画画的爱变成了痛苦。我试了很多办法来拯救自己，那时正在打起精神每天画一点无所思无所求的画。有天想起咨询师这句话，开始画那头瘫倒的大象。每天都画它，常常忘记最初的命题，只是一直想画，就一直画。

第二任咨询师是个"金句小王子"，谈话间获得的洞察多到我顾不上想起来要跟他讨论画和梦境，过了好几个月才给他看大象。他惊讶地说，听你讲过那么多，但这些画要生动很多，也许以后可以通过它们来聊聊，但别有压力，还是放松画。

我：不会，我不想再毁掉它。

心理学很年轻，但自我认识可太古老了。画了170多天，我觉得我画的常常是一头小象，有时候又觉得它很沧桑。画出它的痛苦会让我轻松，看到它做意料之外的事我会开心，但大部分时候，我只是单纯好奇今天画布上会长出什么来……

这里最后一幅画是2021年10月10日的大象小象，那天是精神卫生日，也是我妈妈的生日。我拥有很好的原生家庭，这曾经让我觉得自己没有长成一个心灵健壮的人真是太辜负环境。现在我觉得，就像生命本身，这种运气有它自己的道路，象与骑象人都在这被赋予的时空里，祸福相依。照顾脚下，好奇地走下去就好了。

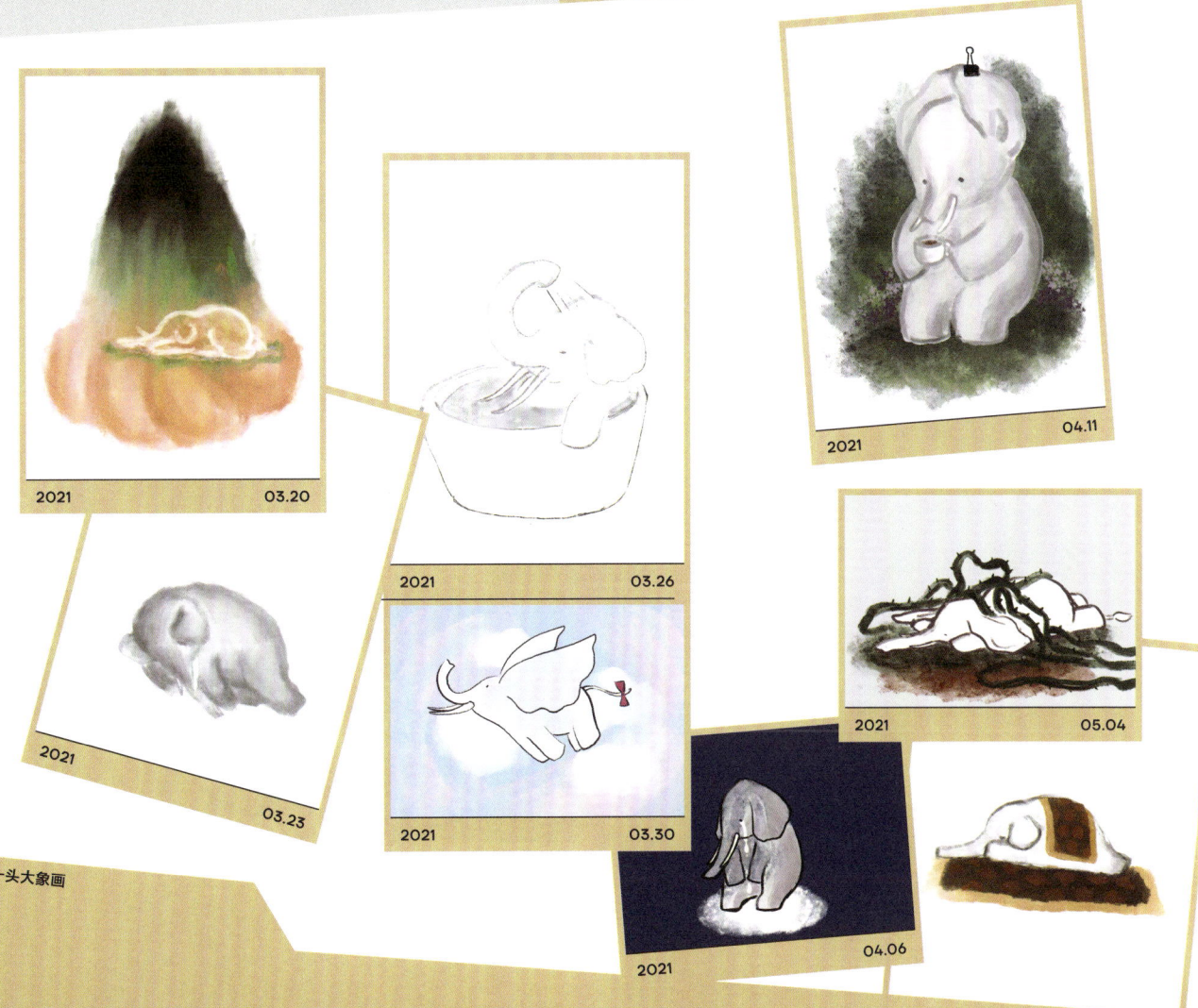

黄莹的每日一头大象画

出发吧！了不起的身体旅行
看不见的心灵捕手

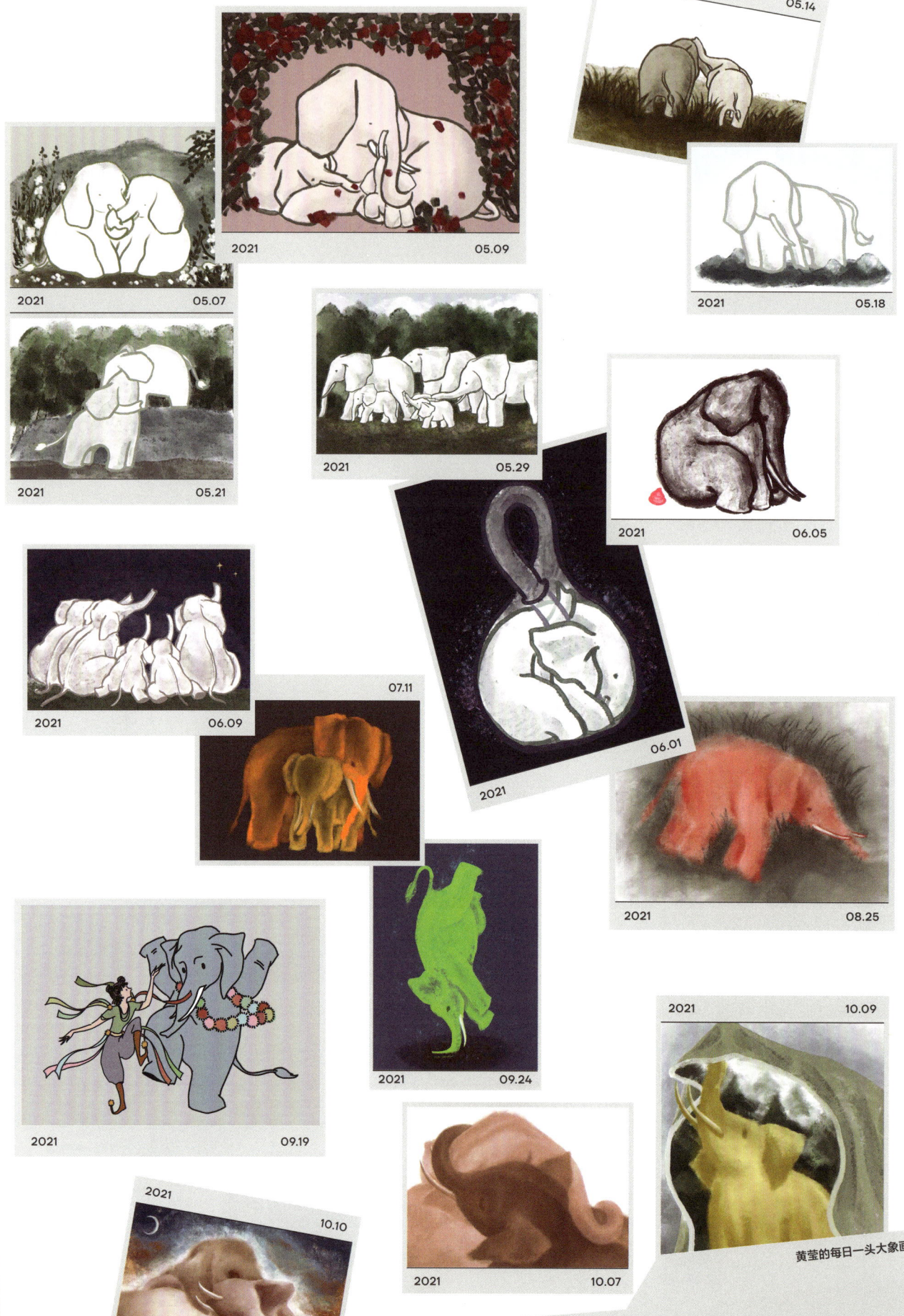

黄莹的每日一头大象画

#FIGHTING DISCRIMINATION & PREJUDICE
向歧视与偏见开一枪

> "我来找心理医生，
> 是因为我意志力弱，
> 我解决不了
> 生活上的问题，
> 我是失败的"

(心理治疗师 **金金** 上海市疾病预防控制精神卫生分中心 精神科主治医师)

每个人承受压力的能力和反应机制是不一样的，有的人抗打压能力确实强，但有的人心思细腻，更敏感，会在意更多，不能以本身生理、经验和客观条件上的差异来要求他人或自己时时刻刻都表现得强大。

身体和心理出问题的差别，只是在于身体上出毛病更容易被看见，心理上出问题更隐蔽一些，身体上受伤了一般也没有必要强忍着不去看医生对吧？比如手破了，也不是非得要忍住不去包扎，让它自我疗愈，才能表示你这个人很坚强吧？像古代没有很好的医疗措施，不会很快康复，只能硬熬过去。可现代明明有更好的医疗手段，为什么不去尝试，而非要选择一种最原始的方法呢？心理问题也是如此，有好的办法可以去缓解或者解决当下我们面临的问题，那么我们就相信科学，去求助，这不仅不可耻，反倒是值得被鼓励的、很勇敢的行为。

其实这句话，我们在带小孩来看心理医生的家长身上听得特别多，他们通常会觉得为什么我们当年经历了那么多都没有生病，现在的小孩怎么这么"玻璃心"。这也跟那一辈的家长没有接触过心理学相关的文化环境和背景有关。很多人确实硬扛过来了，但没扛过来的那些人呢？也有的人扛着扛着把它变成了另外一个问题，比如变成了严重的躯体疾病，或是性格的一些问题，它没有消失，只是变形了而已。

> "这个世界上不存在
> 感同身受这回事，
> 我的痛苦
> 是无法被人理解的，
> 因此看医生 = 无效"

有这种念头的人，往往已经深陷不良情绪好长一段时间了，可能曾经也对他人倾诉过，但没有得到好的回应或理解，所以有这样的感受。我们对于痛苦确实不一定能感同身受，有的时候医生会说："你的痛苦我可能没有经历过，我不能完全理解，但我知道你现在一定很痛苦，你的感受是真实的。"这样的话，对对方会有疗愈作用，表达我们能看到你的痛苦，并且告诉你如果需要帮助，我们可以提供。共情和提供支持的价值也是很重要的。

> "医生天天跟
> 心理有问题的人打交道，
> 时间长了，
> 搞不好自己也有问题，
> 因此不要去看医生"

有时候一天工作下来，三四十人都向你倾诉生活的糟心事，你会感到累。但我们有自己的职业体系，有督导老师和同辈的群体，大家会互相讨论，在沟通中把工作积累的负面情绪处理掉。另外也会通过切换工作模式与下班模式的方式，来划分界限，尽力保障医生个人的身心健康。

圈子里也有同事做着做着做不下去了，可毕竟是少数，就像肿瘤医生也没有办法完全规避患肿瘤的风险对吧？

#SEE THE PSYCHOLOGIST FACE-TO-FACE
来了!
与心理医生面对面

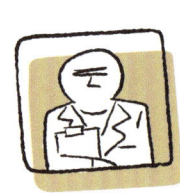

关于
典型心理咨询问题
的解答

(Q) 如何看待"正常"？对于"我想要变得正常"这样的提问，怎么给回应？回归正轨是必需的吗？

(A) 我的理解是，对于一个普通人来说，"正常"的意义更多的是"自洽"，不伤害自己也不伤害他人，也不用按照模式化的社会标准去看待"正常"。如果非要执拗地将自己套入某种标准，比如到一定年龄被动匆忙结婚了，但很不开心，往往反倒容易出现心理问题。正常是相对的，我们经常讲要"求同存异"，这里的"存异"就是说异常也是可以被接纳的。

我们确实时不时会遇到来访者提出"我想要变得正常"这样的询问，可能到后面也好得差不多了，我问他们那你现在给自己打多少分，对方回复说："我好的状态是100分，现在给自己打70分。""挺好的，你已经很不错了，因为你最差的时候连60分都不到，只有20分、30分。"但对方接着说："我不想要70分，我就想要100分，我想要回到正常的状态。"

这个时候我就会跟他讲，如果你的100分是正常的状态，那为什么会生病呢？很可能你认为的正常，其实是一种对自我过分的苛责、自我要求过高的一种不正常状态，因此所谓的回归正轨可能会让你更拧巴、绷得更紧，不见得是一个最好的选择。

人生本身就是一个流动的状态，我们永远无法踏入同一条河流。如果你抑郁或者焦虑了，它是可以只占你生命长河中很小的一部分的，它可以成为一种体验，渡过了它之后，你就已经和以前不一样了。我们也会更多鼓励一种成长型的心态，通过这次历练（可能过程会很难），我可以收获更多的人生经验，人生变得更丰满，与其试图"重新来过"，不如用发展的眼光看待自己的每一次蜕变。

(Q) 内耗太可怕了，怎么让它停止？

(A) 更可怕的是持续内耗但没发现，对吧？因此需要识别内耗的存在，通过他者和自我观察，看看最近是不是很不开心，气色很差，这个时候就要停下来想想是不是一直在无谓消耗。接下来，我们要向那些导致内耗的事情按一个暂停键，给自己放个假。之后再重新梳理这些事，写笔记或是做日程规划，做一通利弊分析。第三步可以去找能帮你分担的对象，比如和咨询师谈，或者与友人聊聊天，搜集一些建议。后面最主要的就是给自己赋能，想想能做哪些让自己感到很有价值或愉悦的事情。

(Q) 我明明生活条件还不错，工作也还算顺利，为什么却体会不到快乐？

(A) 一方面是看这个"好"的标准是不是外界定义的，是不是用赚的够不够多、生活稳不稳定来衡量的，那样有可能会因为这并非你自己选择的结果而感到不快乐。心理学家亚伯拉罕·马斯洛（Abraham Maslow）在他的理论中将人性的需求划分为5个层次，其中生理和安全需求是最基本的，但人还有被爱的需要、被尊重的需要和自我实现的需要，如果这些没有得到满足，我们也不会感到快乐。

(Q) 双相情感障碍是怎么回事？暴力倾向会容易愈演愈烈吗？

(A) 它包含躁狂和抑郁两个症状，交替发生或同时存在。一部分情感会非常高亢，即心境高涨、精力旺盛、兴趣行为增多，另一部分跟躁狂明显相反，出现情绪低落、精力下降、兴趣减退。如若不及时干预，暴力倾向肯定会更严重，有伤人伤己的风险，它是严重精神障碍的一种，一定要及时治疗，尤其是发作期，必要的话可以求助社区力量，在严重发病状态下单靠劝说是没有用的。

(Q) 什么是情感勒索？为什么有的人总是很容易重复陷入糟糕的恋爱关系？

(A) 情感勒索可以理解为通过利用对方的恐惧感、责任感和罪恶感，来控制其情绪及行为以达到自己的目的。比如父母说"如果你不回家陪我，会让我很伤心，伤害了我"，结婚对象说"如果你想离婚，你就别想再见到孩子"，这都是情感勒索的体现。心理治疗师苏珊·福沃德（Susan Forward）在《情感勒索》（Emotional Blackmail）一书中对此有详细阐述。亲密关系比较"玄"，当一个人容易重复陷入糟糕的恋情，可能和他/她的童年经历——和父母的关系、成长经历、家庭环境密切相关，导致低自尊/缺乏安全感/渴望弥补童年的缺爱等。

关于心理治疗与社会心理服务体系

(Q) 怎么科学评估精神心理状况？有哪些量表是普遍使用的？可以自测吗？

(A) 会借助心理学量表来帮助判断，但要强调再强调的是，量表只能起到辅助作用，仅仅是参考工具，最终还是要靠临床评估。一方面是测试对象很难做到客观描述，另一方面门诊上也会遇到类似为了请病假/逃避上学而故意把量表分弄高，或是为了让自己看上去没事故意隐瞒的情况。

量表分为他评表和自评表，其中他评表一定要由专业医生来进行结果评估，自评表可用于自我情况的初步判断。常用他评表包括汉密尔顿抑郁量表（HAMD）、爱丁堡抑郁量表（EPDS）、汉密尔顿焦虑量表（HAMA）、蒙哥马利抑郁量表（MADRS）等。

(Q) 医院会承担一些心理问题前期预防的工作吗？现在的社会心理服务体系建设情况是什么样的？

(A) 会的，预防和心理健康促进也是我们从业者的一个美好愿景。目前来说，我自己所在的科室（精神卫生疾病预防控制中心）就会承担很多心理问题预防的工作，也有很多医院/机构/医生会做线上科普活动、举办讲座等。

虽然目前医院的环境会给人造成一定压力，排队挂号、排队就诊会给人一种已经进入"看病状态"的氛围，对于这样的现状，建设更人性化的就诊环境也是我们的努力方向之一，希望环境能更舒服，我们的心理干预能更提前，从治疗变成预防，然后呢，也专门开设一些预防的门诊，鼓励大家多去咨询。

有幸参与过社会心理服务体系建设的相关调查。每个地区都在用自己的方式推进，有很多地方特色，上海做得比较细，4个试点区域，会有针对性地创新很多工作，比如针对职场/老年/青少年人群的心理健康服务。目前可能不少人还感觉不到成果，但政策这个东西本身就是以润物细无声的方式改变着我们的生活，说不定什么时候你也会在你所在的职场或公司里看到我们。

(Q) 作为心理/精神科医生，解决问题的思路是什么样的？有哪些原则？医生提供的帮助是有限的吗？

(A) 和其他科室的医生有很多相同的地方，比如面对一位来访者，也是收集信息→做出诊断→选择治疗方法→判断预后（预计需要多长时间）这些大的方面。

主要原则包括：第一是客观原则，心理/精神科不像骨科，拍个片子便可以诊断，磁共振成像（MRI）、电子计算机断层扫描（CT）这些工具对我们的帮助是有限的，我们更需要借助眼睛和耳朵来观察、判断，有主观性，所以就要求我们在主观判断的基础上一定要保持理性客观，尽可能不带有任何偏见；二是保密原则，哪怕会涉及不道德甚至往往有违法的情况；三是尊重，包含平等地对待和理解对方。

医生的作用是有限的，很多问题不是我们了解了便真的能解决的，我们只能去提供一些情感心灵上的支持和不同视角的解决方案、指导建议。

[美]理查德·格里格《心理学与生活》（第19版），人民邮电出版社，2016

上海市精神卫生中心 www.smhc.org.cn
傅安球《实用心理异常诊断矫治手册》（第五版），上海教育出版社，2019

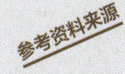

P82-165

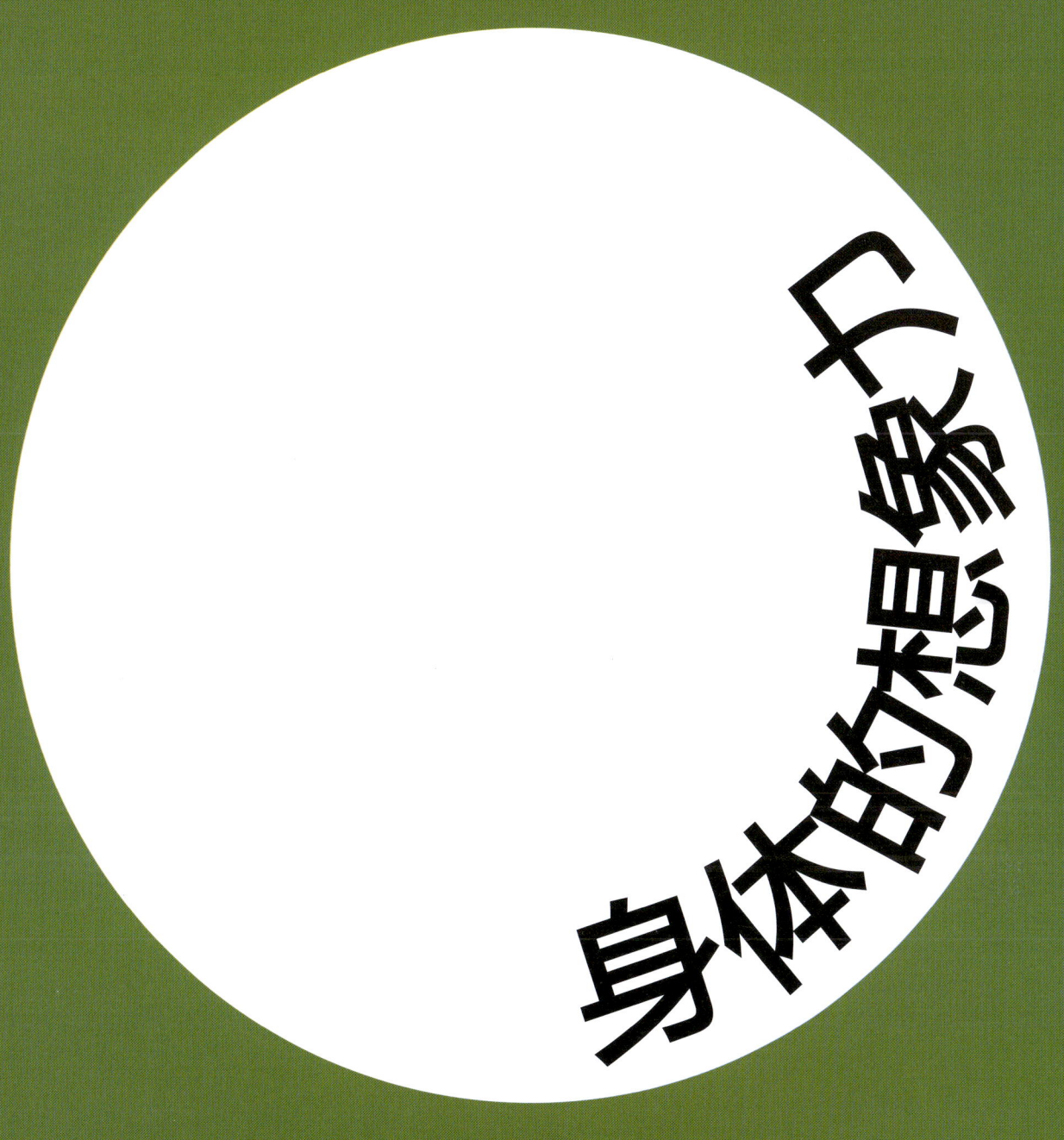

身体的想象力

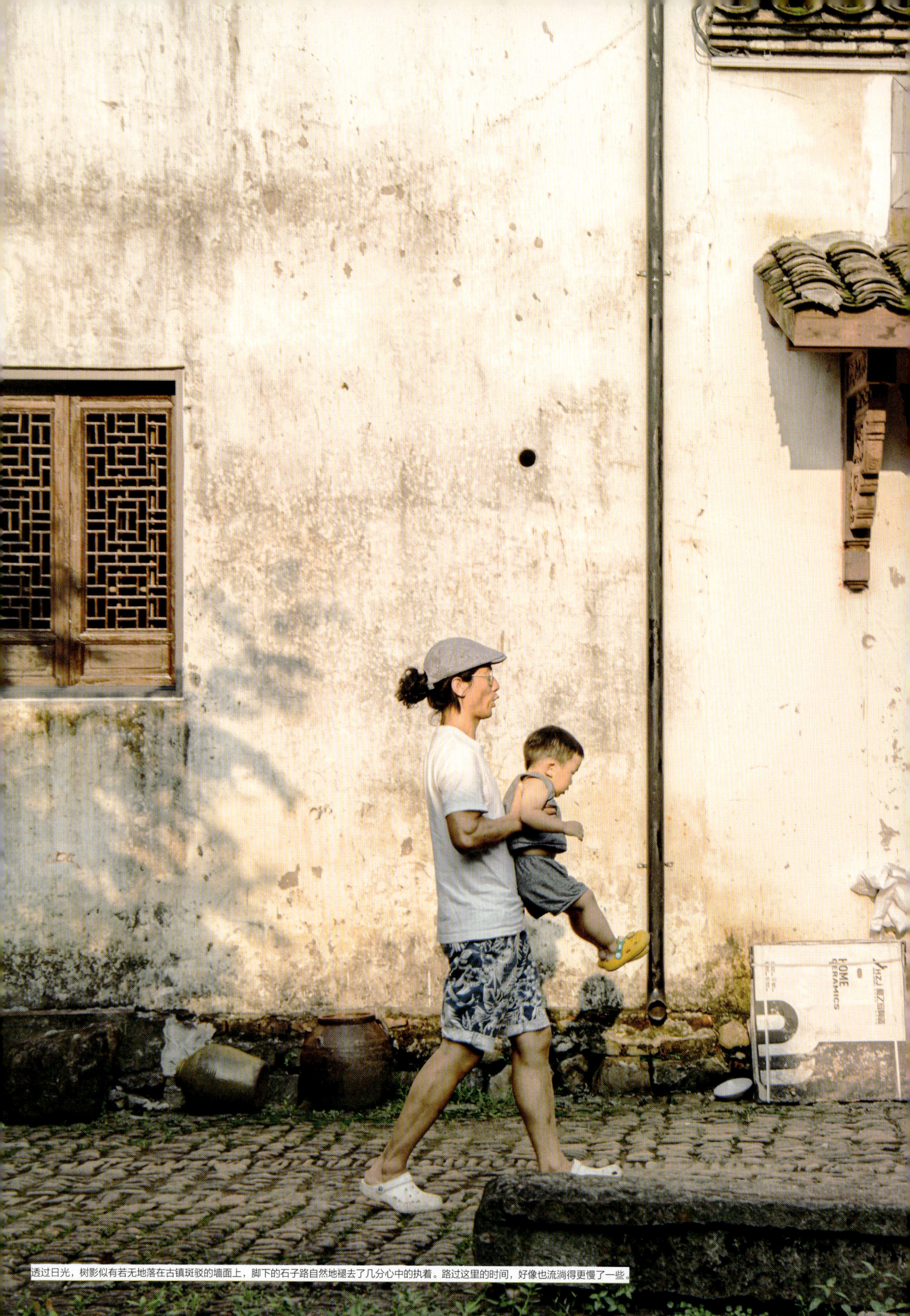

透过日光,树影似有若无地落在古镇斑驳的墙面上,脚下的石子路自然地褪去了几分心中的执着。路过这里的时间,好像也流淌得更慢了一些。

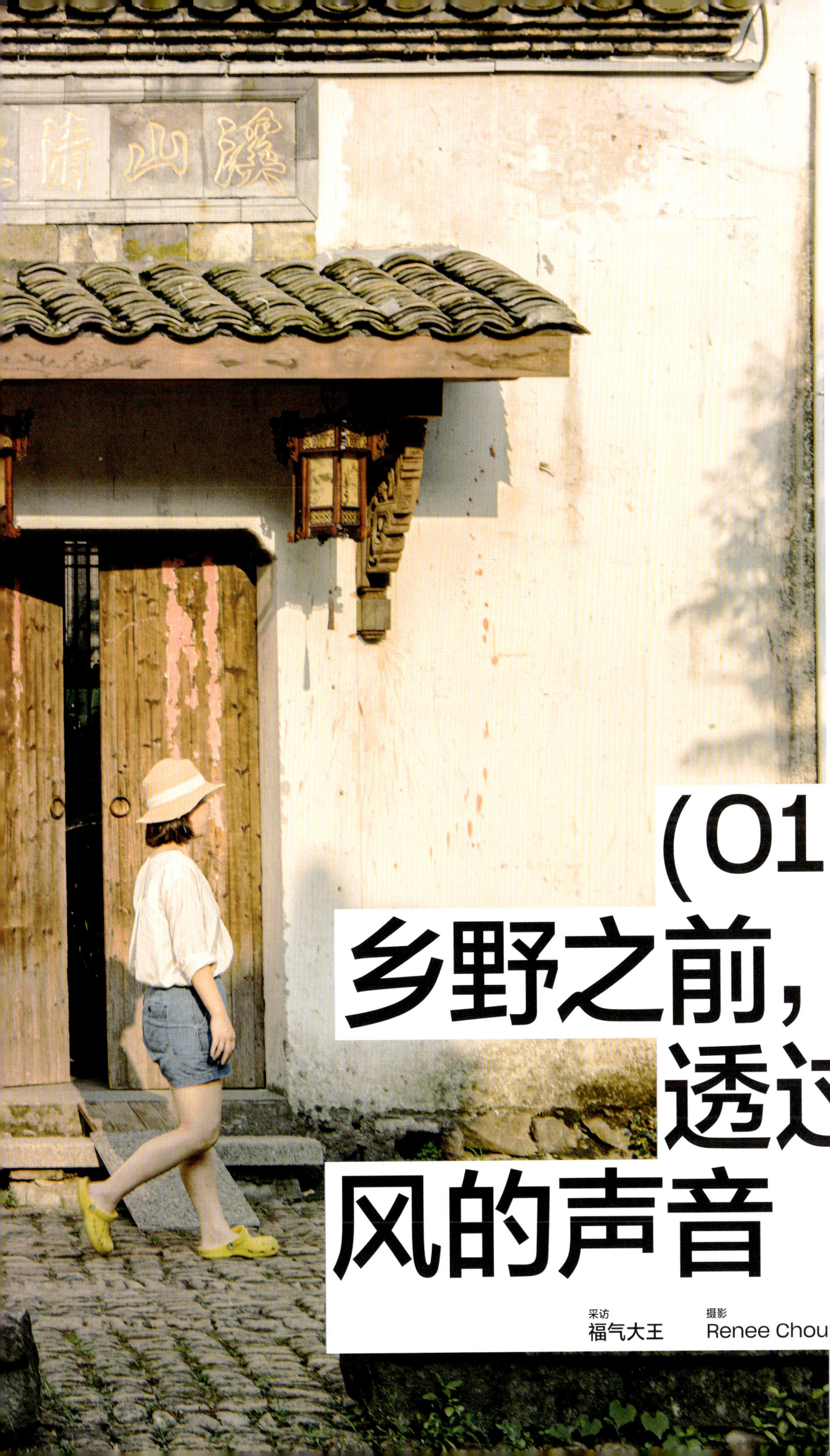

万分之一次身体探索
身体的想象力

(01)
乡野之前，透过风的声音

采访
福气大王

摄影
Renee Chou

撰文 & 编辑
范竞予

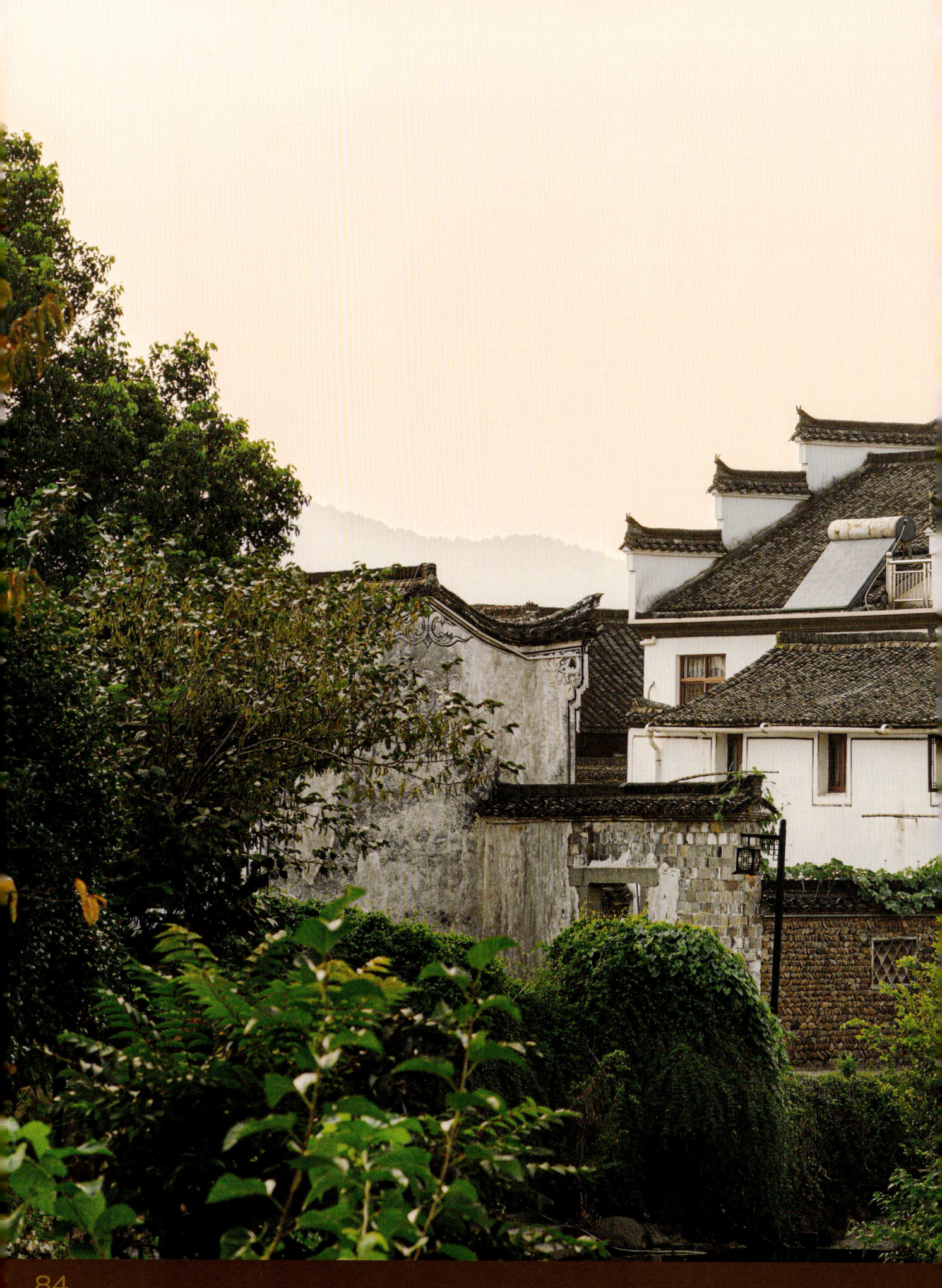

距离杭州 40 多公里，那些印象中只留存于诗画中的小桥流水、白墙灰瓦，在富阳的龙门古镇得以再现。这里有着与现代都市迥然不同的自然风光，令同行的所有人为之惊诧。经历了裸辞、流浪、隐居、闪婚、创业，顾童夫妇已在这里住了 4 个年头，现在他们有一间独立的面包工作室，有一个两岁的可爱小朋友。当城里忙碌的行人仍奔走于晚高峰时，顾童一家或在田间与蝴蝶、蜻蜓共赏夕阳，或伴着幽幽蝉鸣在溪水中辨识新生的鱼苗。回到乡村的生活，让那些浮躁与焦虑的情绪不再像是压在身上的沉重大山，而是随着一望无尽的稻田和星光绵延去了远方。

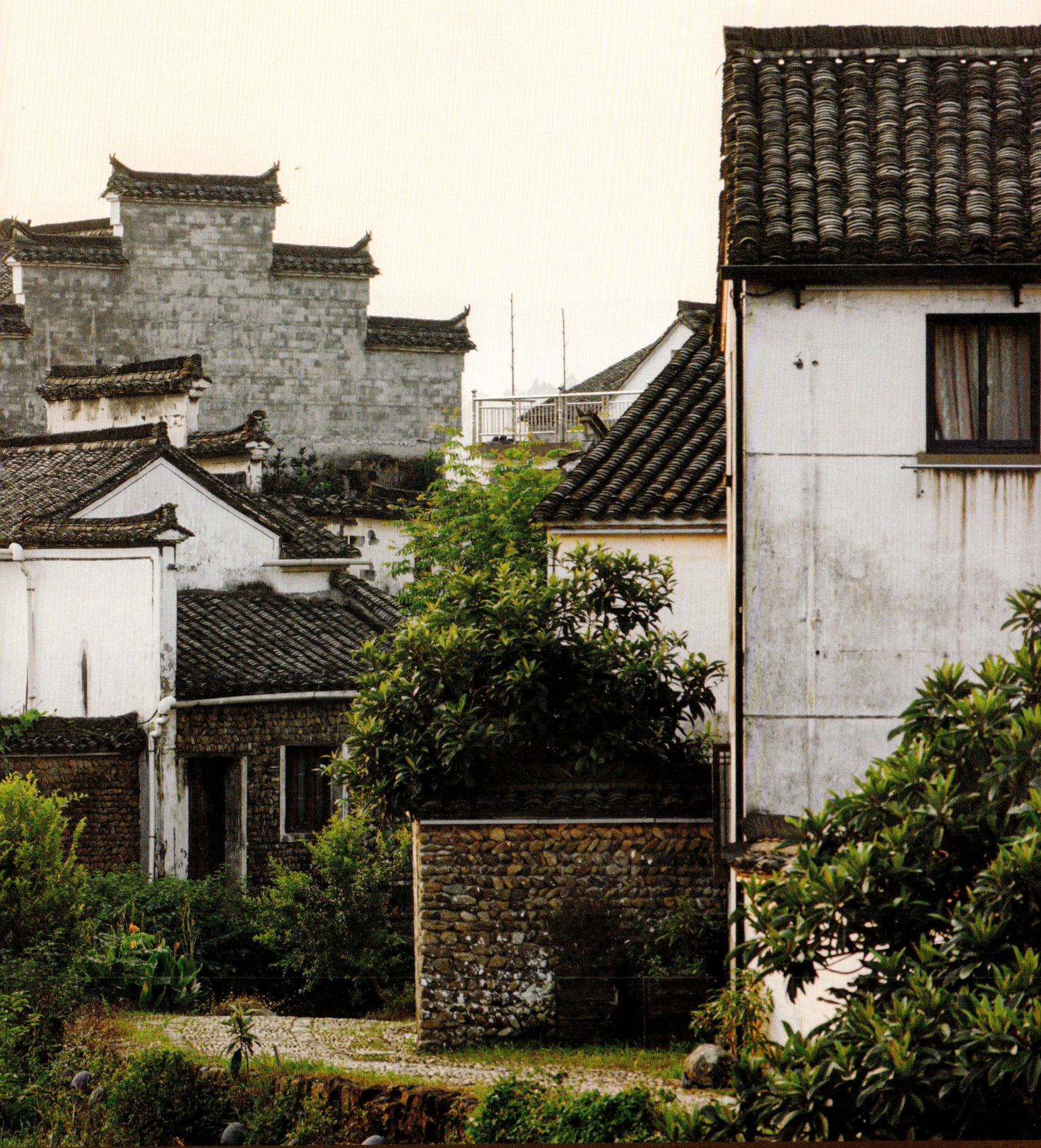

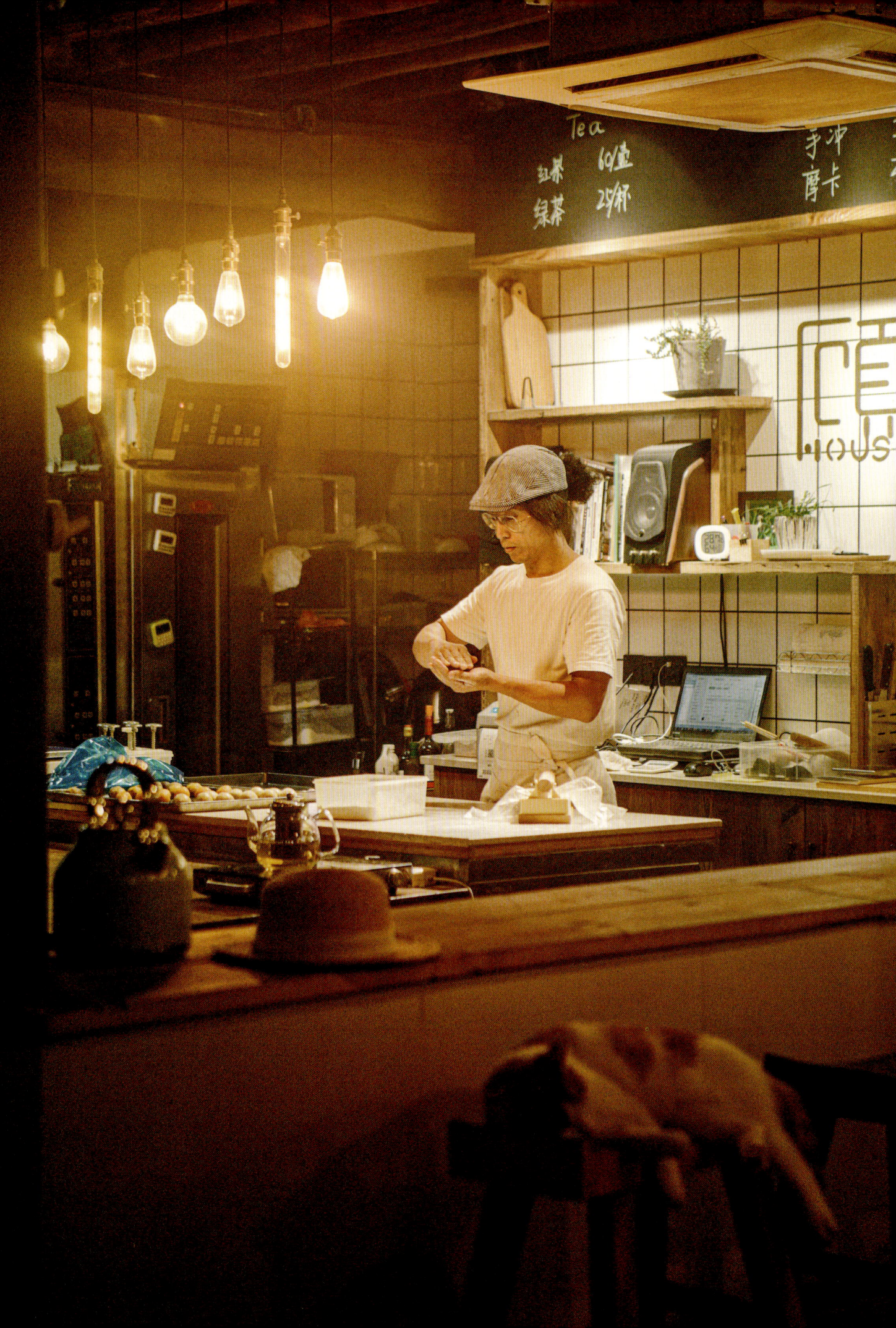

左图　傍晚是独属于顾先生的烘焙时刻，而木椅上的大橘猫早已伴随着面包的香气进入梦乡。

顾童夫妇住在巷子深处的居民区，门口挂着童小姐自己设计的木质门牌"顾童 house"——二人的姓氏，不仅为这间居所冠名，也令乡村面包店的 logo 别具特色。家的气息就这样注入，生的活力就这样与自然碰面——天井处的大缸用来蓄水，荷叶盛着水珠微微低垂，藤蔓不慌不忙地攀上墙壁，敦实的大橘猫赖在木椅上伸着懒腰，草地间还有只胖乎乎的灰兔在享用美食。细看这间屋子，门头是老的，房梁是老的，石瓦也是老的，而中央空调、烘焙烤箱、拍摄机器这些科技产品又带着现代的印记——乡村的原始与纯粹，城市的便捷与舒适，在这栋老建筑中呈现出一派和谐的景象。食材的奶香气、雨后的青草气、湿漉漉的土壤气，他们的衣着与周遭的木石结构相得益彰，在这里，不必盛装，一块方巾、一身棉麻足以衬得人干净利落。

到龙门定居以前，童小姐生活在杭州，是一名服装设计师。当大家还沉浸在大学自由的空气中时，她已早早开始创业，生意最好的时候同时经营三家店铺，大三就买了自己的房子。若是照这样发展下去，便是一套耳熟能详的"年纪轻轻实现财务自由，拥有事业的女人过得多爽"的脚本。但对童小姐而言，越来越大的工作压力和一眼就能望到头的生活让她产生了怀疑："这究竟是不是我真正想要的？"在不断对自己的发问下，带着对那种存在于小说和想象里美好生活的怀疑，她辞掉工作，踏上了一段长达一年的背包客之旅。

在钢筋水泥的环境里生活太久，我们会很容易忘记倾听自己内心的声音，而那些微弱的呼声却始终敲击着，促使你最终想要逃离。旅行的过程中，童小姐见到了很多不一样的生活方式。"那些村民由内而外的满足和笑容深深地感染了我，"她说，"在乡下生活照样可以获得快乐和幸福。"旅行结束后，她坚定地选择回到乡村，开始了自己全新的生活。

"在山上生活的第一年，我几乎什么都没有做。每天就是看山上的草啊、树啊、竹子啊，哪怕只是听风的声音。但我觉得我被治愈了很多。"说话的时候，你很容易捕捉到她身上的那种平和，像极了刚入秋时的微风。与其说自然在她身上留下了斑点烙印，不如说她主动与自然相融。谈话期间，顾先生专注与崇拜的眼神不曾片刻离开童小姐，"她是个很有勇气的姑娘，也很相信自己的感觉，对自己要做的事有足够的自信"。说到勇气，顾先生又何尝不是？在与童小姐认识的第 27 天，仅仅见了两三面，他就决定闪婚，毫不犹豫地辞掉会计事务所里的审计工作，两人一起过上了养花种菜的"佛系"生活。

世间最为普通的事物，平中显奇，淡中有味。虽然选择了与大多数人背道而驰的方向，二人却越过越舒心，越过越安然。起初，他们住在山腰上，因为购物不是太方便，就很自然地吃纯素，地里面长什么就吃什么。"像南瓜可能会吃三四个月，每一顿都是南瓜，从南瓜叶、南瓜藤、南瓜花到嫩南瓜、老南瓜，一直吃。"童小姐不厌其烦地创新本土菜肴，顾先生全神贯注地研究烘焙面包。环境的力量是不可思议的。仅在山上住了半年，顾先生结婚时满脸的痘痘就都不见了踪迹，虽然现在晒得黑了一点。同样惊人的变化还发生在其他感官上，因为吃的是自家种的菜，用的是小酱坊手作、有机的调味品，所以只要去外面吃饭，顾先生就会拉肚子，对那些有农药化肥的食物也格外敏感。"天然的饮食不会营养不良，相反整个人的身体会觉得没有什么负担，精神状态也要好很多。"

随着面包生意越做越好，集市活动也越来越多，两人于是决定把家从山上搬到村里。工作室预示着一个新的阶段，而几乎是同一时间，"小顾童"也悄然降临。对于孩子，他们主要采用"放养"的方式，以身作则来培养他积极的性格。"回到乡村不是退休，不是养老，而是主动选择一种自己喜欢的生活方式。"比起山上的小屋，村里这间大了许多，不算天井，足有 200 多平方米。二人是这样分工的——前厅是顾先生做面包的开放式厨房，里间则被童小姐布置成了用来摄影和剪辑的工作室；顾先生负责烘焙与制作，童小姐则自学了摄影和自媒体运营；男主人做面包，女主人卖面包。好的产品配合巧妙的营销，用"爱情面包双丰收"来形容他们再合适不过。村里的生活方便了许多，但他们还是坚持选择自然农法种植的食物，"当然这个价位会比较高，所以我们主要看经济条件。退而求其次，就吃有机的"。平日里邻里间也会互相送一些自家的菜和美食，所以他们也留有一亩地，种一些应季的蔬菜。二人世界变成三口之家后，生活的动力又多了一分，忙时可以在工作室里待上一天，闲来就带着小顾童去找邻里串门，日子丰盈而充实。

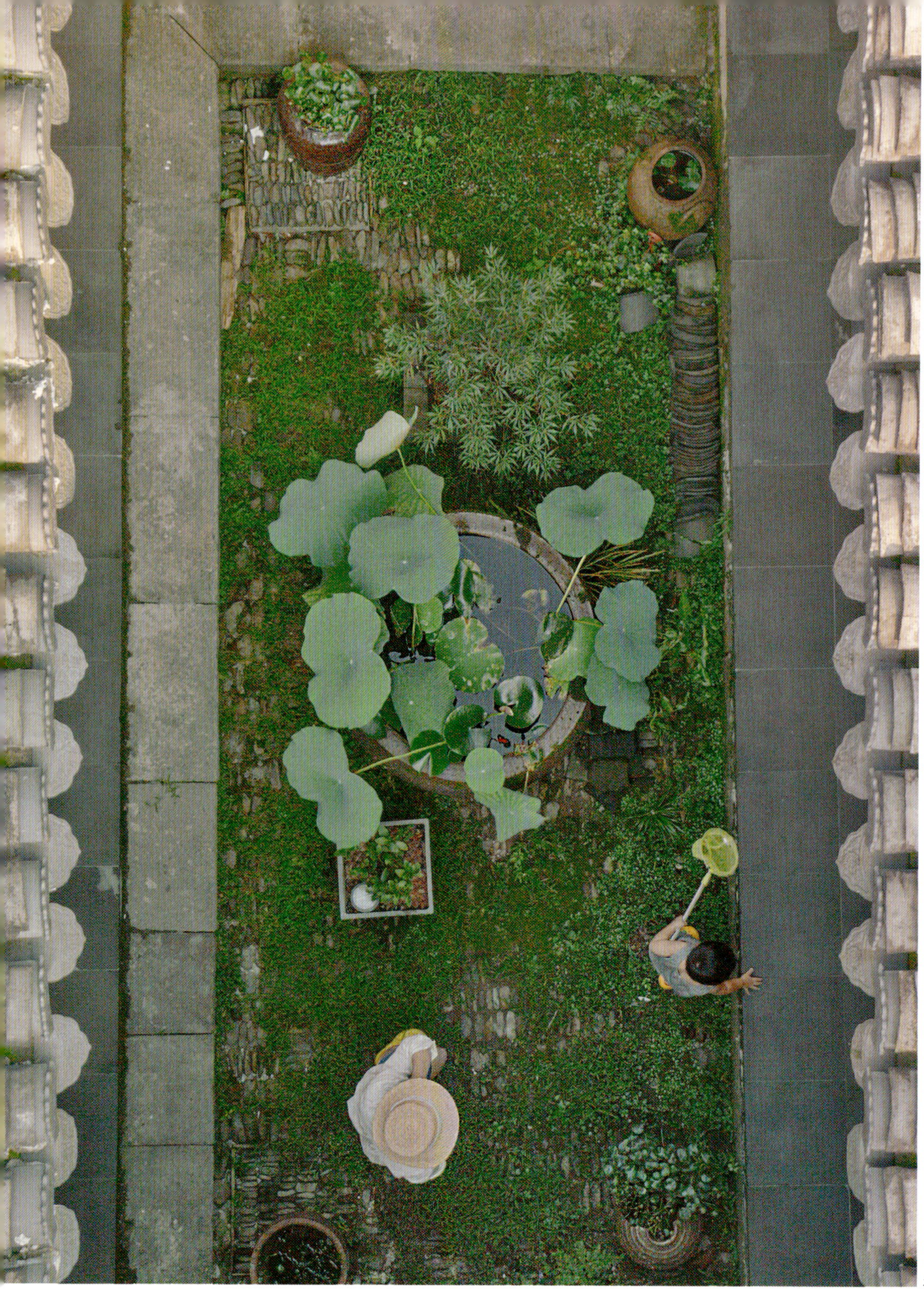

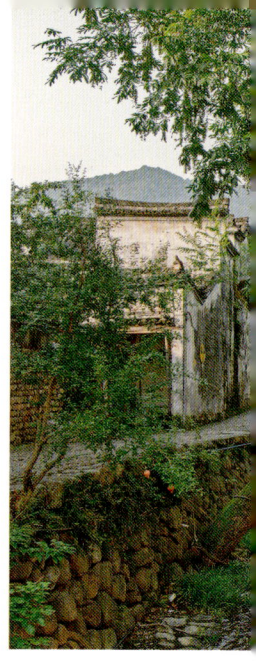

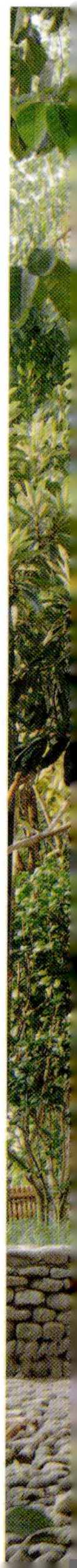

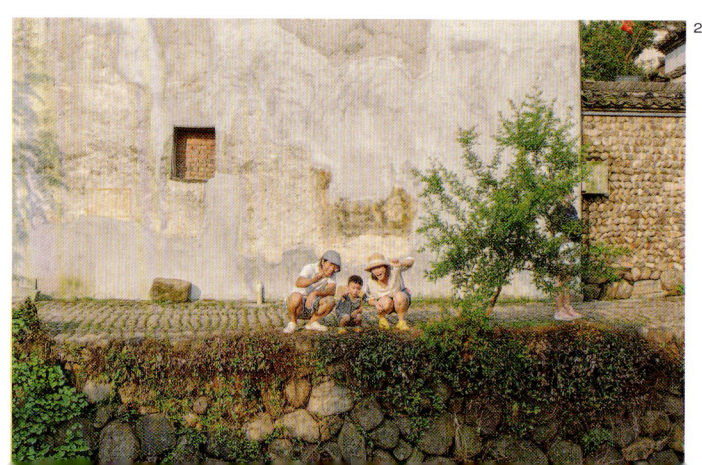

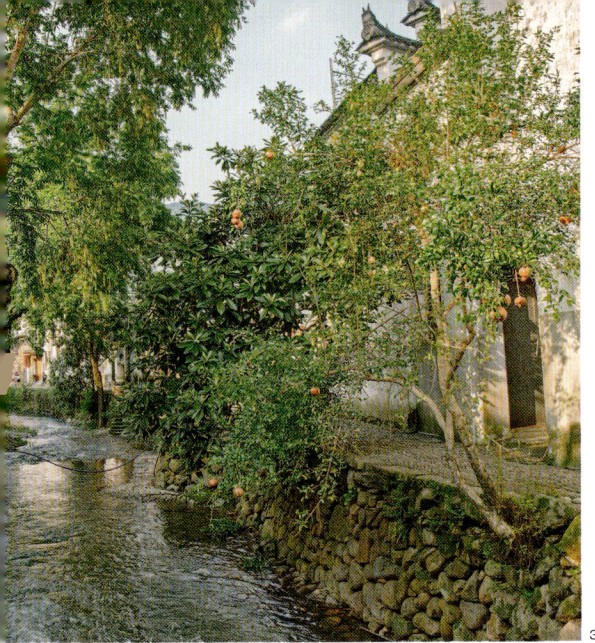

因为面包，顾童夫妇坦言和城市的连接又多起来了。"但我们现在只获取城市中我们想要的那一部分，以及我们在乡村最喜欢的那一部分，所以状态很不错，因为我们既没有和城市脱轨，也能享受到乡村这种自然的空气。"远离了城市的喧嚣与繁华，柴米油盐酱醋茶反而让他们更靠近自己的内心，简单而质朴的古镇乡村生活也让他们拥有了更多的时间去专注爱好和陪伴家人。当然还要感谢互联网和物流的快速发展，他们得以便捷地把手作好物分享给需要它、喜欢它的人们，同时把另一种生活选择的可能性传递出去，影响着更多对此抱有好奇的年轻人。

"土地带给我的那种归属感，让我很安心。在城市里的时候常常会很彷徨，不知道自己属于哪里。我觉得很大一部分人会有这样的困惑，因为爷爷奶奶经历过移民，父母经历过迁徙，你可能在一个地方生活了很多年，也觉得这个地方很熟悉，却没有归属感，你会觉得哪里都不属于你。如果你问我故乡是哪里，我是很难回答的。但是我觉得乡村会让我有这种感觉，就是脚踏实地的感觉。我在这里生活的这几年，不会觉得自己是一个外地人，我觉得自己就属于这里。这里的一切都和我相处得很好。"

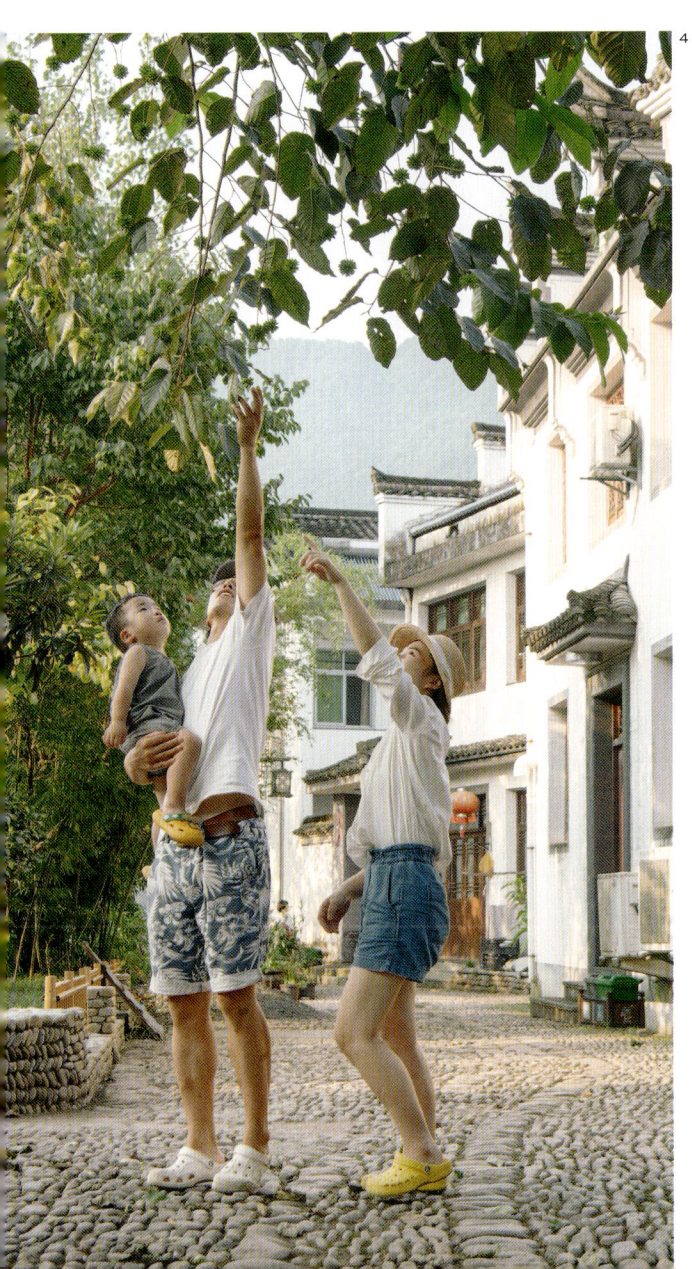

生活的方式有很多，在城市毕业、工作、结婚、生子是一种，在乡间种花、养猫、看月亮也是一种。万物生，万物慢。星期是来自城市的特权，季节则是属于乡村的表达。当科技和城市越发达，他们越是发现山间一株无名小花的珍贵，因为乡村给予他们的不仅是自然的环境，还有内在的安宁。回归自己内心的声音，或许就会在不经意间，和喜欢的人、喜欢的事相遇，和理想的生活撞个满怀。

1 古镇的许多老房子都有天井，不仅在晴天能享受到充足的日光浴，透气性极佳，还有许多自然界的伙伴常来"做客"，是小顾童的天然乐园。
2 一家三口一起向我们的镜头说：嗨！
3 溪流潺潺，绿树成荫，眼前的古镇宛如一座颇具灵气的室外氧吧。
4 看似平凡的生活其实处处充满惊喜，即使是一片新长出来的小小树叶，也会让顾童一家欢欣好半天。

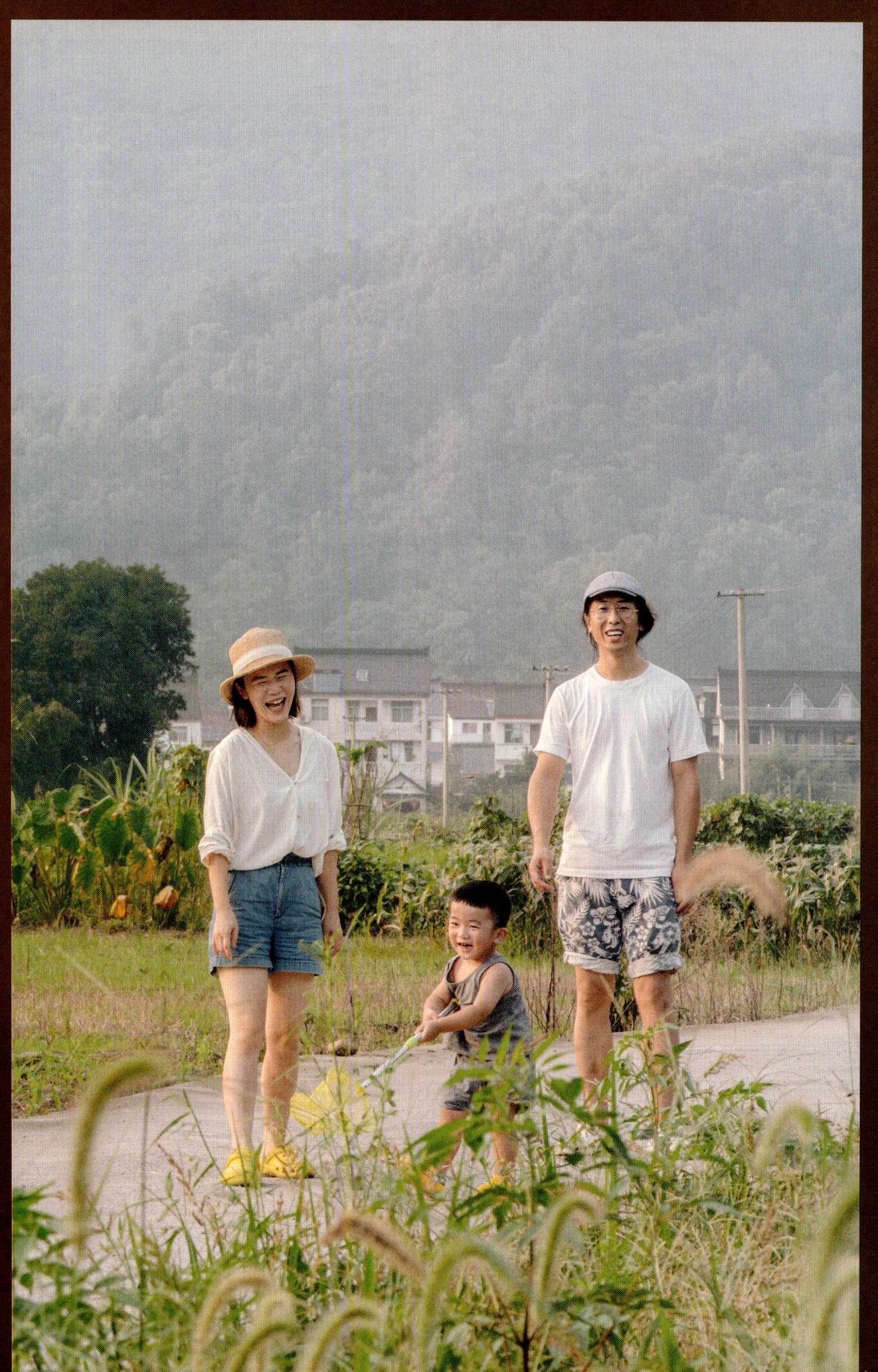

#ABOUT 对话
顾童夫妇

关于土地、种植和生活现状

(Q) 怎么开始种地的呀？第一次种地是什么感觉？

(A) 当我旅行回来以后，我不知道自己要做什么，但我非常坚定地知道我要选择乡村。那我就想着，要在这里生存下去就得开始种地呀。我没有地，所以先租了一亩，然后去请教村里的老人，这个季节应该买什么样的种子，怎么样去种。因为发自内心地喜欢这个事情，自己就会去买书，去研究它。我为了学习种地，特意去很多农场学习，才知道原来种地还有这么多学派和方式。比如说"秀明自然农法"，它就是讲究不用农药化肥，更尊重植物本身的生长周期。也不用除草剂，相信土壤自身的力量。

第一次种地的时候，当我看到那么小的一颗种子，你把它播在土壤里，看着它慢慢发芽、长大、结果，你会觉得，哇，生命真的很神奇。虽然我的菜没有长那么大，果子没有那么饱满，但是那种成就感完全不亚于我在城市里面工作和学习。"吃"这件事情在城里的时候得到得这么容易，但其实背后是有很深很深的部分，是我原来从来不了解的。所以种地带给我很大的满足与自信，以及踏在泥土里面那种接地气的、踏实的感觉。

(Q) 与土地打交道时最直观的感受是什么样的？种植中还有哪些有趣的发现？

(A) 顾：我觉得跟土地接触的话，整个人会更容易放松。工作一天很累，去地里拔草也是体力活，会很累，但拔完草，那些不愉快的情绪什么的就很容易排解掉。因为很专注地在做那一件事情，虽然说是一个非常简单的事情，但土地啊，青草啊，那种自然的味道就会让人很舒服。

童：在种地中我发现，大自然里的生物真的非常聪明，它们会来分享很多你的成果。我以前种过包心菜，因为它是偏甜的植物，你就会发现所有好吃的都是虫子最爱的，就是你挖回来后，被虫子啃得最厉害的那棵菜，一定是最甜的。

(Q) 有哪些事是来了乡村后才知道的吗？

(A) 我们住在山上的时候用水很困难，因为没有自来水，要靠山泉水。然后才发现，山泉水会有枯竭的时候，我们之前用的一个小泉眼，每到秋天的时候，它会干涸，然后我们就不得不到山下打水用。因为有这样的生活经历，自己就会很深刻地感受到，原来哪怕在江南这样的地方，水也不是源源不断的。所以洗米的水还会用来浇地，或者是重复利用。就是说会发现，其实我们的生活环境还是面临一个蛮严峻的挑战。

包括我们对现在的气候也变得敏感，每一年极端天气出现的频率和持续时间都比往年要明显了。在城里面你知道台风来了，但你很难感受到这给自然带来了什么影响，但回到乡下，我们就知道今年的降雨量明显比去年大，雨季也明显比去年长。因为菜会旱死涝死，这些东西在我们的日常生活中变得深刻。你会发现，自然长成的食物在未来可能真的会变成稀缺资源，那些能自然在土壤里长出来的食物，也许会变得不那么容易获取。虽然现在农业科技可能已经能够实现无土栽培，但我觉得土壤里长出来的应该会更好吧，毕竟那是它本身自然应该待的地方。

(Q) 在龙门的生活节奏是怎样的？忙不忙，主要的收入来源呢？

(A) 之前在山上的时候就是纯粹的生活，因为没有太多信息来主动干扰你。当时我们的状态就是每天一日三餐，顾先生专心做面包，做完面包，傍晚我们就会去种地、浇菜，然后在一起做晚饭。搬到村子以后，因为面包生意越来越好，来拜访的客人也比较多，慢慢就忙起来了，所以现在节奏还是挺快的。但我们每年大概会留3个月的假期，安排旅行和陪小朋友，也安排各自的成长。

收入来源靠面包。每周做一次，就够了。

1 日日是好日，大笑是生活的解药。
2 乡间的稻田是地球另一端的绿色海洋。

出发吧！了不起的身体旅行
乡野之前，透过风的声音

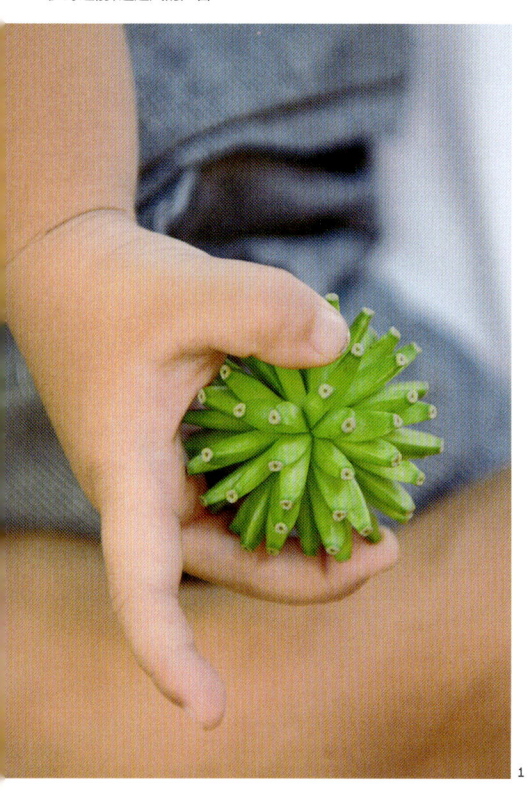

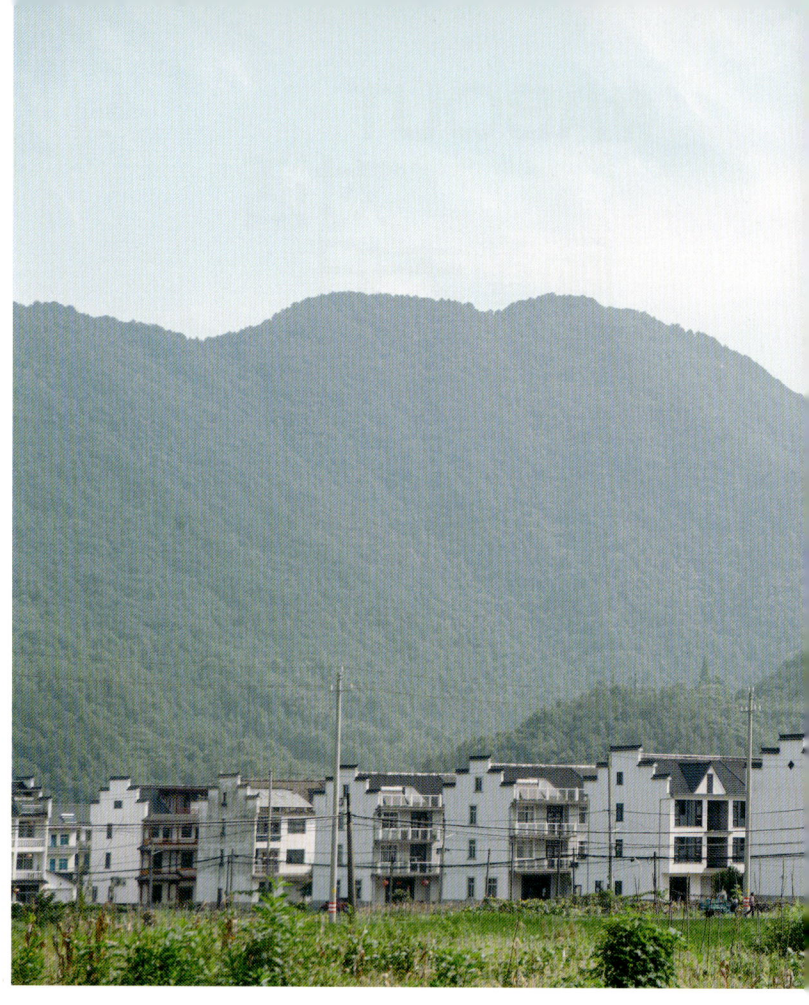

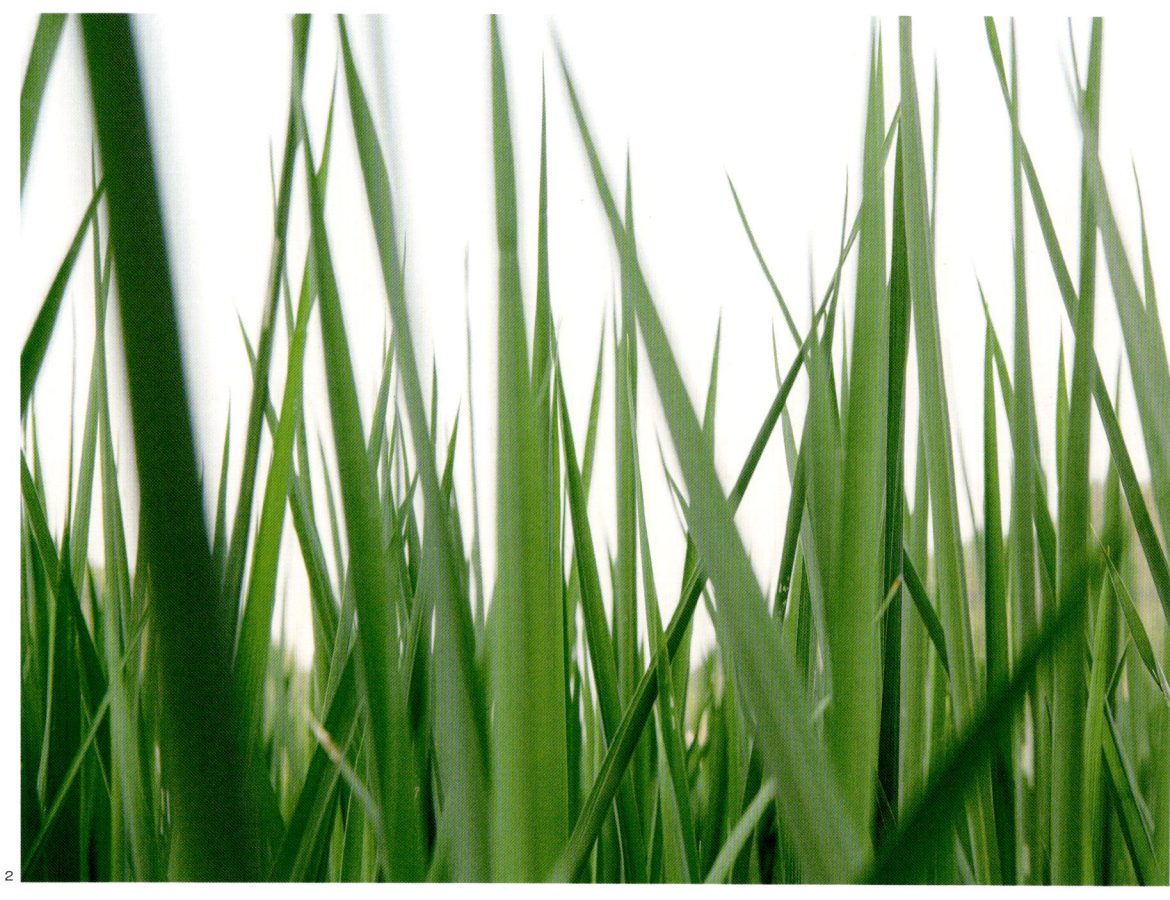

关于一些改变，人与自然的关系

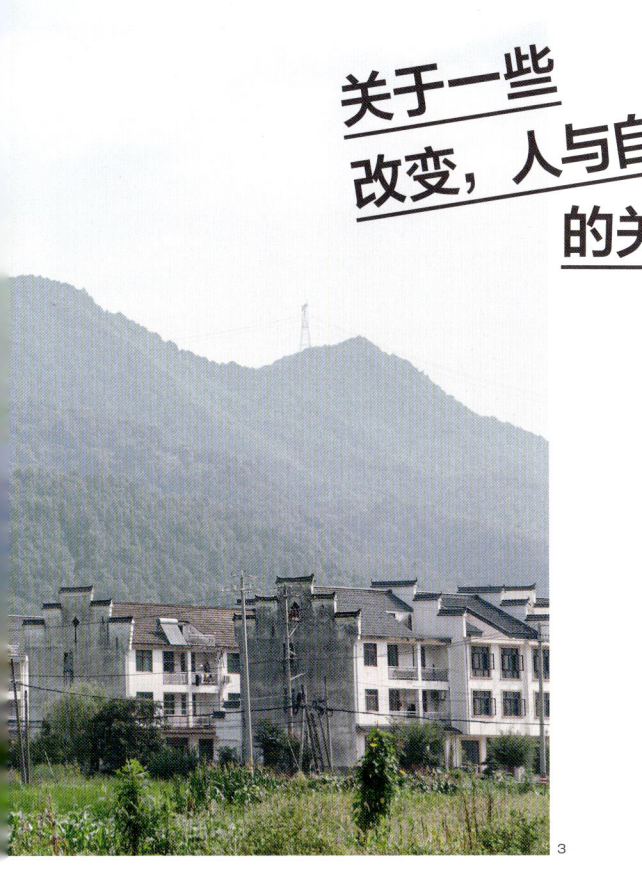

(Q) 回想起来，从城市回到乡村的过程中经历过哪些心理上的变化？

(A) 因为我创业和工作都比同龄人要早，收入也不错，但当别人处于上升期的时候，我突然停下来去选择徒步、做义工，其实那一刻的心理落差非常大。我到现在都记得，半夜我刷着盘子的时候，看到朋友圈里同事升职、涨薪了，心里有很强的焦虑。在第一次徒步搭车的时候，哭了一整个晚上，我问自己这是干吗，我是没有钱吗。明明可以在办公室吹空调，为什么要选择这样。

但质疑的时候又很坚定，因为在云贵川大山里看到那些很朴实的人，他们的生活很简单但很幸福，那是完全打破我父母或是城市带给我的外在声音的。在乡下的生活让我们越来越能和自己的内心对话，每天都有收获，每天都很有意义，我认为是非常幸福的。

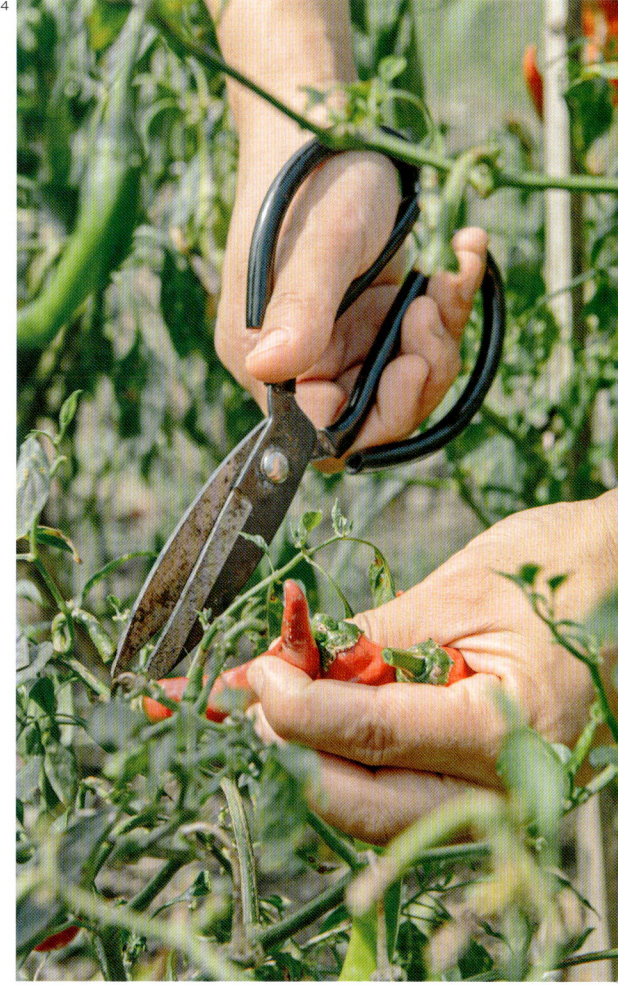

(Q) 大自然的环境是否会对你们产生一些影响？

(A) 人是自然的产物，这种影响是不知不觉的。像住在这里，你周围的房子、石头还有老人，就是会给你不一样的感觉，内心会完全不一样。环境自然而然就会让你产生很多思想上的变化，会很影响你整个人的状态。我本身是比较怕蛇的，但在山上的时候，我们家里就像野生动物园一样，壁虎、蜥蜴、纯绿色的树蛙，都有的。蛇会经常来偷吃我们的鸡蛋，但我生活在那个环境里的时候却没有害怕。我去了解蛇，知道如果你不去侵犯它，它是不会来侵犯你的。那我当时就觉得，反正那么多鸡蛋我也吃不完，就分享一下。环境还是很能够塑造人的，它可以吞噬掉很多你本身的恐惧，只是我们都习惯了把自己放在钢筋水泥的环境里。

(Q) 身边还有回乡村生活的年轻人吗，他们的生存现状如何？

(A) 有的。我们来的时候已经有好几户，陆陆续续也有年轻人有这样的想法。现在大概有17户，有做咖啡的、做布艺的，也有开农场和民宿的。但其中有的人已经离开了，又回到城市去生活，因为没有稳定的收入，其实会变成一个蛮痛苦的事情。

1　小小的手也可以握住大大的果实。
2　每株稻子的终点也许是长成白白胖胖的大米，但在此之前，其实少不了日夜兼程地暗自发力，凛冽无畏地直指高处。
3　古镇的房屋在山前整齐地排开来，它们宛如许多静默不语却沉稳有力的老者，深情地守护着眼前的这片土地。
4　地里的小红辣椒熟啦，那就把它剪下来当作今天中午的调味料吧。

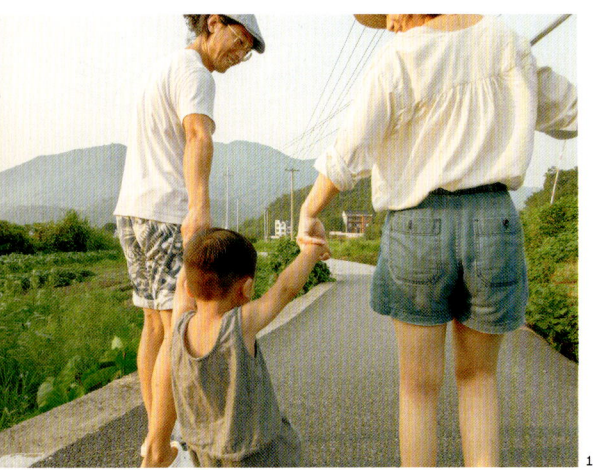

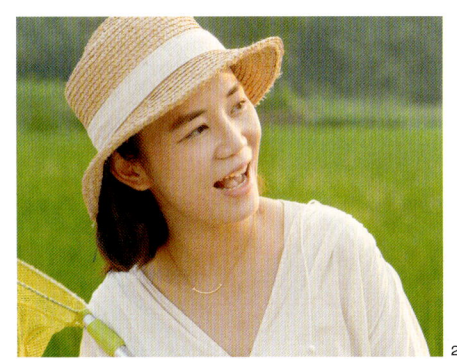

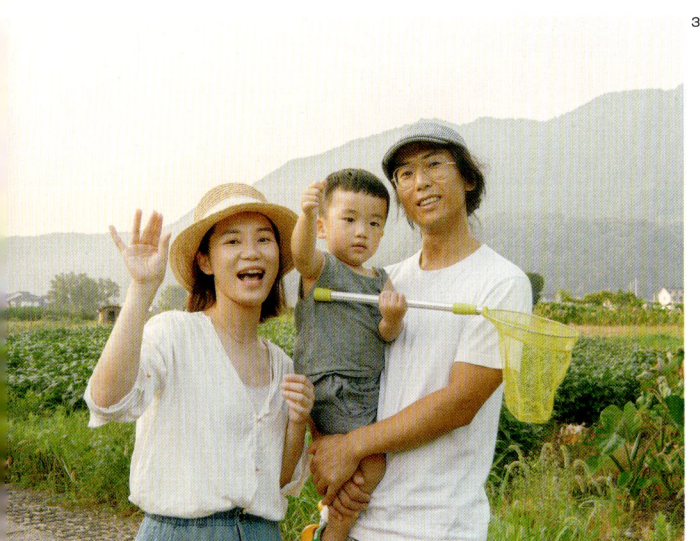

1）2）3 带着小顾童，拿上"捕梦网"，一家三口常在乡野间惬意地散步，一起呼吸清新空气。等路两旁的麦田丰收，"小确幸"每时每刻都在发生，家人间的相互陪伴就是最大的幸福。

(Q) 在乡里的这段时间，给你们的生活带来了哪些改变？

(A) 童：在这里生活改变了我对美的理解。原来工作中我很爱漂亮，也很希望自己能像一个服装设计师，但是回到乡村，特别是种地以后，就会发现一定要舒服的衣服，身体不要迁就衣服，而是让衣服来配合你的身体。现在我不会把自己紧绷起来、束起来，这不是说你邋遢了，而是说变得简单了，从服饰上去掉了很多原来精致的装饰，让它回归到衣服本身最初的作用。让衣服和人有更好的沟通，身体要去接纳你穿的衣服，衣服也要去喜欢你的身体。

顾：我会很自然地去把垃圾分类吧，就是把厨余和易腐类的放到自己专门的盆里，其他不能降解的也会很自觉地分开。尤其是种地以后，对这些东西的感受和理解会更深刻。我本身是对环境也蛮关心的，因为未来像我们的孩子、孩子的孩子，他们能不能有一个好的生存环境，在目前看来很难说，那我们就做一点自己力所能及的事情，把环境稍微改善一下。

(Q) 对于想去体验的年轻人，你们有哪些建议？

(A) 建议的话，如果你对乡村生活很向往，一定要首先考虑是否能够在乡村生活下去，需要有一个收入来源。这是很现实的部分。因为现在网络信息很发达，虽然说离开了城市，但还是会有各种消费需求，所谓隐居啊什么的，其实是不太可能的。网络无处不在，手机是每个人的必需品。你一定要有自己在乡村生存的方式，能够维持自己的基本生活，那可能比较稳妥。

另一个是说，不要把乡村想得太好，所有美好的事物都会有自己的弊端。乡村不一定适合每一个人，你是否真的能适应这样的环境，能适应这里的一切——人、房子、所有生存条件？我们这里的交通一定没有城里面便利，也没有大型的超市能满足任何快捷的需求，没有外卖，你必须每顿饭都自己烧。

但也不要把乡村想得太糟，大家可能会觉得乡下脏乱差，或者想成是一个深山老林里的状态，但其实没有。因为现在乡村发展很快，它其实也是一个开放的状态，不会和城市脱离。现在的乡村有它的美，不仅是自然风光，也包括人文气息和环境建设，都在进步和发展。同时这里机会也是蛮多的，有很多政策上的倾斜，像我们这里这么好的环境，房租非常低。政府也希望有更多年轻的力量能够进来，能够重新去振兴乡村。只有更多的年轻人进来，乡村的多元化才能推动大家的发展呀！

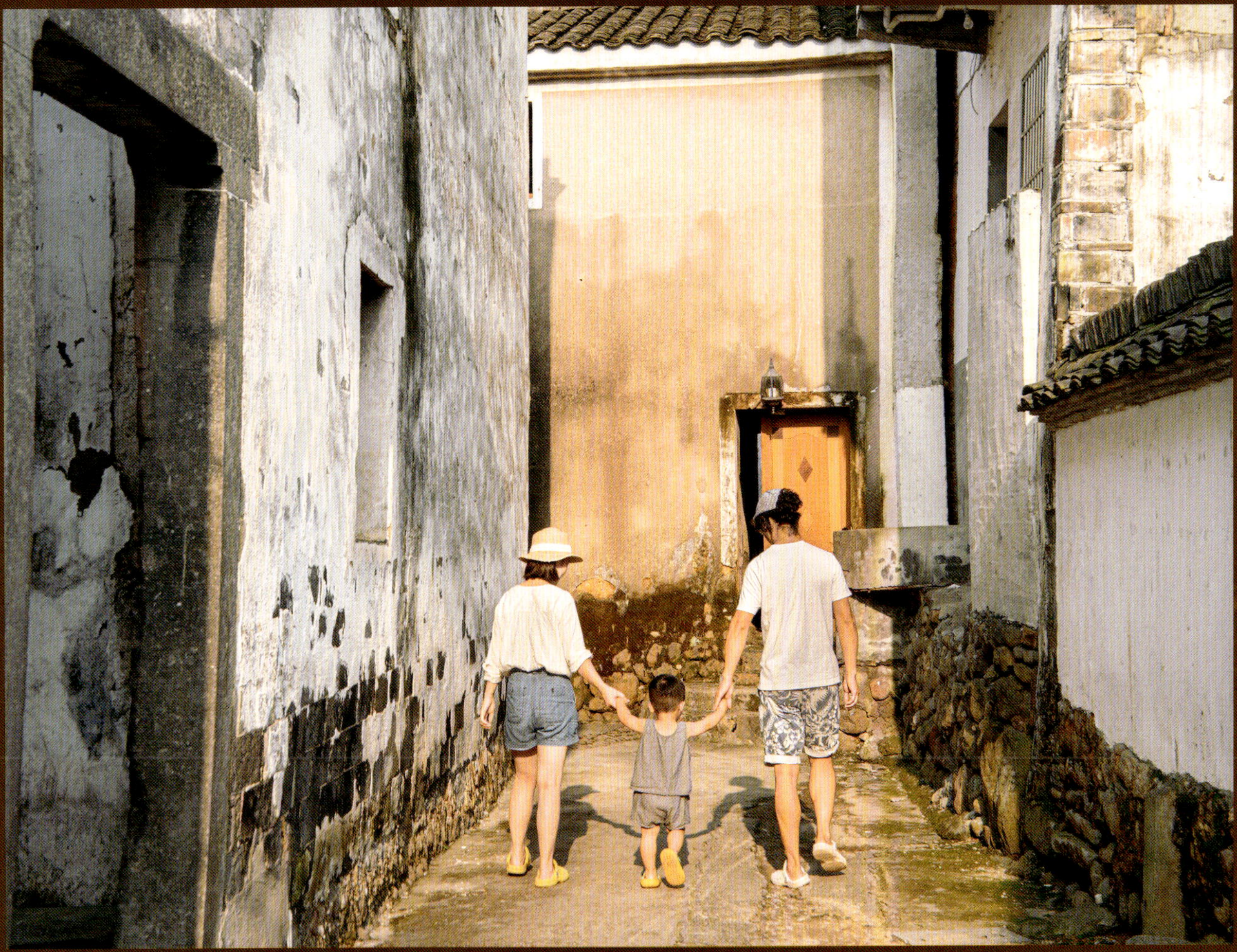

4）5 古镇的恬淡让居住于此的人们沉淀下来，返璞归真，逐渐找寻到内心的纯净与安宁；而生活在其中的人们，又报以温柔的反哺，让质朴的古镇重新焕发出新的生命力。

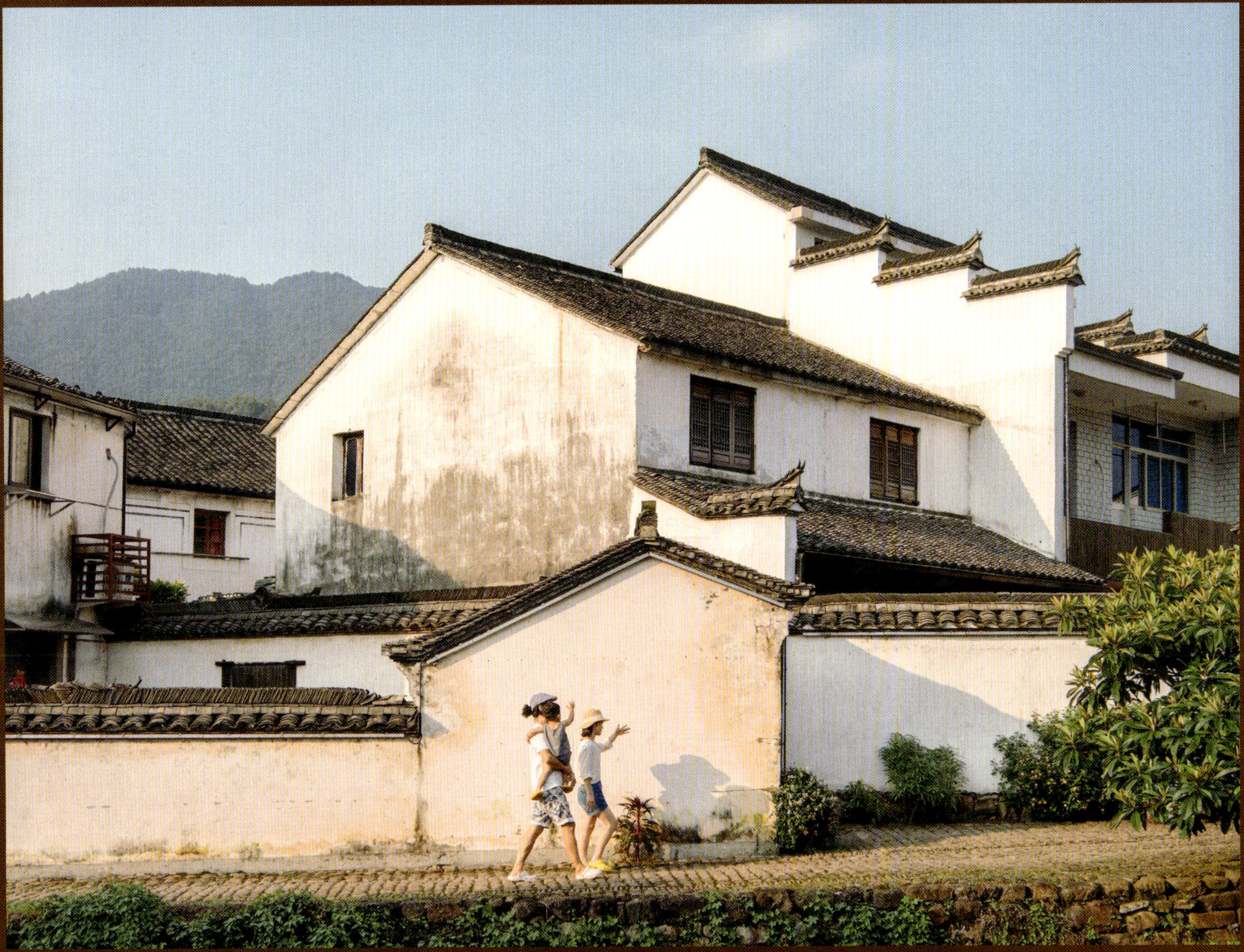

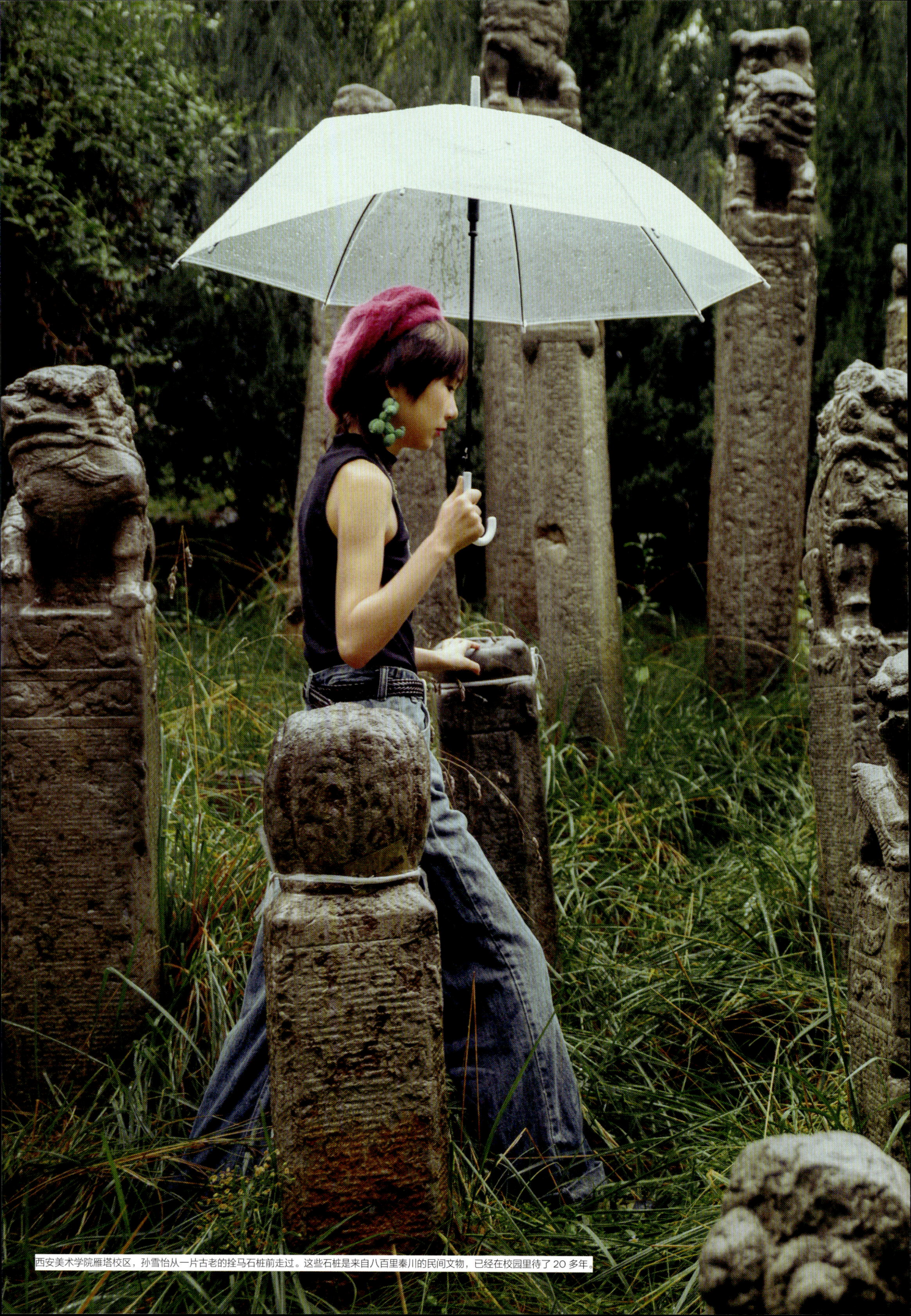

西安美术学院雁塔校区,孙雪怡从一片古老的拴马石桩前走过。这些石桩是来自八百里秦川的民间文物,已经在校园里待了20多年。

万分之一次身体探索
身体的想象力

(02)
孙雪怡:
提前变老的
年轻人

采访&撰文&编辑　摄影　供图
Tanya　林旷羽　孙雪怡

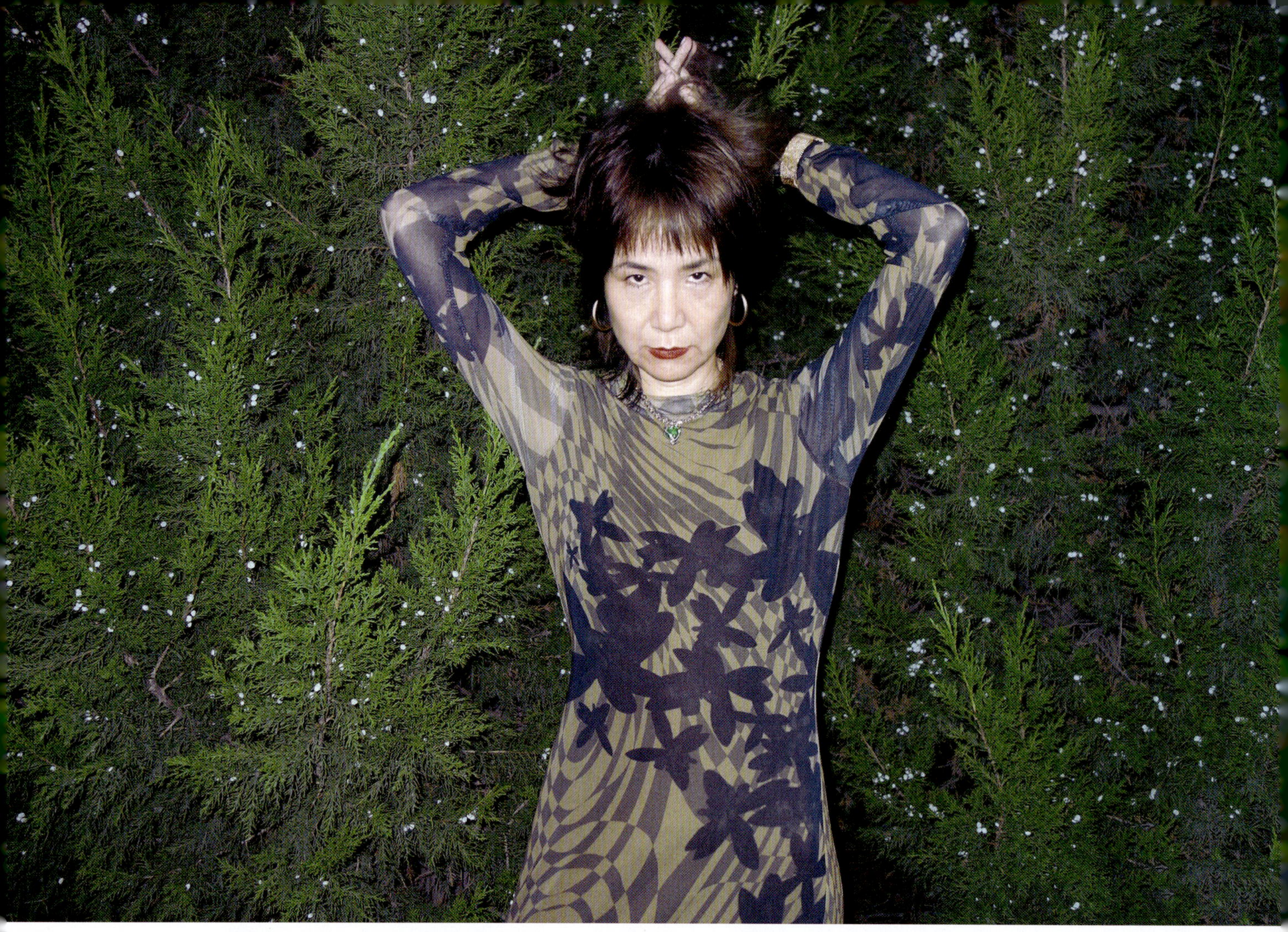

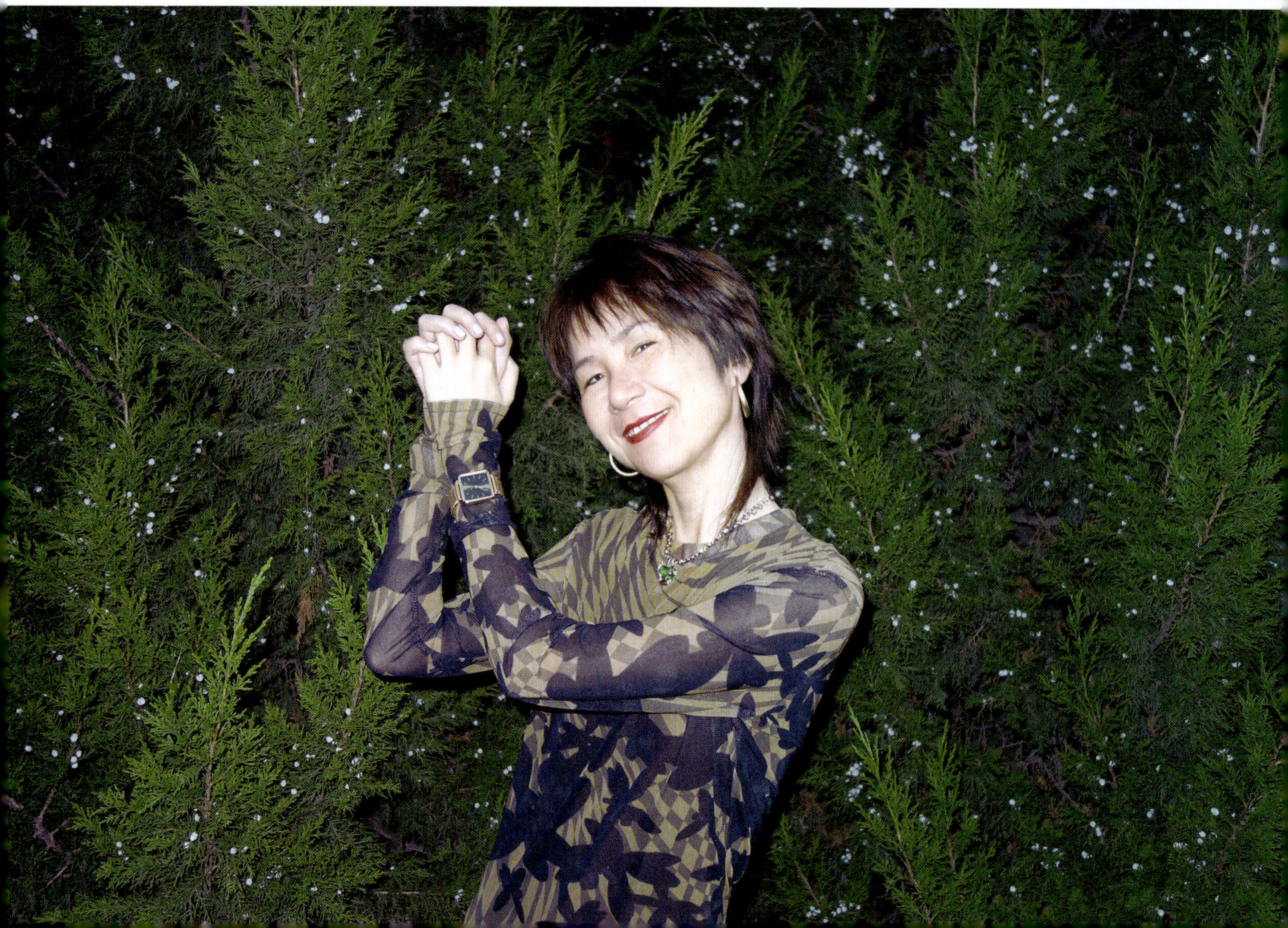

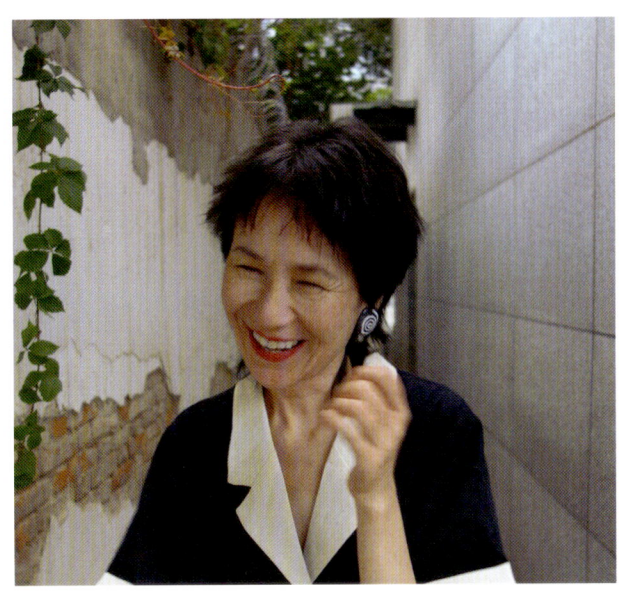

"身体虽然老了，但灵魂照样年轻"，在我们关于衰老的各种想象里，这是最老生常谈却又让人始终割舍不下的一种。如果这种理想状态能在生活中找到范本，那么小红书上一个名叫"孙孙女王"的账号，或许得上是其中之一。在她的照片里，这位上了年纪的"女王"随意变换着各种造型，是日常生活里让人眼睛一亮的时髦奶奶：有时是走路带风的黑白翻领连衣裙，有时是蓝绿色短发配扎染图案衬衫，还有时是吊带长裙搭亮色绒线编织耳环……风格没有定式，不变的是时间在她脸上留下的各种痕迹，皱纹和斑点大大方方地待在它们最容易出现的位置上，诚实交代了她的年龄；还有她在镜头前慷慨展露的大笑，总是带着一种完全沉浸于彼时彼刻的轻松和快乐。"孙孙女王"会在账号里分享自己的穿搭细节、日用好物，乃至电影片单，耐心地和网友聊天。在已经开始变得黯淡松弛的皮肤下，她为"老年"这个状态注入了鲜活而直接的生命力，让人很难不被她的魅力触动。你会看到网友经常在评论里感叹"每个年纪都要活得潇洒肆意啊""看了你的分享，我对衰老的恐惧消散了"，甚至还有人说，"好想你当我的妈妈"。

不过，如果你留意一下"孙孙女王"写在账号里的介绍和回复，就会发现，她其实并不是一个真实人物，而是由一位年轻人以自己的照片为蓝本，加上 App 特效实现的。这个年轻人叫孙雪怡，1999 年出生，在以年轻为美的社交网络上，她让自己提前进入了和生理年龄距离遥远的"老年"。这是她 2021 年开始的一个公共艺术项目，想要借此和更多的人建立对话，探讨渗透在现代人每一个毛孔里的容貌焦虑、对身体精细到"像素级"的凝视，还有围绕衰老而产生的想象、误解和困惑。

这些焦虑和困惑会有终点吗？年轻人可以对此做出怎样的表达？孙雪怡用她自己的方式摸索着答案。比起深思熟虑的艺术实践，它更接近于一个不断调整中的互动实验，交流的过程本身比结论更值得揣摩。这种对话式的艺术探索，同样出现在她聚焦"家庭暴力"议题的毕业设计作品里，让许多人感同身受，也帮助她凭借这件作品获得了第一届"明日视线奖"（Hyper Youth Award）全场大奖。在孙雪怡度过了 4 年大学生活的西安美术学院里，我们见到了她，和她聊了聊身体所承受的这些束缚，以及试图从中寻求突破的努力。

左页 & 右页图 老了也能活得潇洒吗？"孙孙女王"给了我们一种假设。

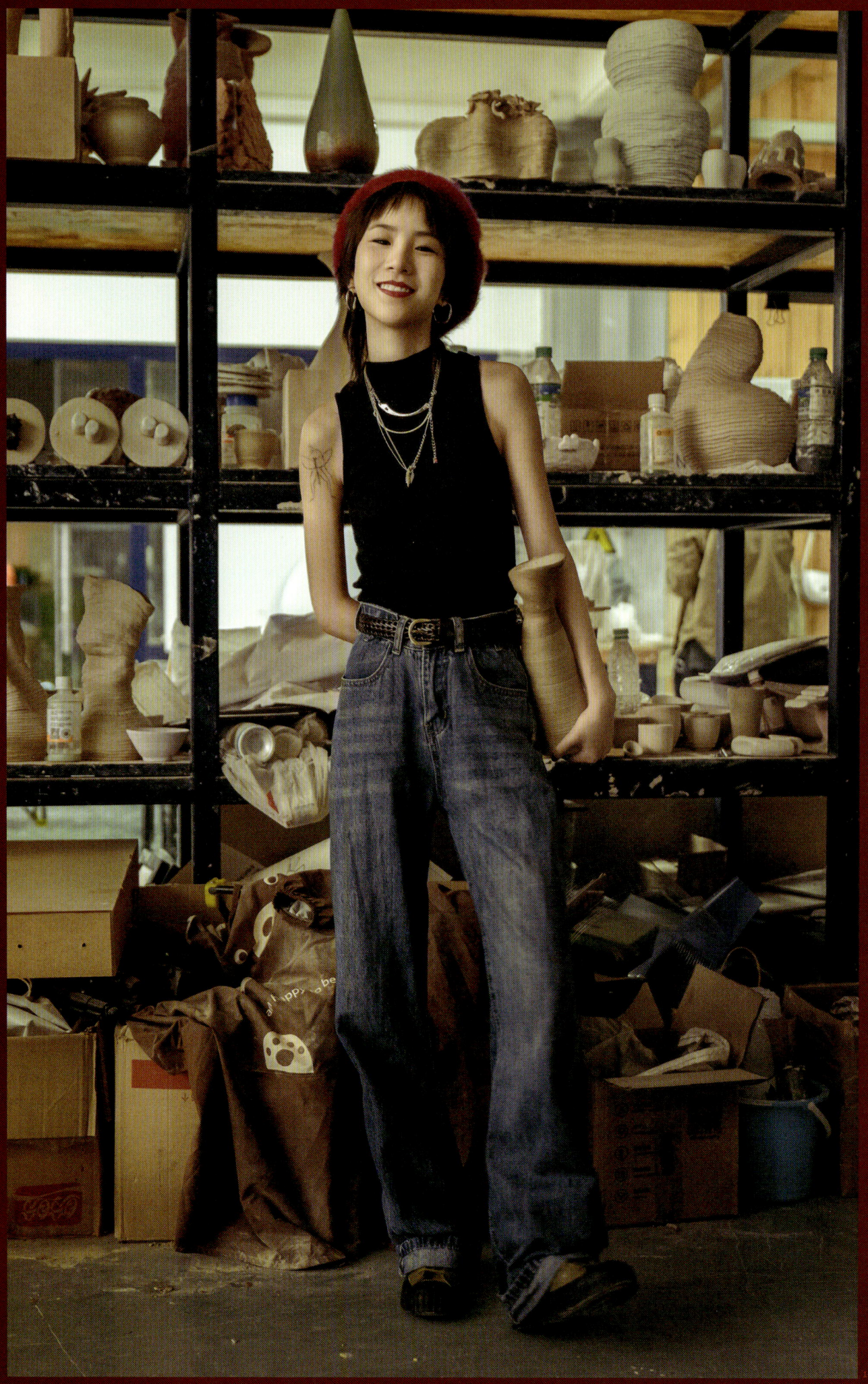

#ABOUT 对话
孙雪怡
( )

PROFILE
1999 年生，小红书"孙孙女王"项目发起人，毕业于西安美术学院公共艺术系。她和石悦洋合作完成的毕业设计《亲爱的请演奏我吧》以"家庭暴力"为主题，获得了第一届"明日视线奖"全场大奖。

提前变老的年轻人 和 消失的法令纹

(Q) 你在以前的一个自述里说，"擅长创造假身份、假环境来探讨各类问题"，"假身份""假环境"为什么让你着迷？

(A) 我本身是一个挺放不开的人，在很多创作过程中需要突破边界，"假身份"会让我特别放松。在"孙孙女王"之前，我在作品里扮演过狩猎者的角色，还有恋爱关系中的女性、城中村的妓女等，把它作为介入社会的一种方式。

(Q) "孙孙女王"是虚拟角色，但为什么在扮演她的同时，又要在账号里写出你的真实年龄，并告诉大家这是特效？

(A) "孙孙女王"是一个虚拟角色，但并不是完全虚拟的角色。树立这个虚拟角色，是为了帮助大家解决一些容貌焦虑的问题，或者告诉大家不用过于在乎这件事。我不希望大家仅仅把"孙孙女王"当成是一个好看的、完全虚拟化的老年形象，她背后的意义和探讨才是更重要的。第二点是，如果我不告诉大家这是使用了特效软件的结果，大家的好奇心会更重。毕竟这是网络时代，我知道之后会发生什么，之前也已经在评论里看到了一些情况的发生。所以我就直接告诉大家，把这方面的好奇心抹掉，因为我觉得这不是这个项目最重要的部分。

(Q) 有很多人看到"孙孙女王"，会羡慕她的状态，说自己老了也想活成这样，然后才发现她其实不是真实存在的，就会表达出他们的失望。你怎么看待这种失望？

(A) 看到"马姐"这样 60 多岁还在从事模特行业的人，很多人都会说，特别羡慕她经历的时光，老了也想像她那样。但马姐在一个采访里说得很好：你们这些年轻人说以后想要活成我的样子，但你们现在做了哪些努力呢？面对那样的老人，大家关注的可能还是外表，或者是不是符合我们年轻人的潮流，其实我觉得这有点儿没意思。

(Q) 你会为"孙孙女王"专门设定属于她的造型或场景吗？她更多地来自你自身的经历，还是填补你本身不具备的特质？

(A) 会。开始拍"孙孙女王"的照片之后，一个比较大的转变是，我会在拍照的时候大笑。我觉得她特别适合笑。这是"孙孙女王"在特效里的样子，但在做"孙孙女王"之前，我是一个不太喜欢在照片里笑的人，甚至觉得自己笑起来有点傻傻的。现在我自己拍照的时候，状态会更加放松，也发现可能放松的状态更适合我。

(Q) 你在之前的采访里说，现在"孙孙女王"收到的评论基本都是正向的，这让你有些困惑。觉得困惑的原因是什么？会怎么处理这种困惑？

(A) 其实并不是正面评论本身让我困惑，那些关于老年人生活状态和容貌焦虑的讨论，还有大家私信我聊的话题，都是我非常喜欢的。但无论在评论还是私信中，大家更多的反馈还是在说"孙孙女王"这个形象很美，包括前期收到过的一些负面评论，说的也是某张照片"有点丑"，完全是在讨论外貌。可能只有在我写的关于容貌焦虑的长篇内容里，大家才会对这个话题有所探讨。但在一般情况下，大家还是把她当作一个"老年 idol"这样的形象，这让我很困惑。

这个账号以后可能要朝这个方向做更深入的探讨。我想做一些视频，已经在筹划中了。在视频里，我可能不会以"孙孙女王"的身份出现，而是做一些动画形象，类似"孙孙女王"的狗和猫之类的小动物。我不希望做得太严肃，而是想轻松地去探讨容貌焦虑背后的东西，甚至关于女权和社会问题，推荐一些书籍，聊聊某些影像和社会现象。

1　孙雪怡在西安美术学院公共艺术系的画室里。这个系下设工艺美术和公共艺术两个专业，后者是她本科就读的专业。

(Q) 容易吸引我们关注、很有生活态度的老人，好像大多都带有年轻人的元素。但除此之外，是不是还有别的标准？

(A) 这里面有一个问题，大家以为的老年人所享受的状态，其实大多还是在顺应年轻人的趣味，比如打扮得很像年轻人，或者会使用网络，让人觉得"这个老人好年轻啊""以后我老了也想像他们这样"。但实际上，如果我们真正去观察一些老年人，会发现他们喜欢穿的是属于他们那个时代的衣服，做他们那个时代喜欢做的事。比如我们家楼下会有一些老人天天乐此不疲地下象棋，下雨天也在下，我们很容易觉得下象棋这件事有点过时了，但在他们那个时代，这就相当于他们的网络游戏。我觉得他们是在真正地享受生活，而不是说老人非要去用电脑、玩游戏机才是享受生活，才值得让我们羡慕。

(Q) 从你个人的角度来说，是什么样的情境或瞬间，让你第一次对"衰老"这个概念有了直观的感触？

(A) 首先还是从爸爸妈妈和爷爷奶奶那里感觉到的。那种衰老不光是衰老，我甚至能感觉到消逝，这让我有点惶恐。对于自己还没有经历过的衰老，这种惶恐更是不可知的。

做"孙孙女王"这个项目，给我印象最深的衰老标志是"法令纹"。我之前不知道这个东西，现在也不是特别了解，但是会看到有人在一些平台上教你怎么把法令纹 P 掉，P 掉之后整个人会变得如何如何。当时才知道，原来还有"法令纹"这个存在，原来法令纹那么重要，大家都这么纠结于法令纹。明明是在很开心的状态下拍的照，但在发照片的时候，"还是得把这里 P 掉，我才是完美的"。

(Q) 相当于外界把"衰老"的概念植给了你。

(A) 比如我们现在面对面坐着，你看我我看你，是很自然的观看状态，互相可以了解到对面这个人。但他们在观看自己的时候，不是这种状态，而是一种检查式的凝视——"我来看看自己的局部，我的法令纹，我的毛孔"，然后感觉到"我在衰老，我在变丑，我今天有点胖"。

(Q) 年轻人通过 FaceApp，获得了对"衰老"最理想化的一种想象，因为他们可以在视觉上体验衰老，又不用承担衰老带来的一系列身体不便。你认同这种说法吗？

(A) 对，我认同。FaceApp 这个软件里有两种特效，其中一种甚至偏向于欧美风格，让你感觉到老了可能真的会那么好看。但如果我们称之为"理想化"的话，只是停留在外表上而不去追求一些别的东西，我会觉得挺无聊的。不过，年轻人去尝尝鲜，试一下这个 App 的感觉，也挺好。

(Q) 在你身边，和"孙孙女王"差不多年纪的老人是什么状态？他们通常怎么打扮自己？会在哪些事上获得满足感？

(A) 我的学校里有很多美院的老师，他们是非常年轻化的。再比如"马姐"和做"寻谣计划"的小河老师，他们年纪不小了，做事仍然非常有活力。但同时还有很多"普通"老人，比如我家楼下下象棋的老人，他们也是在享受生活的。年轻人不必苛求他们必须活得特别光彩。如果你觉得别人要求你过得特别光彩、特别独一无二是不对的，那么对老年人也不应该有这种要求，只要他们能快乐就可以了。小红书上有一个账号叫"老年时装俱乐部"，专门分享老年人的穿搭。那些老年人和我们想象的既相同又不同，会有一些很好玩的地方，脱离了我们的认知，有他们自己的一套体系。我觉得他们的生活比我们的有意思多了，那是真正"闲下来"的生活。我还挺期待自己的老年的。

(Q) 现实中和网络上有没有特别让你向往的老年人？

(A) 其实没有，我可能比较向往我自己的老年生活。

(Q) 你希望自己老了以后能保有哪些特质？

(A) 首先希望我还能笑得出来。我对自己老年生活的要求其实挺低的，希望我能自己爬得起床，身体好一点。只要大脑还在，别的都可以有弹性。

(Q) 要怎么通过"孙孙女王"去和现实中真正享受生活的老人建立联系，并和年轻人产生交集？

(A) 大家对于充满活力的老年人形象其实还是有一些向往的，那我们不如就找到他们，去和他们做一些交流；或者不用限定于老年人，也可以是中年的女性和男性。交流的过程已经可以把我们想要表达的东西展示出来，不需要去规定一个主题。我希望大家也能参与交流和讨论，和这些老人聊天，就像是每个人都在和他们隔空对话。

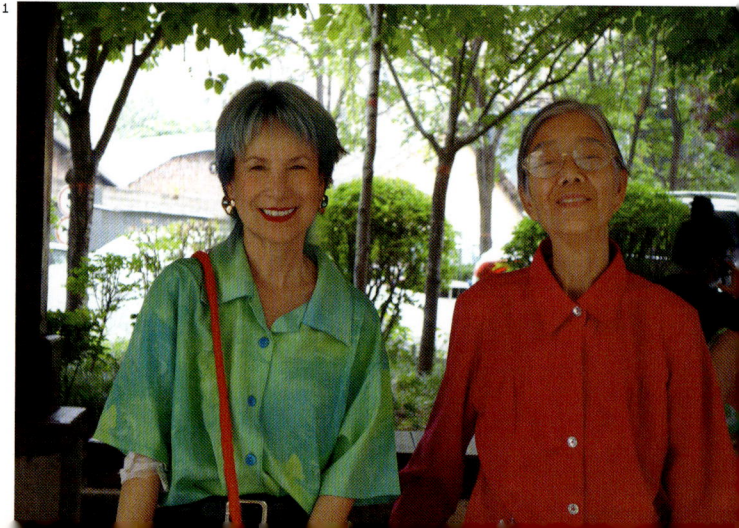

1 夏天时，和朋友一起遛弯聊天的"孙孙女王"。

2)3)4 皱纹、色斑算什么？"孙孙女王"总有她自己的魅力。

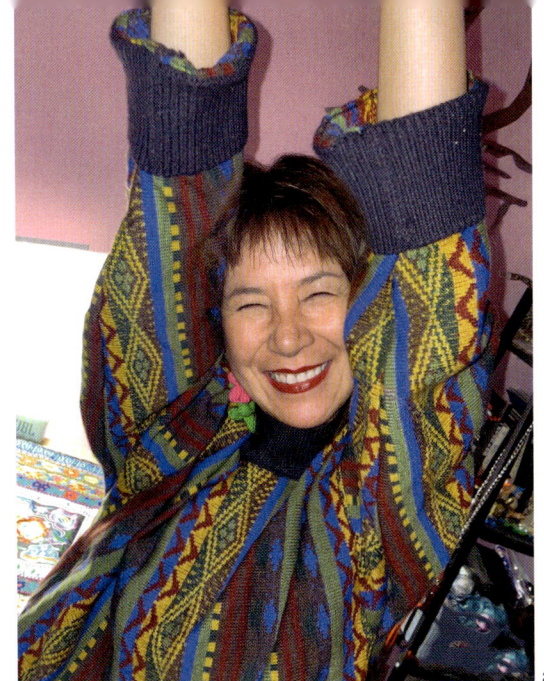

(Q) 你觉得是什么助长了现代人的容貌焦虑?

(A) 一开始是单向度的信息接收,在电视、广播的时代,广告里的所有男性和女性都是特别健壮或姣好的形象。在单向度媒介衰落之后,现在的多向度媒介兴起,比如手机,有更多的美女、帅哥扑面而来,导致我们会有一种怀疑:是不是一定要变成那样才会有吸引力,才能拥有爱情或事业?另一个问题就是对自己检查式的凝视,去分析自己的每一个细节,这其实是很累的。还有一点是,在现在的网络社会中,你可能只是很平常地发一张"不太完美"的照片,但这时就会有评论和点赞数去影响你的心态。

(Q) 这种焦虑有没有在你自己身上发生过?

(A) 有,非常非常强烈。我从初中开始长痘痘,现在已经没有了,但当时留到现在的一个习惯是,有时候看到陌生人或者和我关系比较好的人,眼睛会朝下看,不敢和对方对视。我会非常非常自卑,甚至觉得痘痘是"脏"的,脸上的红肿是因为我的生活出了问题。大家可能都会有这种想法。我也动过念头:是不是要去整一整某些地方?后来想想又没有必要。但其实是因为外界告诉你,整容会让你获得一些好的东西,我就会觉得,在我身上是不是也会得到一些好的效果。它是未知的,会让你产生好奇心。但现在已经不是这样了,我现在走到哪儿拍个照片,都觉得自己太美了。

(Q) 这种变化是经历了一个过程吗?

(A) 对,是慢慢树立的。但是如果现在重新让我长回痘痘,那种感觉可能同样会让我陷入自卑,我也是不敢确定的。

(Q) 你也会在社交网络上分享化妆教程,可以说说其中的乐趣是什么吗?

(A) 首先我要说,"孙孙女王"是独立于我之外的一个存在,我并不把她当作我自己。有时候我看"孙孙女王",会觉得她也疗愈了我,她会让我自信。但在拍化妆视频的时候,我完全是我自己。我非常非常喜欢化妆,如果不把化妆当作一种单纯的修饰,就可以把你的脸当成一件画作,任意地去创作。今天这样搭配,明天那样搭配;今天学到了这个,明天学到了那个。真的特别特别开心。我觉得每个男孩女孩都可以去尝试,非常有意思。

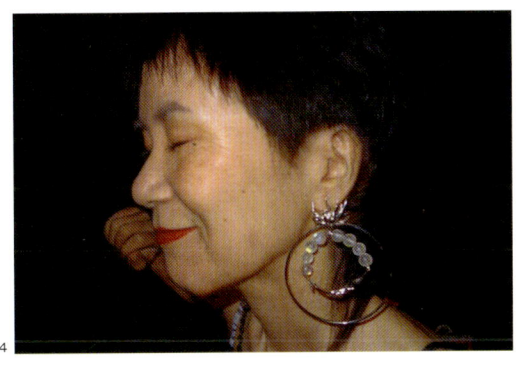

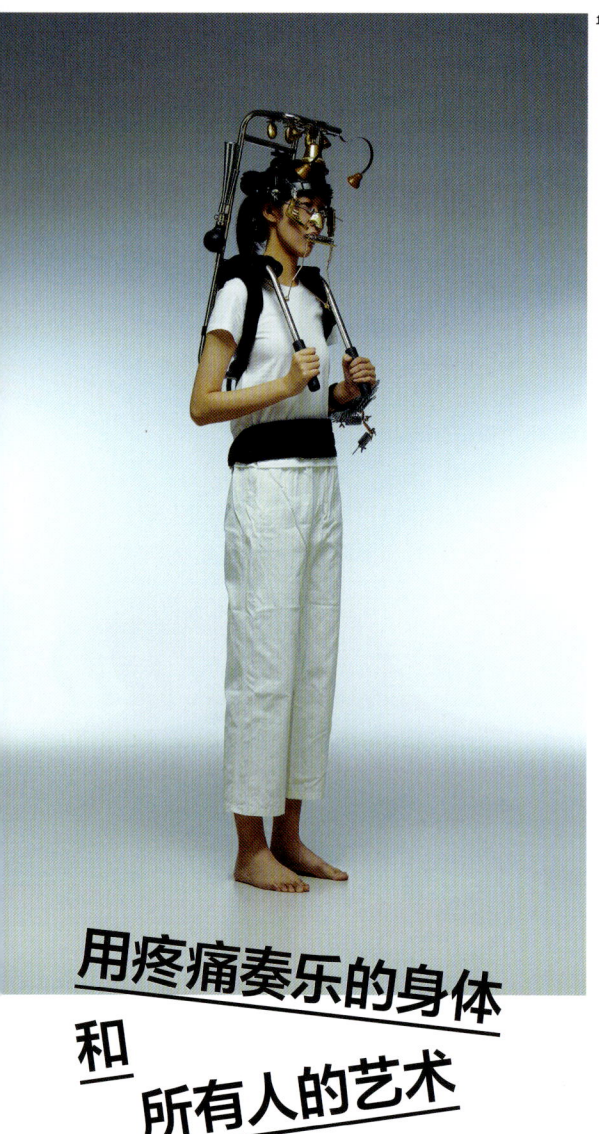

- (Q) 在《亲爱的请演奏我吧》这件作品中，你和石悦洋的分工是怎样的？
- (A) 我负责整个概念，还有3D建模、跑工厂之类的事；影片、演员相关的项目是石悦洋来负责，包括装置、影像和声音。

- (Q) 创作过程中最困难的部分是什么？
- (A) 主要还是前期的概念，怎么把"暴力"这个点转化为艺术形式，我们需要找到一个特别巧妙的点。后期制作其实就是技术方面的，慢慢磨进度就可以了。

- (Q) 怎么想到要从"家庭暴力"这个点来切入？
- (A) 其实一开始并没有完全关注家庭暴力，我们还有很多其他的切入点，但我想做一个社会性的话题。我们学的是公共艺术，我还是希望能和大众的话题产生交集，这是我的个人喜好。另一个喜好是，我喜欢把艺术做成交流。我的艺术不是握紧了拳头向你宣誓，而是摊开手掌的对话。所以选择了大众话题性比较强的这个切入点来创作。

1 孙雪怡和石悦洋设计的可穿戴乐器《亲爱的请演奏我吧》（2021），由铜、树脂、银和不锈钢制成，它会随着暴力击打而发声。

2 她们在录音室录下了这套乐器发出的声音，并把它编排制作成一首乐曲。

用疼痛奏乐的身体
和
所有人的艺术

在"孙孙女王"之外，2021年，孙雪怡和她的同学石悦洋共同完成了她们在公共艺术系的毕业设计《亲爱的请演奏我吧》，聚焦"家庭暴力"这个尖锐的社会议题。她们为此设计了一套可穿戴的"身体乐器"，其中的每一件乐器都会因为外力击打、穿戴者强烈的摇晃和呼喊而发声。她们把这些乐器的声音录下来，编成了一首乐曲并制作成影片，以此作为对家庭暴力既荒诞又充满苦涩余味的回应。"由暴力编织一首乐曲是非常荒唐、难以接受的行为。但是您仔细听这首曲子，您一定听过，它就在你耳旁响彻，它出现在您家，您朋友家，您亲戚家，您邻居家。"她们在这件作品的描述中这样写道，"在家庭暴力中无数人正穿戴着这一身装置，随时被演奏着，这首曲子从未停歇过，这难道不是更荒唐的事吗？"

2021年7月，这件作品获得了第一届"明日视线奖"全场大奖。这个奖项由"西戏""想象力实验室"和"马丁·戈雅生意"共同发起，主要面向Z世代的年轻艺术家，采用的评奖方式也不同于我们印象中严肃紧绷的评选流程——来自艺术机构和收藏界的300多位评委通过朋友圈点赞的方式，从302组入选作品中选出了10组入围者和3位最终获奖者。

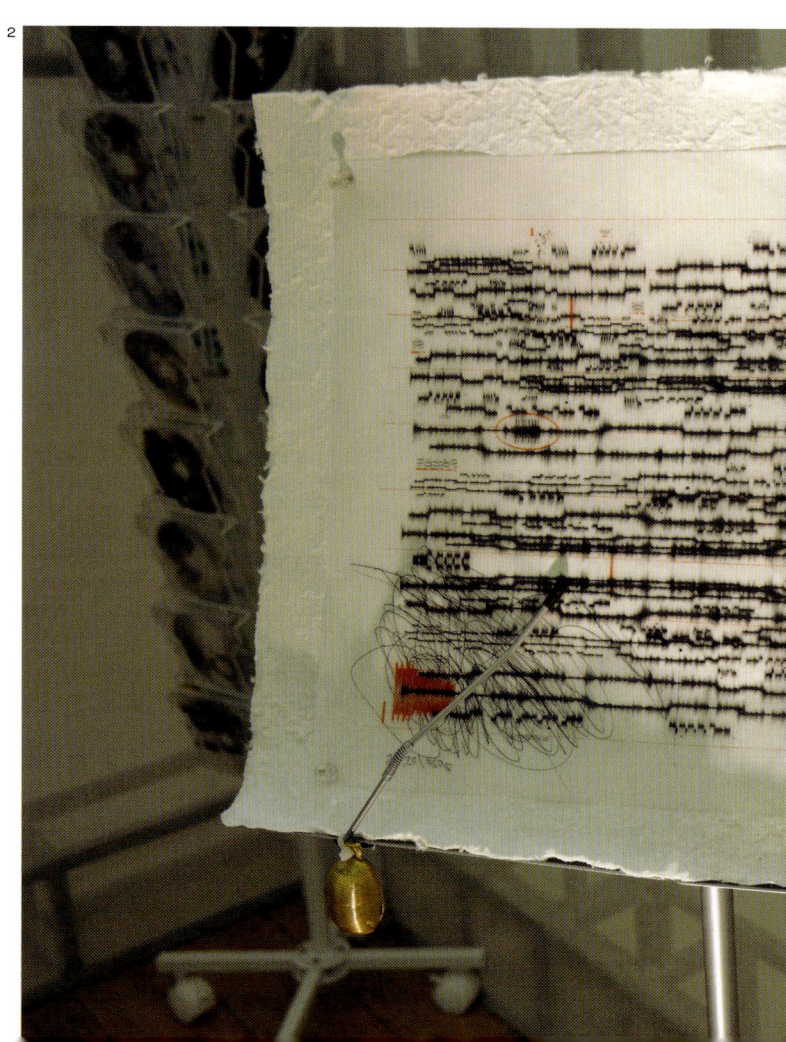

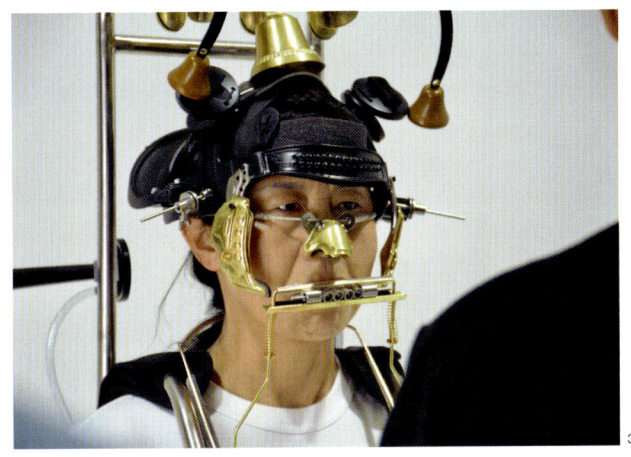

(Q) 你们为这个项目做了哪些背景研究？有没有什么发现可以和我们分享？

(A) 这个作品最后的呈现形式并不是特别严肃，甚至可以说是用了一种冷笑话的方式。但是我们前期收集数据，准备从家庭暴力生发出一些内容的时候，发现这个概念并不存在于宣传或视频讲解中，而是集中表现为微博和其他平台上的一些恶性事件。似乎只有这些特别严肃的恶性事件才会让人们有机会去了解家庭暴力，了解关于女性和男性之间的事情，我觉得这是有问题的。

另一个发现是，来看这件作品的观众中，有些人会觉得这是一个好作品，有教育意义；也有些带着孩子来的大人，他们觉得这个作品太恐怖了，会和小孩说"快走快走"。有些情侣会一起观看，有些则会直接把男友或女友拉走，不去看它。我发现这些反应其实都代表了一种事实存在。我们没有把这件作品做得特别残酷或暴力，它比现实隐忍了千倍万倍，但很多人还是觉得它太恐怖了。这背后的原因，我觉得大家可以去想一想。

(Q) 是怎么把"暴力"和乐器的发声机制联系在一起的？

(A) 项目前期，其实我们的想法是做一个音乐会，为它做了更多的隐喻和阐释。有一天我出去的时候，不小心撞到了学校的一扇不锈钢门，撞的瞬间发出了"叮——"的一声，特别好听，但我的头撞得特别痛。当时就产生了一个想法：为什么不把它做成一个声音特别响、特别明显，甚至还可以互动、让人感觉到疼痛又能发出清脆声响的乐器呢？它的前期就是从敲击乐开始的，慢慢地延伸到身体乐器。

3 嘴部的设计融入了排箫，贴合脸部的金属片也会因碰撞而发声。"人人都可能是穿戴者，无论男孩女孩，无论什么身份和年龄"，作品介绍这样写道。穿戴这身乐器参与拍摄的还有警察、快递员和大学生等。

4 手腕部分的细节设计。

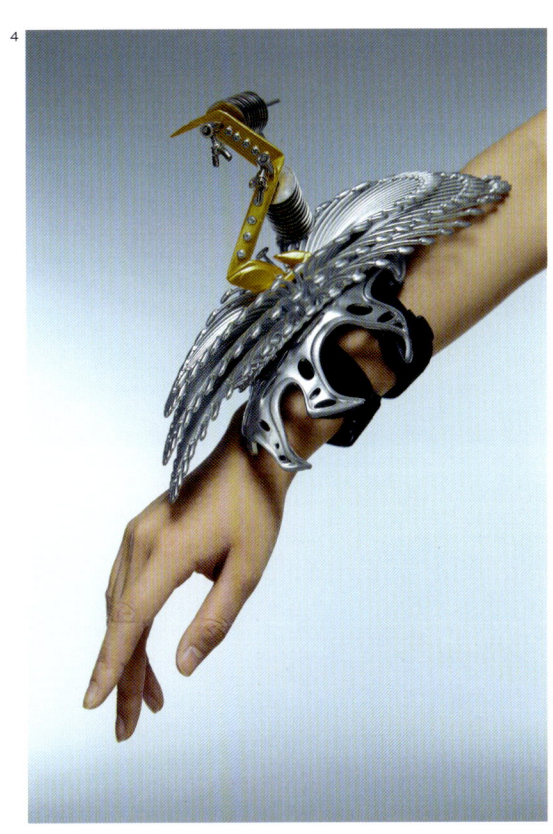

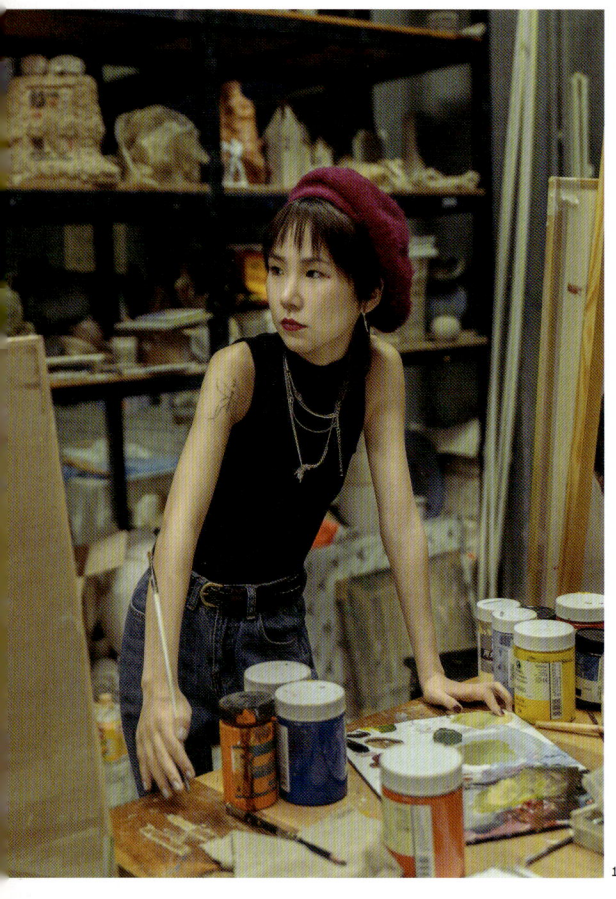

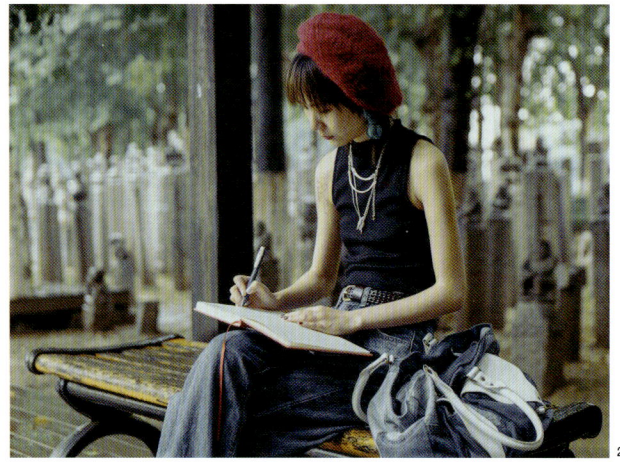

> **Q** 你怎么看待"明日视线奖"通过艺术圈内的朋友圈点赞来评奖的方式？在其他参赛者的作品中，有没有你自己特别欣赏的？
>
> **A** 这个奖项是想去中心化，不想做成特别严肃的形式，希望大家可以轻松地为喜欢的作品点赞。但有一个问题是，大家刷朋友圈的时候，有些东西就像消息一样，"唰"地一下就过去了。可能也是这个原因吧，我才获得了这个最大的奖（笑），有可能它应该是别人的奖。
>
> 这个奖项里还有很多特别好的作品，比如松郎的作品，她是我的学姐。作品中有一张照片，她穿着有孔洞的丝袜站在草坪上，被蚊子叮咬，她把丝袜脱掉之后拍了一张腿部的影像，两条腿上分别留下了蚊子咬出的一条直线形的疤。这一串疤痕模拟的是20世纪30年代由于尼龙紧缺，女性在腿部后面画出的丝袜缝线。那是对女性有过束缚的东西，但作品的形式却是轻松愉悦的，也很幽默。
>
> 还有一位叫赵润东，他做的是关于英雄主题的作品，我也非常喜欢。作品探讨的是从古到今的英雄、英雄存在的意义、今天是否还需要英雄主义之类的命题。

> **Q** 你选择的艺术形式，受到了公共艺术专业背景的影响吗？
>
> **A** 当然有。如果我学的是别的学科，可能就不会那么关注"交流"，或者说和公众的交流。甚至可能更倾向于自我，不太愿意去和外界建立连接。这个专业给我最大的收获，第一点是从当代艺术的概念中得到了很好的启发，让我能够从概念出发去创作，更加灵活，也不容易受限；第二点是，它告诉了我，艺术可以和任何人交流，而不只是"某一些人"。

> **Q** 有没有特别喜欢的艺术家？
>
> **A** 我特别喜欢导演罗伊·安德森（Roy Andersson），毕业设计里关于暴力的呈现就是受到了他的启发。我特别欣赏他的幽默，自己也想往这个方向走。我不喜欢特别严肃的东西，但幽默也可以严肃，幽默里的残忍是最残忍的，我一直这么觉得。

> **Q** 对自己未来的艺术发展有什么想法？
>
> **A** 现在已经算是艺术从业者了，以后也想当一个比较纯粹的艺术家。其实现在最大的公共领域是网络，它也是一个公共场合，以后我还是想朝网络方面走。现在很多艺术家并没有很好地利用它，或者更多地处在视觉化的层面，但我觉得它应该成为非常好的讨论场所。

> **Q** 如果一辈子只能挑战一条既定规则，你选择挑战哪一条？
>
> **A** 我想了想，不可能只有一条。我随时都要挑战既定规则，永远都不可能只有一条。

1）2 谈到未来，孙雪怡更想做一个纯粹的艺术家，在网络世界探索有待开发的艺术地界。

3 西安美术学院里，有天鹅巡游的太极湖。

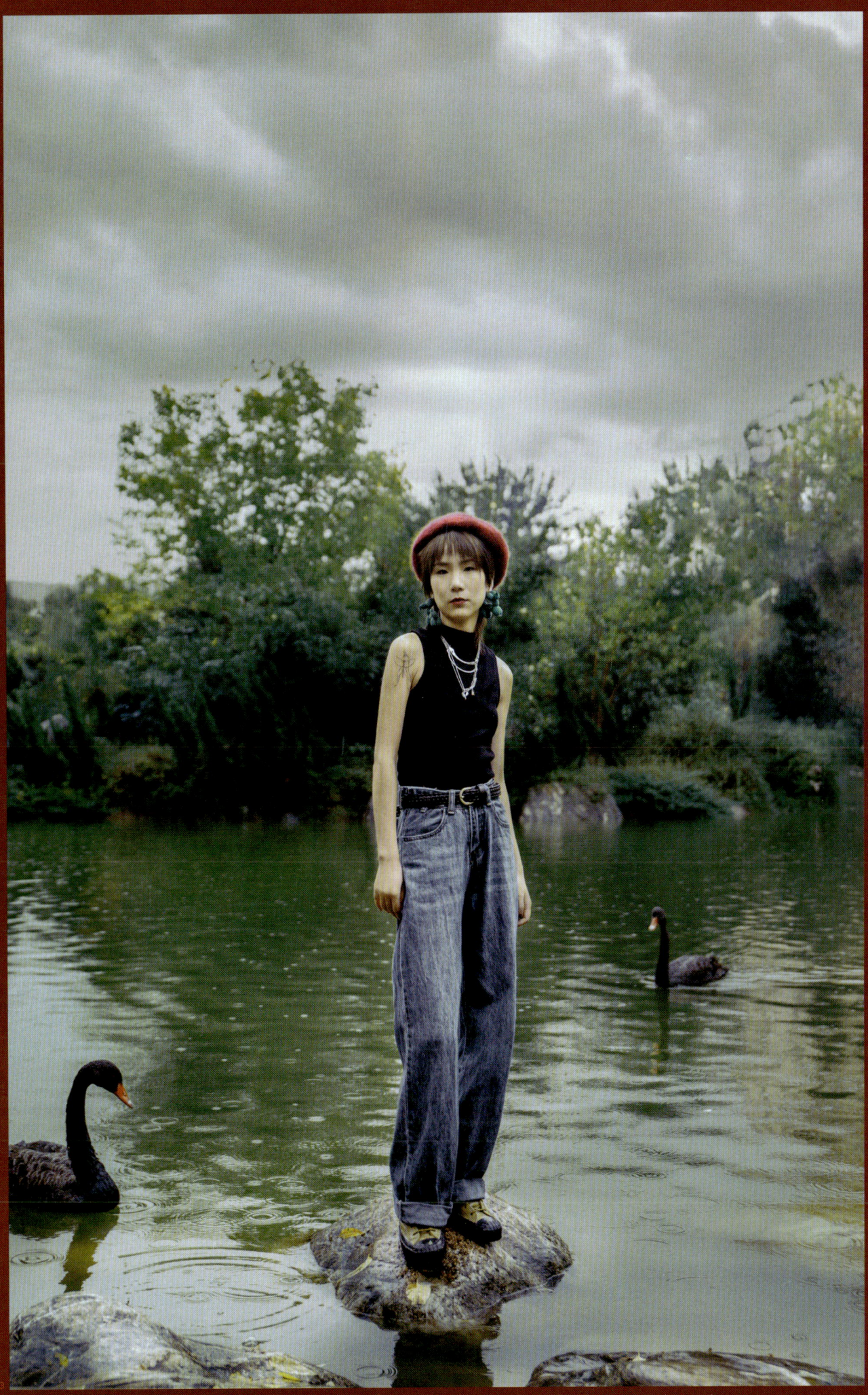

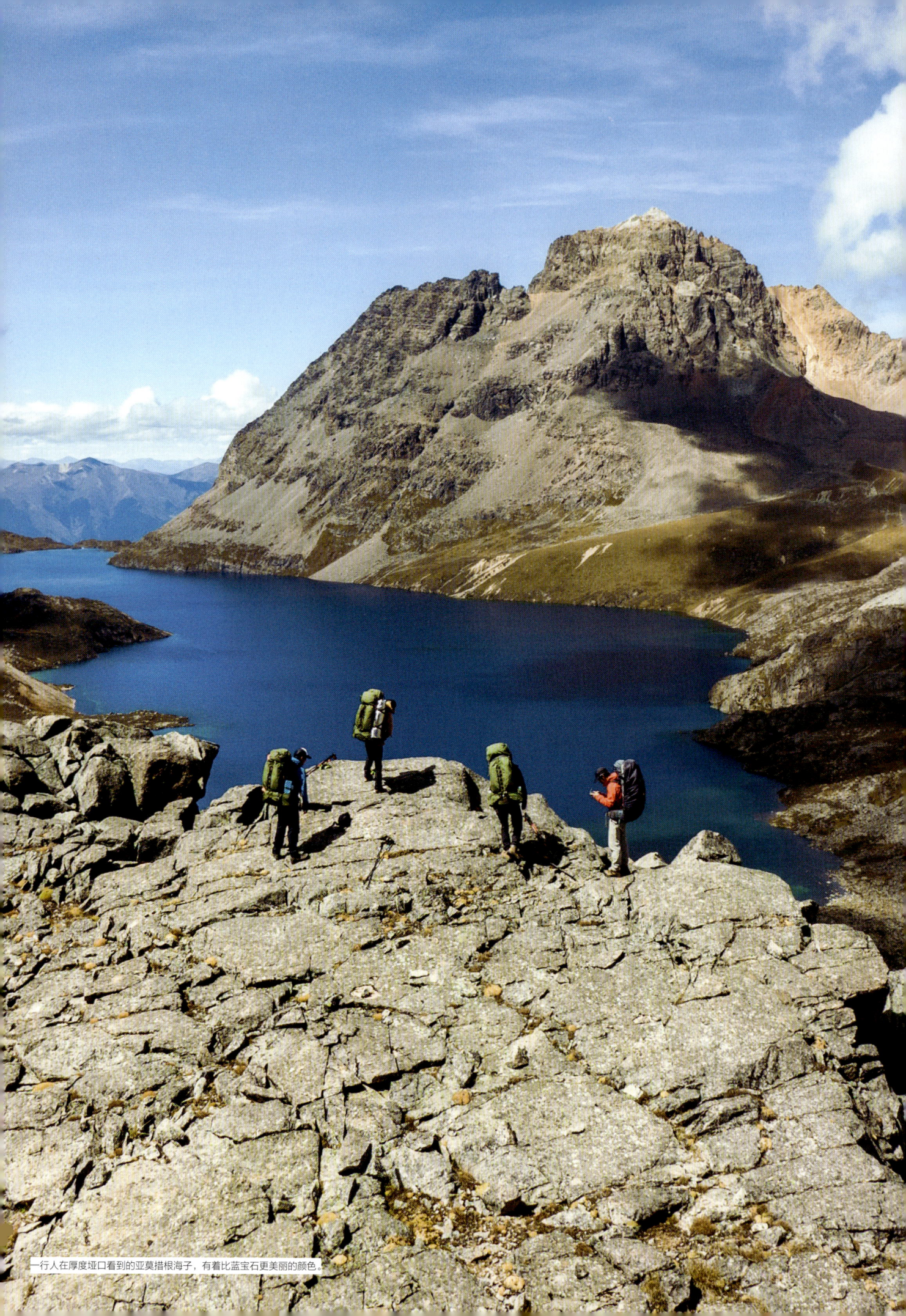
一行人在厚度垭口看到的亚莫措根海子,有着比蓝宝石更美丽的颜色。

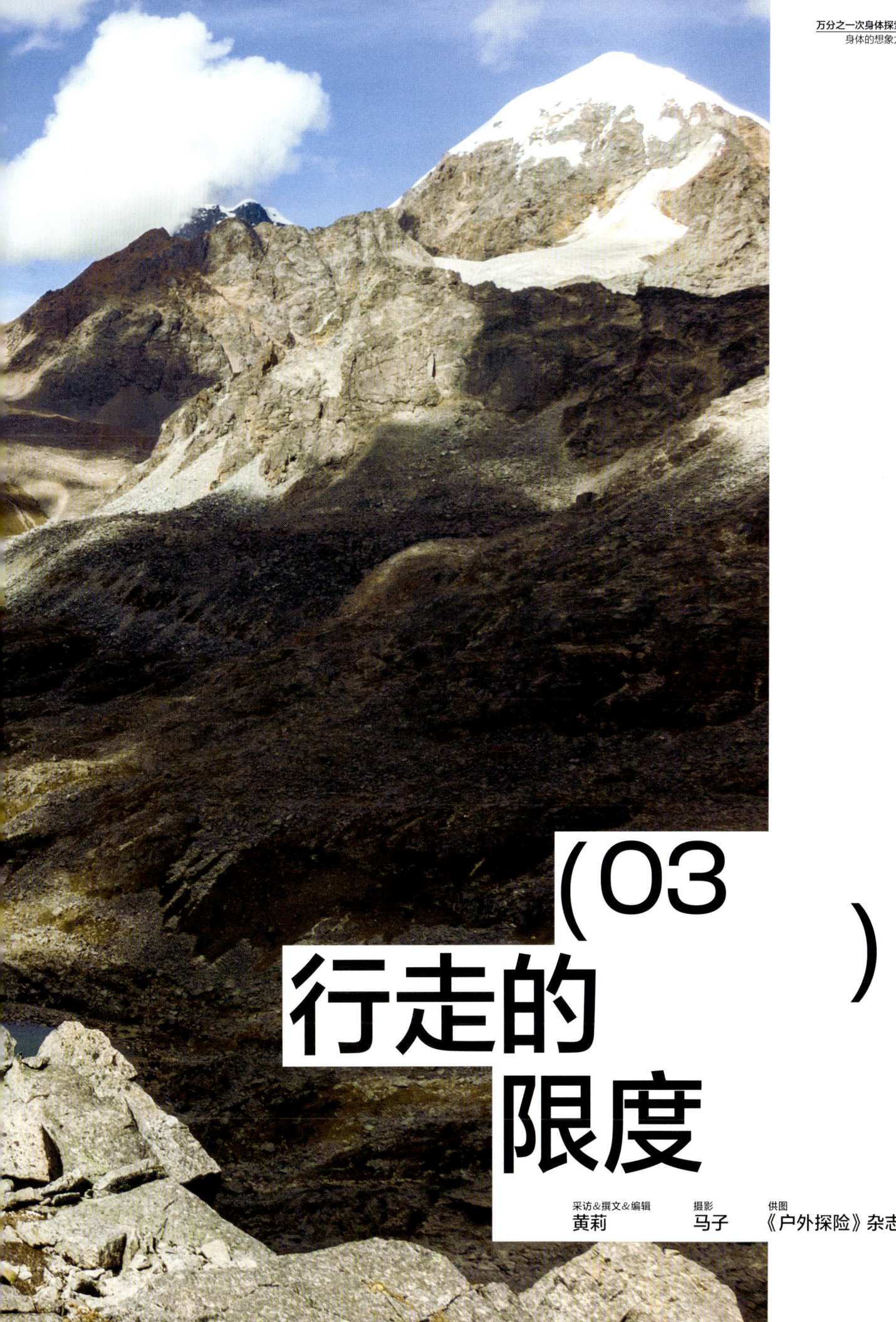

万分之一次身体探索
身体的想象力

(03)
行走的限度

采访&撰文&编辑　摄影　供图
黄莉　　　　　　马子　《户外探险》杂志

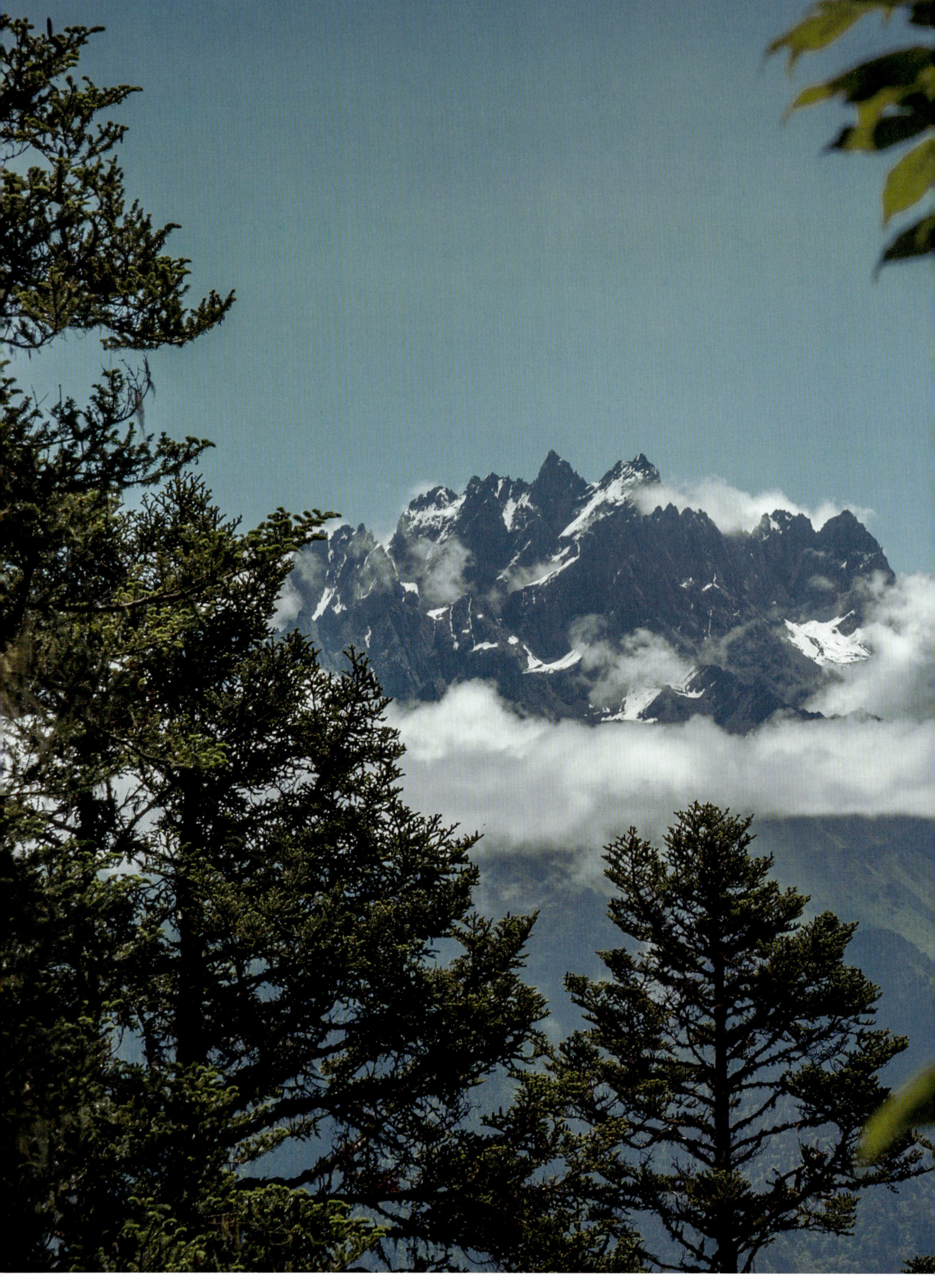

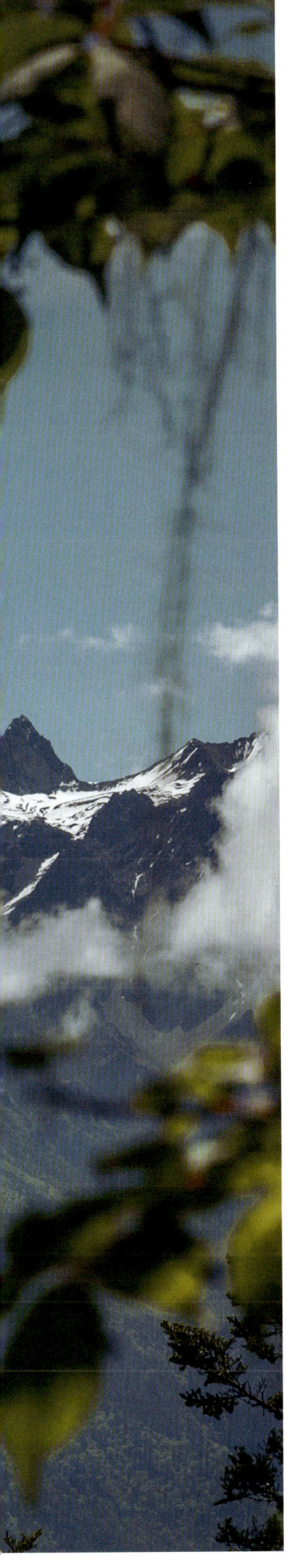

左图 远处眺望锅圈梁，这座山峰位于甘孜州康定市与阿坝州小金县交界处。

行走，"身体力行"，一种有意识的不厌其烦的重复性活动。肉身作为经验的主体，毫无保留接纳外界对它的打磨与历练，而在肉体与精神之间，荒野犹如一尊卧佛，横亘着阻断其间。破与立，寻找与幻想，有那么一群人，背离舒适，以行走的力量搏击生活的冗长，对生命的归属意义发出更巨大的疑问：大地还是身体？存在或是消逝？

2020年6月10日，石头领着5位队员进山，历时128天，从甘孜藏族自治州铜林沟走到左贡县扎玉镇，翻过100多个垭口，累计爬升80000多米，横跨四川、云南、西藏。一路上顶着3个多月的雨季艰难前行，遍历乱石滑坡、激流独木桥、雨雪围困、山脊惊雷，用脚步丈量出一条千公里级的徒步路线——"百日大横断"。

这是一条非常小众的路线，因为难。接连重装徒步很多天，高海拔上下来回爬升好几百米，对身体与精神都是极大的挑战。能遇到的几乎只有当地的居民，行至第三个月才第一回碰到驴友，大家舒心闲聊一会儿再各自分开。他们走得太深了，像在冰面上切开一道裂缝，神秘，锐利；又将对原野的所见悉数以影像呈现，体感、纵深、风向、等高线，一度模棱两可的词汇都有了具体的形象，让人们心甘情愿地跌入这浩荡的自然之中。

"大横断"，是一块有着极大地形切割度的区域。在中国的西部，青藏高原的东南，数列南北走向的山脉在此齐聚，由北向南依次为岷山、邛崃山、大雪山、沙鲁里山、芒康山、他念他翁、伯舒拉岭，阻隔东西。这里，便是横断山脉。

正式出发之前，石头状态不是很好，长时间没去户外，疫情期间在家憋坏了，整个人像团被拧干的布，皱巴巴的，提不起生气。在某些时刻，他会想起那部在2013年年末观看的电影《转山》。那真是人生头一遭感受到一种来自内心深处的冲动啊，仿佛长久平静的湖面被一块巨石砸中，黯淡的心境被搅得七零八落，于是普通人掂量着"叛逃"，丢掉身边长久熟悉的秩序，迈开步子转身去大自然里走一走。

此次行程伊始，出于安全的考虑和对环境的保护，石头立下3条规矩：队员不得离开视线；由于雨季水量暴涨，尽量避开过河路段，沿着山脊走；路上不得留下任何垃圾。重装走线不同于一般意义上的户外徒步，探路部分没有信息可参考，只能实时判断，可能会发生的危险系数很高的突发情况难以避免，经验、准备工作、安全意识和队员们的互帮互助都非常重要。

一路上，除了频繁在社交媒体中出现的日照金山、青山绿野之外，当那些复杂的、整体的、高对比度的景观切入，一切悬而未决的慌张都陡然湮灭——塞拥沟的海子形似鲸鱼，色如碧玉；毗邻雅江、九龙和木里的各坝村宛如世外桃源，几十家藏房错落有致地分布在各处；还有划过流星的璀璨星空，与横卧在大片乱石堆中但依旧美得让人惊艳的亚摸措根。

或许远行的趣味正在于此？山谷、河流与海子，在黯然神伤中直直坠落。新月升起，远处的地平线冒出几座始料未及的山的轮廓，那么清晰。永恒的自然，深深浅浅的时空流淌其间，基因与尸骨自顾自演化，仿佛世界以冷酷之姿迎接生命，任其潇洒，任其没落，任年轻的气息驻留在岩壁与水波的缝隙里。美从磨难中杀出重围。

作为领队，此行石头承担的责任要比往常更多。打着电筒摸黑去山下找水，为生病的队友找药物找救援，时刻关照着大家的情况。50多斤，是他的常规背包重量，满满塞进去帐篷、睡袋、衣服、炊具、食物、药品、各类电子装备与头灯。偶尔队友体力不支了或是遇上突发情况，会负重更多，达到70~75斤。最重的那一次，因为路段非常陡峭，地势不好，还把腰给磕着了。

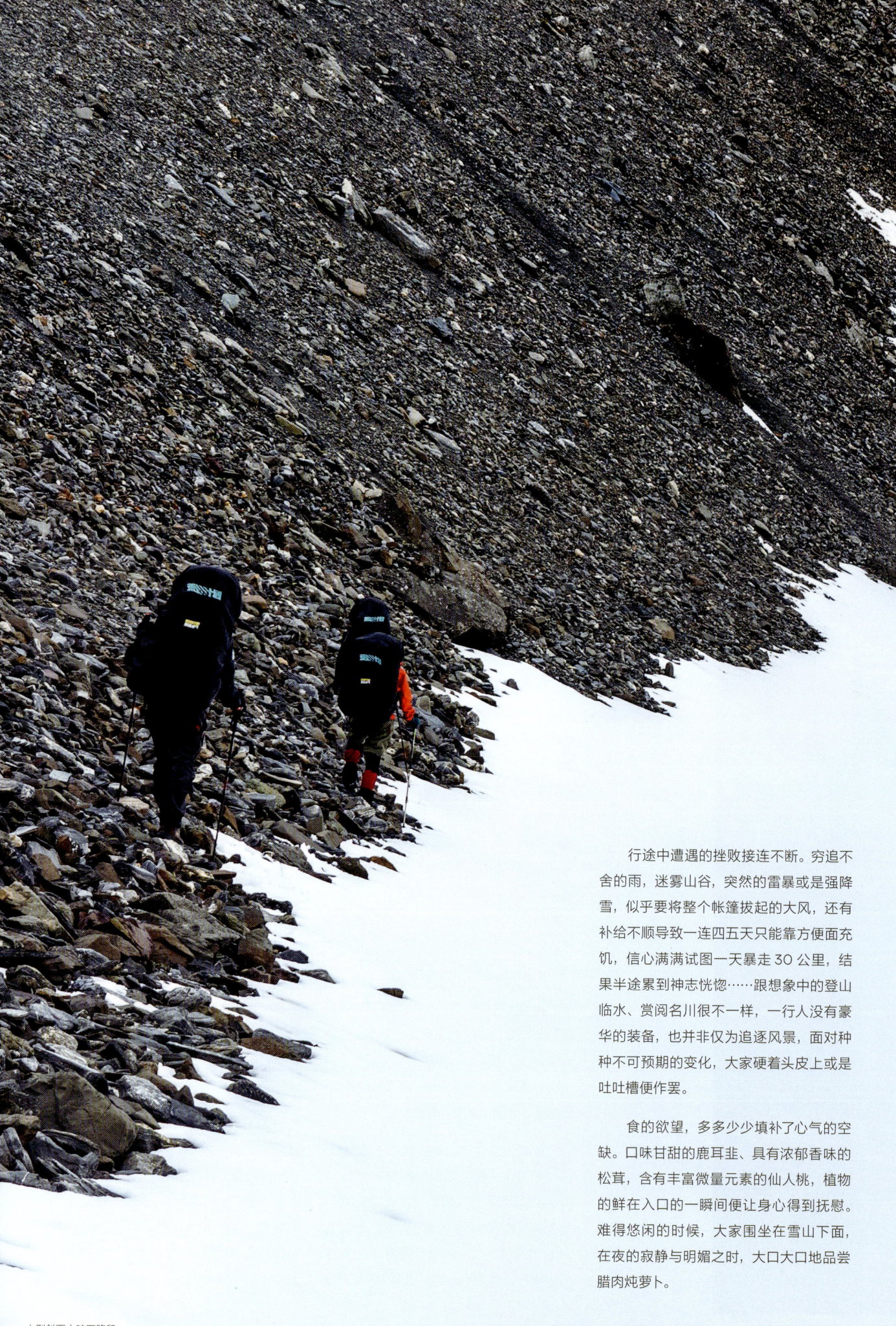

行途中遭遇的挫败接连不断。穷追不舍的雨，迷雾山谷，突然的雷暴或是强降雪，似乎要将整个帐篷拔起的大风，还有补给不顺导致一连四五天只能靠方便面充饥，信心满满试图一天暴走 30 公里，结果半途累到神志恍惚……跟想象中的登山临水、赏阅名川很不一样，一行人没有豪华的装备，也并非仅为追逐风景，面对种种不可预期的变化，大家硬着头皮上或是吐吐槽便作罢。

食的欲望，多多少少填补了心气的空缺。口味甘甜的鹿耳韭、具有浓郁香味的松茸，含有丰富微量元素的仙人桃，植物的鲜在入口的一瞬间便让身心得到抚慰。难得悠闲的时候，大家围坐在雪山下面，在夜的寂静与明媚之时，大口大口地品尝腊肉炖萝卜。

大型斜面小碎石路段。

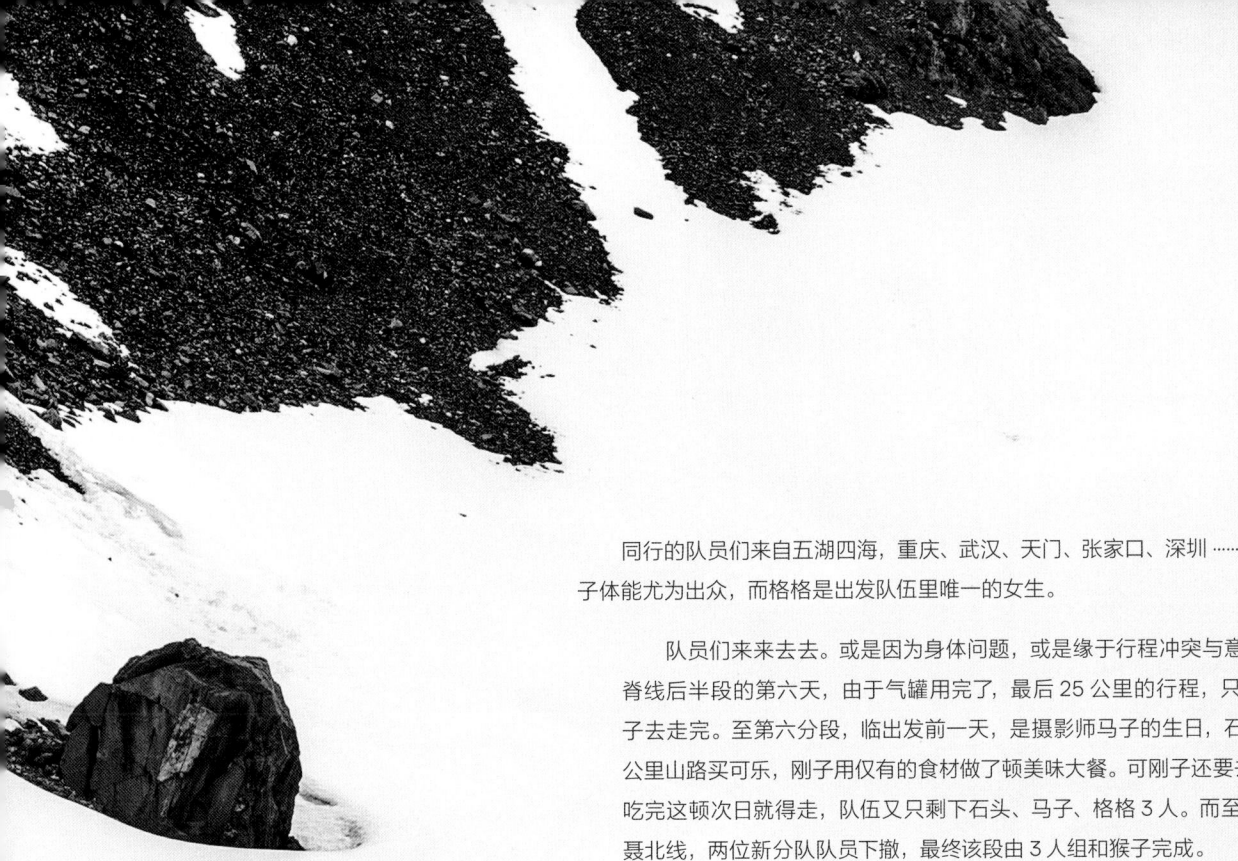

　　同行的队员们来自五湖四海，重庆、武汉、天门、张家口、深圳……其中以摄影师马子体能尤为出众，而格格是出发队伍里唯一的女生。

　　　　队员们来来去去。或是因为身体问题，或是缘于行程冲突与意外。贡嘎三脊线后半段的第六天，由于气罐用完了，最后25公里的行程，只有石头和马子去走完。至第六分段，临出发前一天，是摄影师马子的生日，石头来回走8公里山路买可乐，刚子用仅有的食材做了顿美味大餐。可刚子还要去西藏带队，吃完这顿次日就得走，队伍又只剩下石头、马子、格格3人。而至第十段的格聂北线，两位新分队队员下撤，最终该段由3人组和猴子完成。

　　在所有无法预料的故事里，深的遗憾都因雨而起。雨季来得比往年早，前期他们数次被大雨逼停，以至于行程远不及预期的顺利，接连多天没能超过日行10公里，许多漂亮风景也都没能拍到。长时间的降雨也冲散了他们对景观的向往，疲惫地、难掩失落地互相打气，被迫将精神聚集在单一的前行上。贡雅看海路段，一出发就是横切爬升，从灌木到杜鹃林完全没有路径，冒雨背着大包边钻边探路，密不透风的林子，着实费劲，好不容易钻出去，再过陡峭的崖壁，体能已经消耗过半。而最要命的时刻，发生在一个本以为很轻松的平缓路段。晴空转眼溜走，晚上大家照常聚在一块儿聊天时，格格着凉了。紧接着开始发烧，又发冷，全身像冰块一样，格格说她冷到不想活了，五脏六腑要被撕裂般，特别难受。

　　　彼时沙鲁里山已经是8月份，海拔4400米左右，连续落了16个小时的雪后，成了一片茫茫雪原。清早，石头他们先是去牧屋寻求帮助，扑了个空后转而试试用北斗海聊，得以和山下村里的牧民取得联系。

　　几番周折回村后，格格的身体慢慢恢复过来，又休养了几天。石头头发长长了，热心的村民大哥还帮忙剃了下头。

　　　尽管个体的局限在于无法避免意外与缺憾，但走过的证明和被打上烙印的身体终将随着时间的流逝印证自身。而在心心念念的风景之外，人与人的相逢也来得比假想更为坦然——折多塘山沟里遇到骑着越野摩托的现代牧民，配有最新款的GoPro全景相机；花海营地碰到牧民雨天上山找牛，便把雨衣借给了他们；吉居乡各坝村，班久大哥把客厅腾出来给队员们居住，之后又义气施救；在措青，马子操作无人机帮赶牛群；木里县唐央乡，途经条件简陋的巴尔牧场幼教点，在旅程结束之后，团队为孩子们募捐了许多物资寄过去……

　　所有的一切都在有秩序的移动中显现，队员们想表达却欲言又止的话语与情感被凝结起来，成为大地的俘获。无穷尽的荒野，一棵苍劲葱郁的树，一池阳绿荡漾的水，一簇饱满凌厉的云，每一次远行，身体都更进一步，在一时一地的真实细节和不断扩张的体验里，渐渐迫临自由。新旧杂糅的记忆，交互的城市生活与热气腾腾的大自然冒险，在人的感官层面重新规划一个内省的对话空间，下一次将去往哪里？

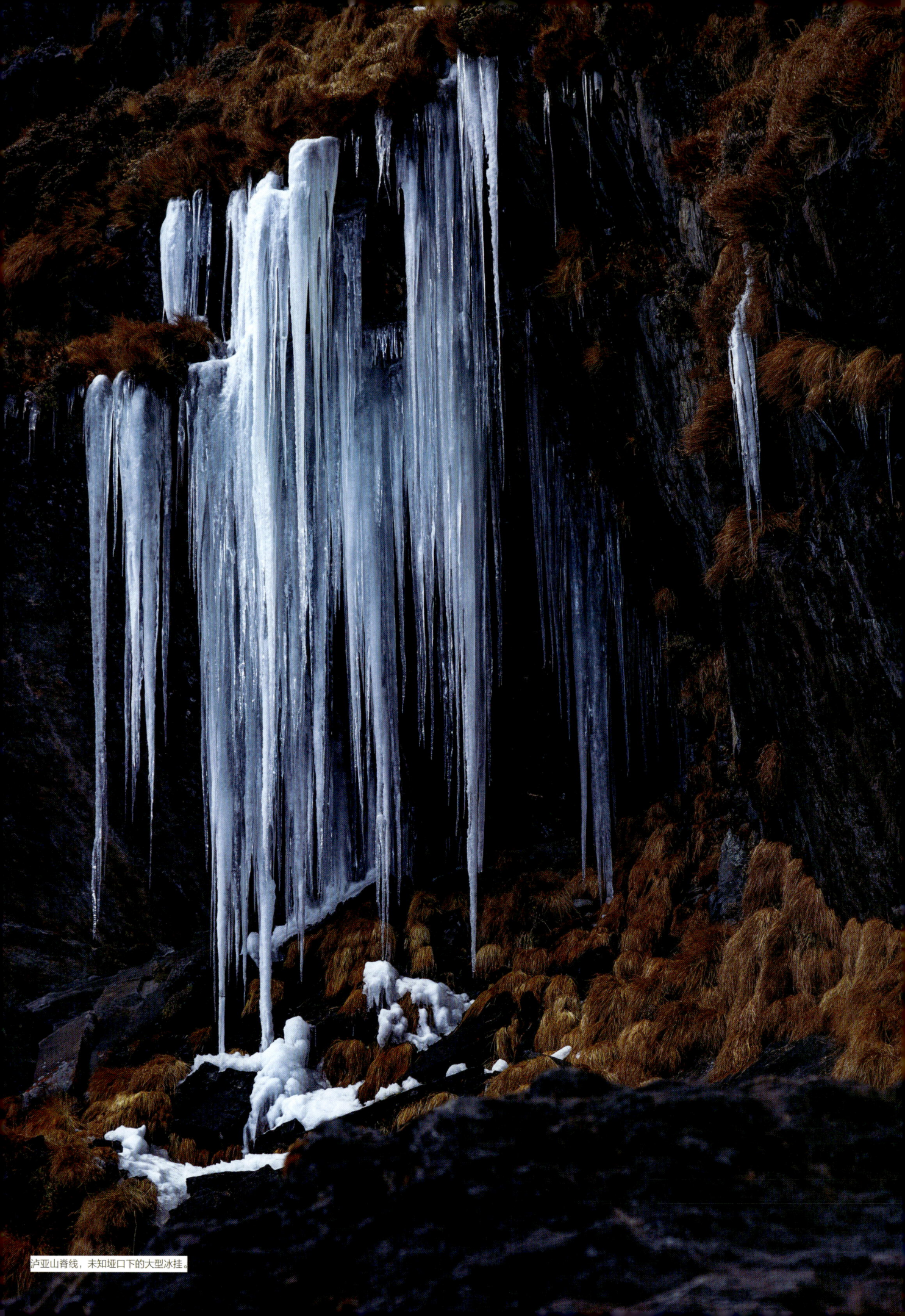

泸亚山脊线，未知垭口下的大型冰挂。

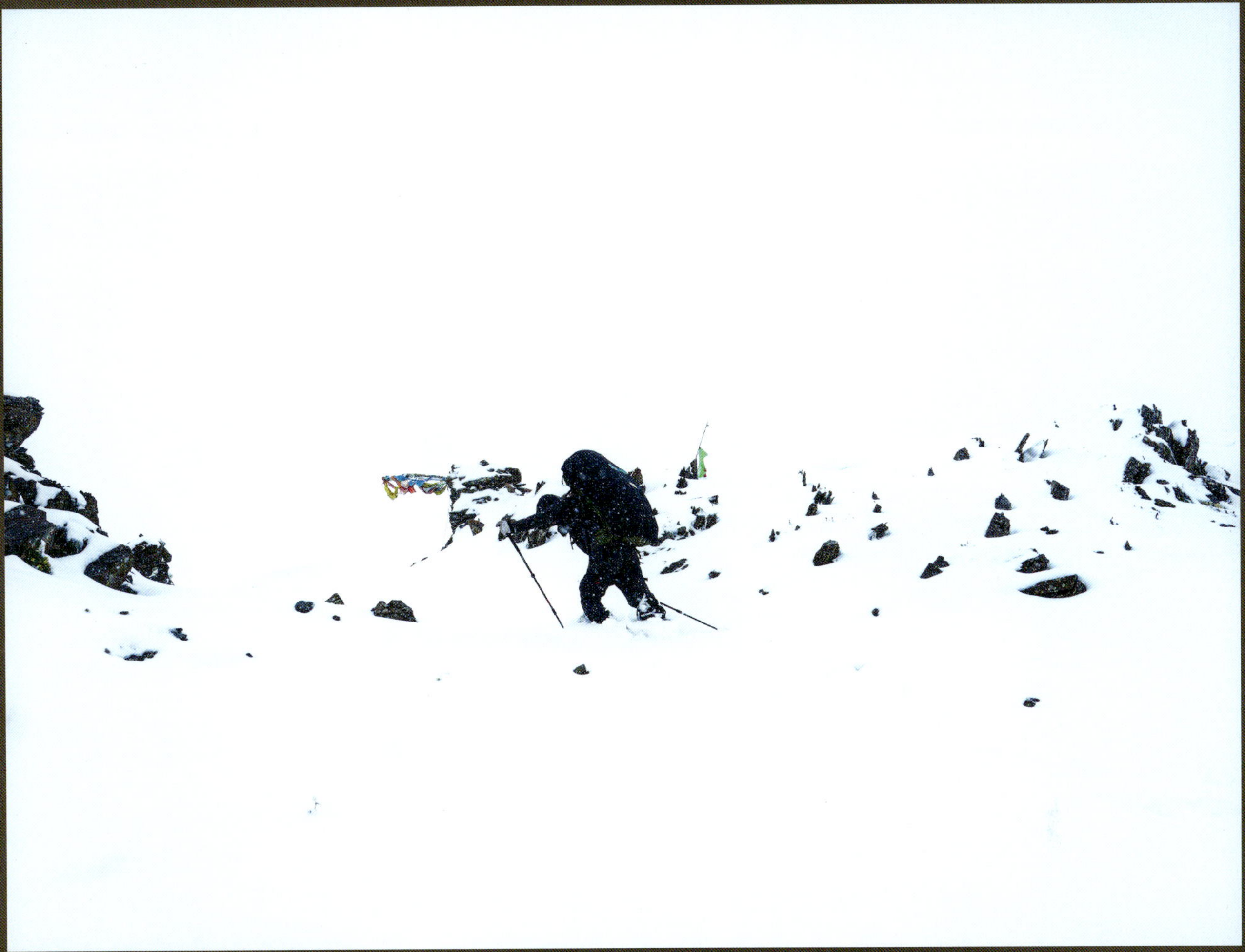

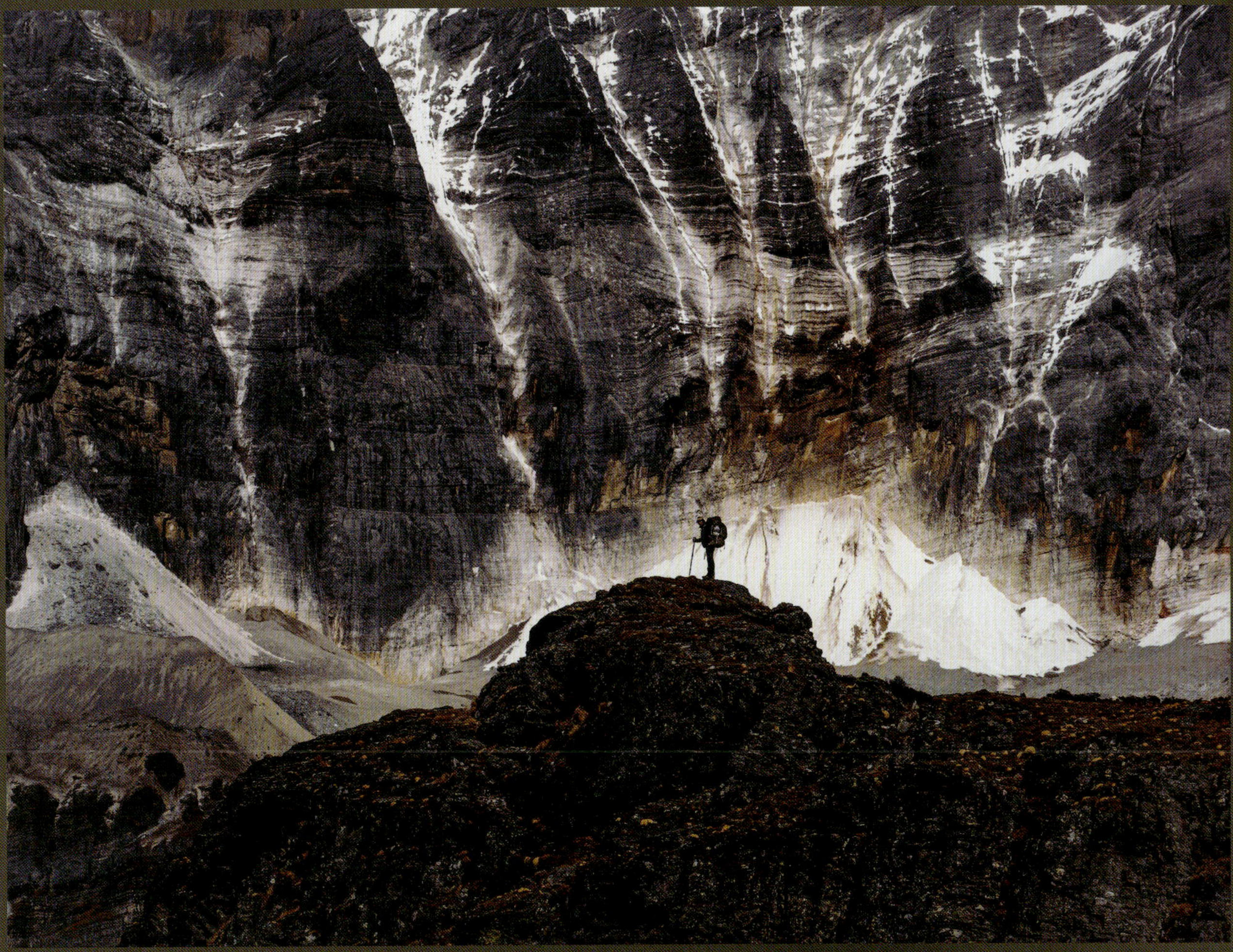

1 大雪中过垭口。 2 央迈勇,东南坡陡峭山体。

团队成员 TEAM MEMBERS

根据 2020 年、2021 年实际参与"百日大横断"行走路线时整理

	姓名	性别	年龄	背包负重(斤)	介绍
初始团队	石头	男	34	55~80	领队,负责探路及全程把控,拥有 8 年户外徒步经验,擅长路线规划、翻山越岭
	大波哥	男	45	40~55	8 年户外登山经验,爱好攀登雪山,2012 年以后开始技术型登山,以阿尔卑斯式登山方式攀登过多座山峰
	老帅哥	男	31	40~50	网瘾少年,玩户外就为了戒掉网瘾。6 年户外徒步经验,擅长埋锅做饭
	强森	男	26	40~50	越野跑爱好者,重装徒步新手,擅长下山
	格格	女	31	35~45	7 年户外徒步经验,擅长开各种车
	马子	男	32	40~55	摄影师,8 年徒步经验,热爱荒野里的一切
第二分段	蛇	男	36	35~45	资深越野跑玩家
第三分段	春涧	男	28	45~55	户外旅行博主
第五分段	刚子	男	30	45~55	高山向导 / 徒步领队
第八分段	蜗牛	女	30	45~55	
第九、十分段	泊岸	女	未知	40~45	5 年户外徒步经验
	夏肥	男	25	40~50	户外爱好者
第十一分段	柳叶刀	男	未知	35~45	外科医生 / 户外爱好者
	猴子	男	31	45~55	4 年户外徒步经验
	孤月	男	31	55~65	石头好友,资深徒步者 / 线路设计师
第十二分段	未央	女	31	35~45	格格好友,户外爱好者

分段路线 SEGMENTED ROUTES

分段	名称	起止点	全程(公里)	累计爬升高度(米)	风景特点
一	子龙秘境	泸定县子龙沟→解放一村	53	3165	可观赏的景点包括森林、河谷、瀑布、雪山
二	云上雅拉	孔玉乡的俄日村→雅拉乡的中谷村	约 75	近 6000	有壮阔的雅拉雪山、美丽的塞拥沟与火烧林
三	贡嘎三脊	康定市折多塘村→上城子村	140 多	13000 多	沿着贡嘎西面山脊设计,适合观赏云海、雪山
四	贡雅看海	贡嘎山镇上城子村→各坝村	近 100	近 8000	海子众多、塔黄遍地、森林密布
五	白山看花	雅砻江边的牙衣河乡→唐央乡里多村	近 70	6000 多	沿途以高山草甸为主,整体来说比大雪山山系要缓得多
六	散涅看花	雅江县江中堂村→唐央乡当达村	60	近 6000	有很大的牧场、乱石堆、连绵不绝的小山群
七	亚屋林海	木里县牙(亚)根寺→屋脚乡	140 多	10000 多	属于沙鲁里山系,路上多为原始森林、高山牧场,也有不少漂亮的海子群
八	泸亚山脊	稻城县康古村→稻城县向英村	102	8600	亚丁三神山最佳环境点,还有丰富的海子与森林
九	野切看花	得荣县沙麦丁→乡城县热打镇	80 多	近 7000	沿途以高山牧场、原始森林和花海为主,人迹罕至
十	云上沙鲁里	乡城县热打镇→理塘县喇嘛垭乡	160 多	10000 左右	很漂亮的一条线路,风景丰富,有森林、雪山、海子和很多的牧场
十一	格聂北线	理塘县喇嘛垭乡→巴塘县江巴顶村	150 多	9000 多	拥有峡谷、冰川、河谷、五连海和央莫龙雪山群
十二	他念他翁	芒康县拉岗村→左贡县扎玉镇	100	10000 左右	属于横断山七列山脉中最为狭长的一列山脉,整体线路多河谷与森林,高山林立

户外词典

垭口 方言。狭窄的山口。多为进山通道必经之处。

海子 方言。内陆湖泊。

塔黄 生于海拔 4000~4800 米高山石滩及湿草地的一种草本植物,开花后花柱可高达近 2 米。

等高线 地形图上标高相同的点连成的封闭线。用以表示地势的高低。

北斗海聊 一款户外卫星通信工具,通过手机 App 蓝牙连接海聊设备,无需手机信号或网络即可发送卫星短信。也支持一键 SOS、轨迹记录、位置实时追踪、多人位置共享、查询当前位置天气信息等功能。

阿式攀登 全称阿尔卑斯式攀登,是一种登山方式。通常意味着不需要架设固定绳索、高山搬运和氧气瓶,仅靠自己携带简单的装备快速登山并下山。

#ABOUT
对话领队石头

(**PROFILE**
本名周杨。户外爱好者,2014 年第一次涉足户外,从此每年 3~7 个月游走在中国西部各个地方,两入新疆,十进西藏,数十次涉足川西。)

(Q) "百日大横断"这条路线是怎么定下来的?走之前要做哪些准备工作?

(A) 横断山脉非常大,2019 年我和好友余星走了北线,南面还有很多地方没有去过,所以很想把横断山脉走出一条最为完整的线路。正式走之前,需要做计划书、安排路线,以及招募队员、准备装备。

(Q) 为什么会选择在 6 月出发?

(A) 因为走线时间长,在雨季还能走,冬季寸步难行。

(Q) 看到你全程负重都很多,负重多少和身高、体重会有关系吗?

(A) 有一个说法是负重不要超过体重的 1/3,但实际上我感觉还是因人而异。我是农村出来的嘛,通常负重 50 多斤对我来说没有什么问题。虽然这次大横断走得很辛苦,有 3 次负重超过 70 斤,也很累。

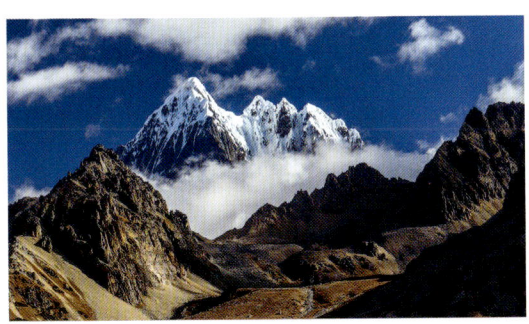

(Q) 128 天的全程,有多少天遇到了下雨?遇到过被淋透的情况吗?是否会临近失温?

(A) 只有 13 天不是下雨天,听着很吓人吧。一直淋雨,有一次因为钻林子全身被淋透。其实本身是小雨,但它还是会从脖子里钻进去,打湿了以后,行走过程中也换不了衣服。临近失温的感觉就是很冷,全身一直在发抖,大概持续了半小时到一小时,直至走到营地。

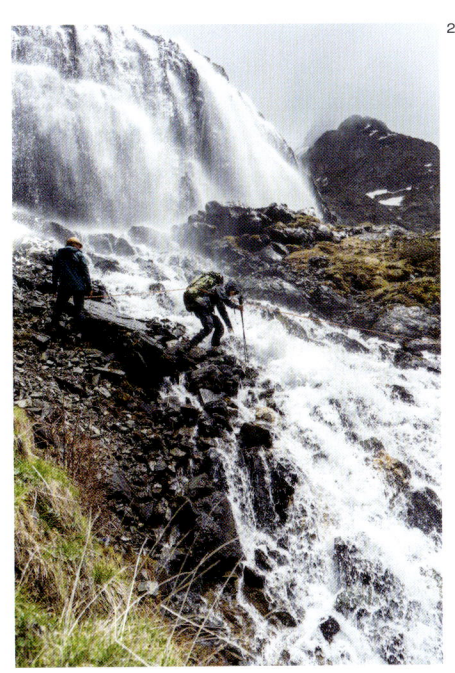

(Q) 作为领队要怎么来协调大家的步行节奏?怎么把握整体的进度?

(A) 我会以最后一位队员的速度来作为整体队伍的前进速度。基本上保证大家都在可视范围之内,能看得见彼此,走在前面的看到后面的落后得有点儿远了,也会停下来等。

一般我走的话,会根据实际线路情况,通过卫星地图和等高线大致判断一天能走多少公里。打个比方,如果一条 60 公里的线路我预计 4 天能走完,我会准备 6 天的食物。以及遇到类似连续大雨和打雷的情况就停下休整,最少的一次我们 1 天只走了 1 公里多。

(Q) 体能消耗过大会有哪些表现?怎么判断队友嘴上说没事,实际已经快不行了?

(A) 第一个表现是他们走着走着就开始掉队,走一会儿歇一会儿,甚至几十、百来米就要歇。第二个是如果发现走路不稳,左右晃,那问题就比较严重了,可能已经出现了幻觉或者神志不清。

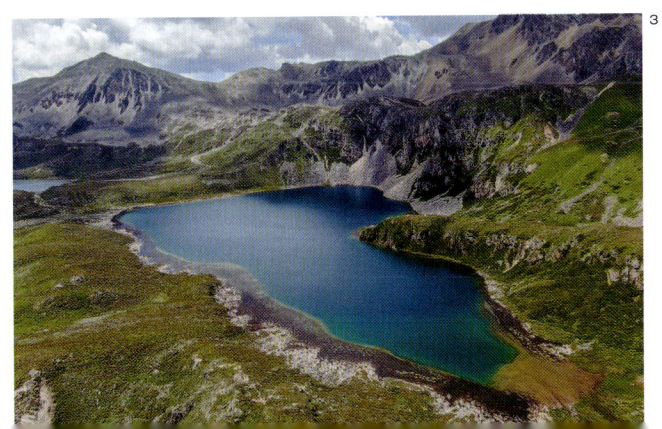

1 他念他翁山脉中的大米勇雪山。
2 在绳子的辅助下,小心翼翼地过瀑布。
3 心形海子。

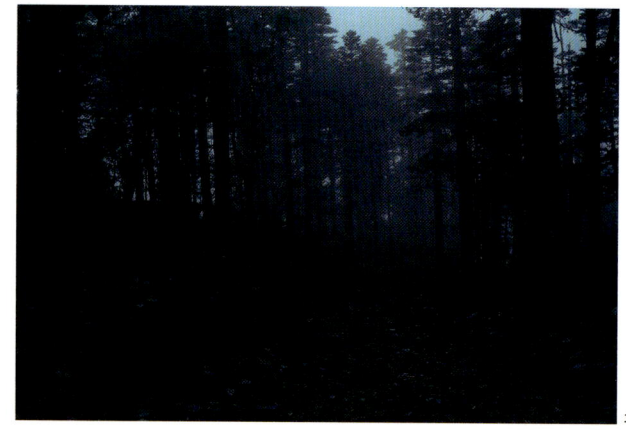

(Q) 队员是怎么组到一起的？整个路段不断有人加入和退出，你的感受是什么样的？

(A) 初始队员都是朋友，本身比较熟。分段队员多是《户外探险》在其平台里面招的人，再让我审核。

其实每一次有人退出我都会感到有点遗憾的，很舍不得。分段队员人也都很好，大家在队伍里非常融洽，走得很开心。本来我是很有信心都能一起走完的，按照自己正常的行进速度，我最初评估的是50~60天，后面对大家说70~80天能走完，没想到天气那么差，走了那么久。

(Q) 你自己是怎么做到体能那么厉害的？怎么锻炼？

(A) 在重庆的时候，工作是做高空幕墙，体力活，领日薪。我也会经常走路，一般10公里的话，不赶时间一个多小时我就晃过去了。最疯狂的时候是走大横断之前，当初设计的路线原本是2700多公里，太想走了，只要能锻炼就随时锻炼。半夜3:30起床，走近20公里，在7:00前赶到工地。白天上完9小时的班，晚上再走20公里回家，坚持了一个来月。有时候想负重，我也会背着大包走楼梯、练下蹲。

这份工作也做了差不多10年，就是因为在工地上做，时间比较多，想出去看一下嘛，才去走的。

(Q) 以前走线的时候，是不是通常也是有同伴的？有自己一个人的时候吗？

(A) 都是有队友的，只有第一次走大横断北线的过程中，队友临时有事，自己一个人走了20多天。

(Q) 所以是出于安全考虑，还是因为你本身也很喜欢和他们相处？

(A) 两方面因素都有。一个人走户外很危险，摔个跤或者磕磕碰碰可能就走不出来了；户外的大型动物通常也不会攻击群体，但一个人就不好说。大家结伴而行，有话聊，也不会那么孤独，我非常珍惜。其实走长线，最磨炼的还是一个人的心智，你分开一段一段的，很多人都能走，但超长的，很多人是做不到的。

(Q) 是否可以分享一些减少体能消耗的办法，以及涉水和过石堆的经验？

(A) 我很注重调整自己的节奏，总是保持着舒适的状态，尽量不要出汗。我喜欢用登山杖，这样手臂会很用力，把下肢的力量分摊一部分到上身去。另外像在雪地里行走，我落脚也很轻，虽然背的包很重，但走在雪地里的时候踩出的脚印很浅。"哐哐哐"踩进去的话，每一次拔出来都要更用力，走久了会相当累。

走户外我很怕过水的，有好多认识的人过水都被冲走了。很多人背包涉水的时候，把包紧紧扣在身上，人要是倒在水里了，就很难控制，很难爬起来，整个人连着包随波逐流。包的浮力比较大，它是往上浮的，人会容易呛水。水里本身石头又多，头要是撞上去，基本凶多吉少。一般过河，我都会把包的腰带和胸带解开，实在不行会弃包。我也不会选择过很深的水，特别是新疆那边的路出的事故比较多，到大腿的水可以过，到屁股、到腰的不过。山里的水通常比较冷，又急，到腰那儿很容易就站不稳。

走石堆大部分时候是前脚掌着地，主要靠小腿的力量稳住，走习惯了过石堆可以很快。那种容易松动的石头会更危险，我经历过最惊险的一次是过一块很大的石头，大概500斤，我整个人跳到石头上面，结果那块石头整体往下面掉。我踩在上面，是人先掉下去了，接着转眼间那块石头就落在我的脚前面。要是砸在我腿上，我腿就没了。

(Q) 在你整个的户外生涯里面，还遇到过哪些很危险的情况吗？

(A) 第一次出去重装徒步，差一点坠崖。那时是在垂直于地面几十、上百米的崖壁上面有一条很小的路，人走过去包没有过去，把整个人就往外顶，坠崖后的第一反应是把树枝给抓住；第二次是2015年走贡嘎，吹了凉风导致高反严重，感觉要休克了，心跳得很快，那种加速比我跑步后的心跳还要快，整个心脏都要跳出来了，胸口一直像被针扎一样，还好自己调节过来了，顶着那种痛慢慢调节；有一次肺水肿，也是因为咳嗽，以及体能透支引起的，明显缺氧的症状，一直呼吸急促，但感觉没有氧气进去，很恼火，吃完药后好转；还有一次探路，冰岩混合路面走不通，然后我就攀岩上去，上去以后被困在崖壁上面，差点儿没能下来。

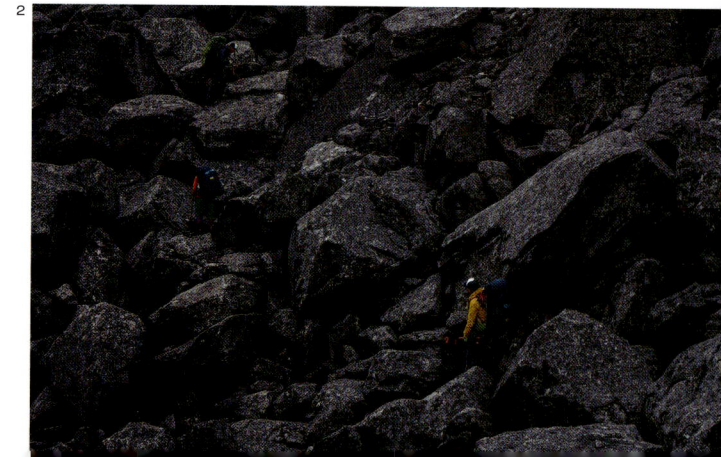

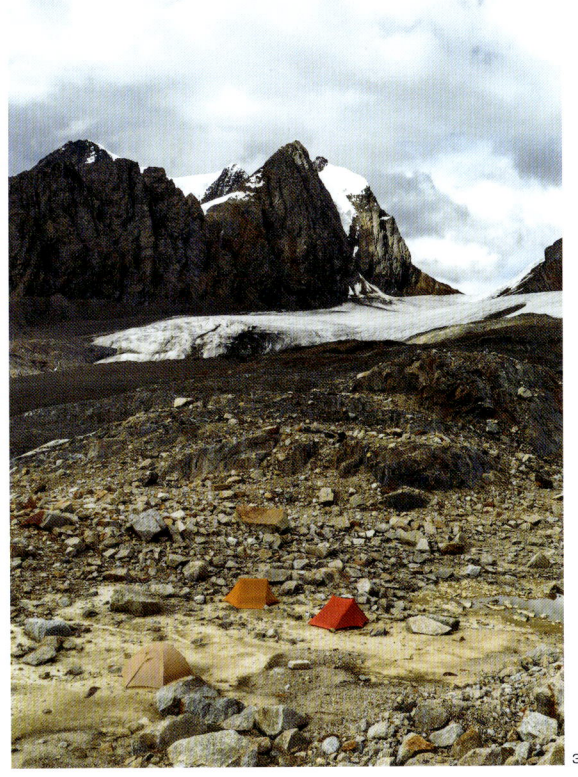

3

(Q) 除了大型动物之外，大自然里的小昆虫们有没有可能会造成一些麻烦？

(A) 绝大多数地方，小蚊虫不会有什么危险性。只有像新疆喀纳斯西线那种，蚊子密密麻麻的，你一停可能就是扑上来几十、上百只。还有就是蚂蟥，但蚂蟥要是真咬上来，你撒点盐它就掉落了。

(Q) 这次走大横断南线，经常看到你们用泡面解决吃饭问题。也有很多网友问为什么不带一些压缩类肉食，以补充蛋白质，这个说法有道理吗？哪些路段在食物补给上极其困难？

(A) 有一定道理的，很多时候是因为食物补给难，在当地的小店铺能买到啥就是啥。平时走一次性的线路，都会带脱水蔬菜、腊肉还有香肠之类容易保存的食物，晚上做菜吃，这是主食。路餐会带士力架、牛肉干、干果、沙琪玛、糖等，以及火腿肠这些能量高一点的食物。另外一定要带的是维生素类补给品，因为山里面很缺矿物质和维生素。

第二、四、五、六、七、九、十段都不好补给。

(Q) 户外用水问题怎么处理？有哪些水是可以直接喝的吗？什么情况下找水源特别难？

(A) 那种很清澈的小溪，或者泉水，理论上是可以喝的，但是我们一般不喝生水，都是煮沸了再喝。

我们这次设计的线路很多是在山脊上面，山脊视野比较开阔，很适合看云海，但有个弊端是上面没有水源。我会通过卫星地图和等高线辨别哪些地方有沟壑，再从山顶下去 200~300 米落差的地方，大部分情况下都能找着水。

(Q) 你最推荐的线是哪里？

(A) 第一、二、三、四、九、十、十一段我都特别推荐，风景很好。但是很多路线需要修改，或者是根据自身情况调节，有的强度太大了，可以拆分来走。比如贡嘎我们走了 17 天，但其实可以把它拆分为 2~3 条路线。不拆分的话，相对来说第九条最轻松。

(Q) 长时间行走会给身体带来什么样的变化吗？

(A) 短期表现就是会瘦很多，平时我的体重是在 130 斤上下。走线通常会走到 110 斤，最多一趟下来瘦了 30 来斤。强度大的线路，走 20 天都会瘦 10 斤，但回到城里生活会再养回来。长期锻炼不仅是对身体特别好，呼吸更轻、体能更好之类，更多的其实是状态上的改变。我以前是那种，感觉这辈子也就那样了，没有期望，没有目标。后来搞了户外之后，有了目标，强制要求自己锻炼，时间久了，自己也会变得积极，很有活力，心态也变好了嘛。

(Q) 你怎么看待"挑战极限"？

(A) 我是这么想的，走户外无非有两个期待：第一是风景，第二是在有安全保障的情况下去完成一些线路。

从身体上说不是很愿意面临极限的，很多时候其实是要么走要么死，生命真的很脆弱。每次都想着千万不要有生命危险，也不要出现那种誓死一搏的感觉。

大部分时间很少涉及挑战极限，说挑战的话，像塔克拉玛干算是一种很大的挑战，去完成一些以前别人没有完成过的，或者自己没有走过的路线，会有一种荣誉感。而且我不太会有那种征服的想法，就是去享受，把整个人打开了去享受。

我也会经常想会不会出意外啊。印象最深的也是第一次走大横断的时候，余星在瀑布边上摔倒了，掉到离瀑布只有 1 米的距离，瀑布边上有一根保护绳，他在摔倒的一瞬间抓住了绳子，那次真的把我给吓坏了。我以前胆子很大的，这种事情经历多了胆子越走越小，我会非常警惕。大横断中，我们有一次在山脊上行走，突然打雷下雨，我嗖嗖嗖几分钟就跑到沟底扎营了，在那里躲雨等雷过去，队友们都很不理解我怎么这么怕。以前遇到过在山坡上扎营，也是雷雨天，那次打雷打到什么程度呢，那个雷声听得我耳朵刺痛，感觉随时会被雷劈死，很恐惧。

可如果万一真发生什么意外，也还是会坦然去接受，毕竟这是自己选择的嘛，没办法。

1 原始森林。
2 大型乱石垭口。
3 相丘曲格。

119

(Q) 为什么会每年都往户外跑?

(A) 很简单,看到了以前从来都没看过的风景,并被那里的人文和大地深深吸引。只要身边有人说想去走线,我就会一起参加。

包括走大横断,其实最开始是我朋友提出来的,我只是作为一个领队和完成者。我朋友40岁了,他跟我说他很怕再过个几年就走不动了,所以想去走一条超长路线,在人生的尺度里面去完成一件让自己觉得骄傲的事情。

(Q) 你眼中的大自然是什么样的?当你置身其中的时候,你的心态是什么样的?

(A) 大自然永远值得人去敬畏,永远值得人去欣赏。我们经常开玩笑说,老天爷打个喷嚏都能让你要死不活。在大自然里行走,有时候真的会感觉整个世界只剩下大自然和我自己,完全融入进去,让我获得一种极大的平静。

也会听到有人说,为什么要去户外找虐啊,家里的床不香吗。有火锅有烧烤啥都有,多舒服。走户外有时候确实很苦,但走完也会让你更珍惜现在所拥有的生活,回到城里,想起在大自然里很平静的那种感觉,会平复掉一些烦恼。

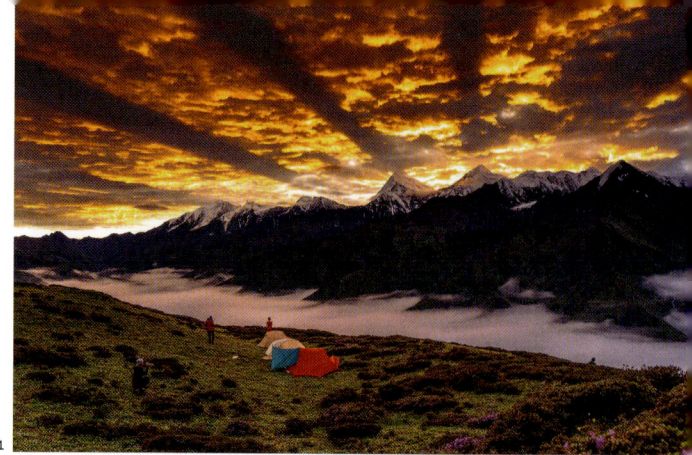

1 贡嘎山脊的日出。出现日出的前一晚刚下过大雨,早上6点钟的时候,对面的贡嘎雪山群上方的天空慢慢变红,部分光线由于山体的遮挡被分割开,非常壮观。

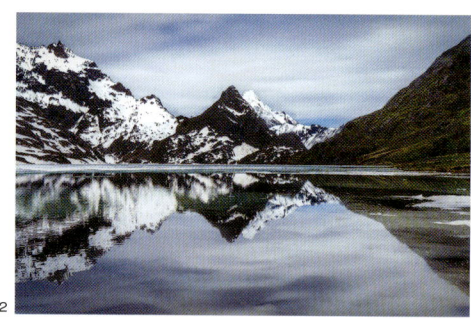

2 子龙沟。

(Q) 2021年去了哪些地方?还有哪些线是准备要走的?以后还有哪些地方想去的?

(A) 目前已经去了黑竹沟、唐古拉山、千错千寻和泸亚山脊。2022年有5个月会在西藏全境,另外4个月走一些国内入门线路。

最近几年还是想继续保持一种自由的状态。虽然已经去过了很多地方,但跟中国的广博比起来,还是去得少,还有很多想去的,比如珠峰东坡、希夏邦马、库拉岗日、波密北线、唐古拉山脉、天山、岗日嘎布、高黎贡山脉、塔克拉玛干、喀喇昆仑山脉,这些估计需要3年完成。

3 坐落在中国西藏木里地区唐央乡的牙根寺,迄今已有400多年的历史。

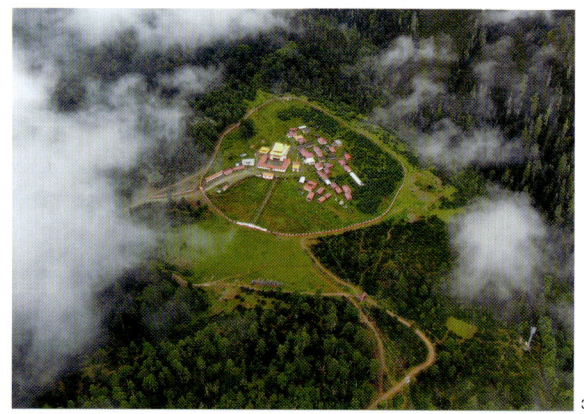

(Q) 对想走进户外的新人,是否可以给一些建议?

(A) ❶ 体能储备,户外说简单一点,就是户外运动,基本的体能还是必需的,平时多锻炼身体。

❷ 循序渐进地选择线路,开始可以走一些简单的线路,比如两天的周末线,比如武功山等。

❸ 多做功课,对自己要去的地方一定要熟悉,知道线路强度如何,需要如何准备物资。

❹ 选择合适的队伍,最好是找熟悉的人带入户外(或者靠谱商业队)。

❺ 敬畏大自然,多学习户外知识,多和"老驴"探讨,户外最怕的就是无知无畏。

#ABOUT
对话
摄影师马子

(**PROFILE**
本名熊文凯。户外爱好者，品牌视觉设计师，摄影师。骑行318川藏南线、环海南岛、环湖北；自驾阿里大北线、山南大环线、那曲环线；摩旅阿里中北线；徒步神农架、大五台、小五台、鲁朗原始森林、库拉岗日、稻城亚丁大转山。)

(Q) 作为摄影师，需要为整个项目的拍摄做哪些准备工作？

(A) 接到邀请的时候，正是疫情期间，大家运动量少了很多，所以首先是要进行体能上的准备。我给自己制定了训练计划，每个白天练深蹲+上下楼梯，晚上跑步10~15公里，以及每隔一周去外地进行一次登山负重拉练。再就是拍摄上的准备，背无人机进去的话，需要规划航拍点位。最后就是设备，由于无人机必须得用那种家用的大电来充电，而一进山就是十天半个月后才能找着充电的地方，所以只能自己背电池进去。但负重有限，取舍很关键，像带屏遥控器、三脚架就没有带在身上。

(Q) 这次经历了掉下悬崖、山体滑坠和遇熊，当时具体是怎么发生的？受伤了吗？身体上有哪些表现和感受？

(A) 在掉下悬崖的过程中，我迅速抓住了树枝和草，没有那种即将要失去生命的危机感。但经历山体滑坡的时候，周围的山体全部都带着我往下面滑，石头一点点把我往下埋，那个时候真的觉得离死亡只有一步之遥。条件反射当时立马大喊救命，但队员离我有一定距离，所幸几分钟后山体停止了运动，我自己爬了出来。那次对心灵的伤害真的很大。腿、胳膊，包括颈部，都被石头压住，造成了一些血印、压痕。这件事情发生之后，大家都心有余悸，格格因此放弃了走第七段。之后走线遇到这种横切的比较危险的路段我们也都会避开，宁愿选择走更远、危险性更小一点的路段。

遇熊时，还下着一点小雨，我们在森林里面走了很久。其实遇熊是有预兆的，如果你在山上遇到牧民带着藏獒（平时放牧他们是不带的)，那就要当心，附近区域可能有黑熊。后来也的确碰到了，当时看到一只离我们一二十米远的小熊，背对着我们，我拿出相机正准备拍，石头见状赶紧拉着我走了，担心我们被可能在附近隐藏着的、警惕性和攻击性都很强的母熊攻击。

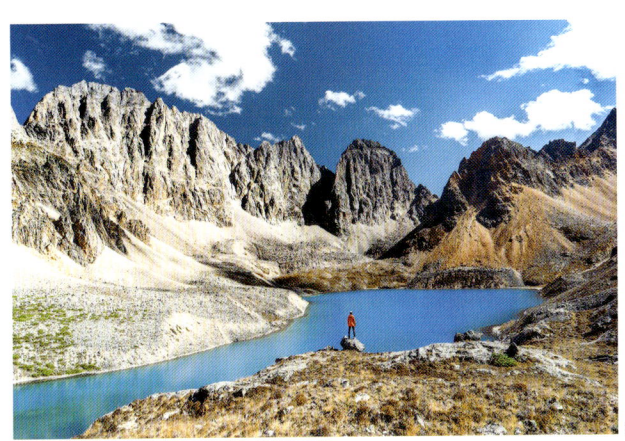

1 他念他翁的勒松阿措。
2 坐若湖营地，直面贡嘎。

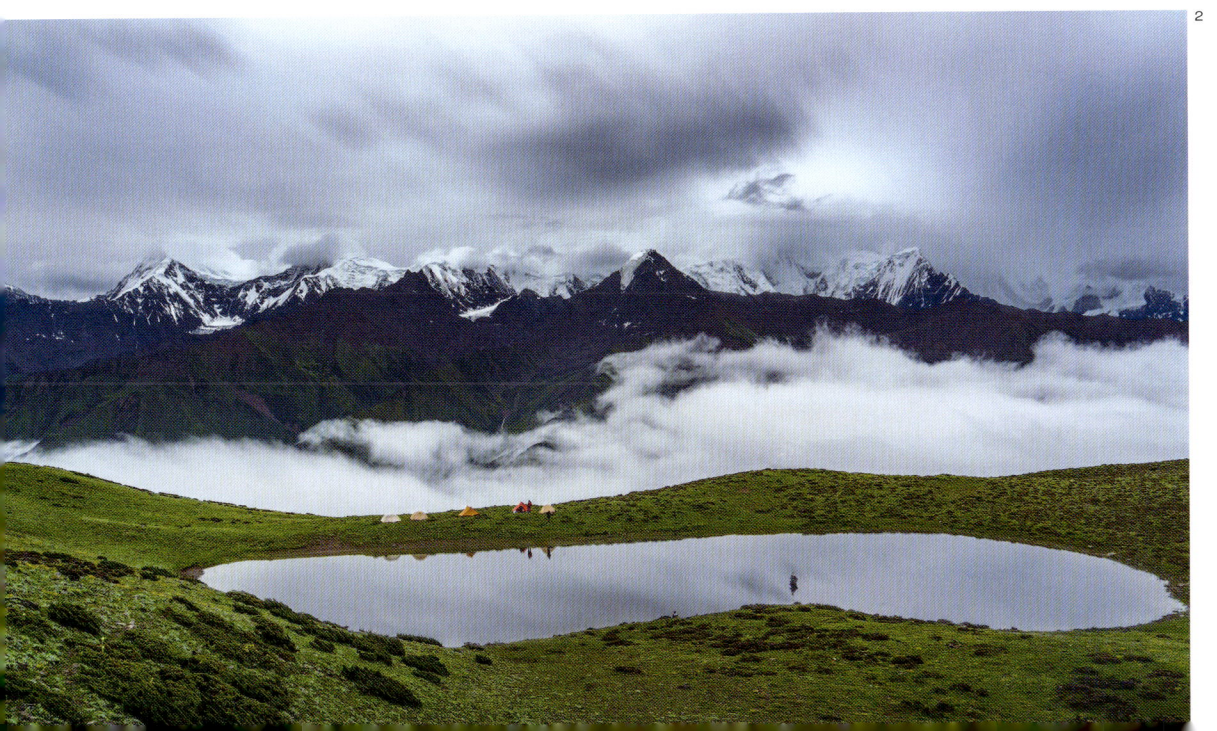

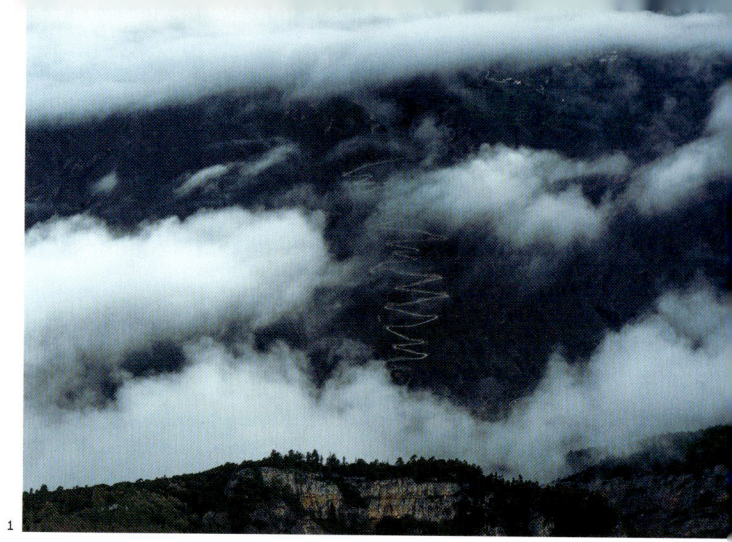

(Q) 行程中为什么会一直想喝可乐？那么沉的一大瓶挂在身上，但好像大家都很爱喝。

(A) 纯属个人爱好。不在山里其实喝得比较少，但徒步很多时候是枯燥的，大家需要一些东西来刺激自己，喝点可乐会高兴一点。

(Q) 如何考虑安全性的问题？

(A) 我走之前其实没有太担心安全会出问题，一方面是我玩户外已经好多年了，重装徒步在我看来是在各类户外运动里面安全性很高的。我最开始玩骑行，在西藏骑行的时候，看到别人直接骑进雅鲁藏布江里去。后面玩瀑降，也亲眼见到过别人掉下去死了的。后来开始玩徒步。在山里面，走的每一步都是自己可以控制的，即使迷路了，准备的吃的喝的睡的物资，都比较充足，不太可能说走不出去。

但前期的把控很重要，石头之前已经走过一次大横断，他对那一片山区的地形地貌都熟，在片区已经走了四五千公里，村民也都认识，有很好的基础。当地基本上每个村的村长，或者一些村民、牧民，他都留了微信或者电话，包括哪些地方风景好，哪些垭口能不能走，也会和牧民去沟通，所以他在对安全的把控上面，还是有一些经验在那里。

(Q) "百日大横断"这条路线的难度如何？

(A) 基本上可以说，最简单的分段都比商业队平时走的最难的地段还要难。刚开始我们觉得大横断可以成为国家级的步道，走完之后觉得没可能了，因为危险性，加上地理位置比较特殊，救援很难及时到达，感觉再过二三十年也不可能。中等以上的"强驴"才能走，可能只走两三年的，一个分段都很难完成。加上不少地方完全没有路迹，地理知识不够也是完全走不了的。

(Q) 是怎么开始户外的？你眼中的大自然是什么样的？

(A) 我家在江汉平原，从小到大都没有见过山，一直到上大学才第一次见到雪山和冰川，被震撼到了，就决定要去户外。因为你想看到更隐秘的风景，只能用自己的脚步去触达。

山里面通常也没有信号，大家一起围坐在篝火旁，看看风景，随心所欲地聊天，没有其他杂念的干扰，也没有什么烦恼，我很喜欢这种原始的状态。时间久了之后，跟山里的人接触，觉得偏远山区的人，那种纯粹和善良，带给你心灵上的震撼会远远超过风景。遇到过几乎与世隔绝的村庄，他们下午6点就关门了，从外面跟他们说话也不会理的，但是白天你和他们沟通，虽然都听不懂对方的话，还是会感受到他们的热情，他们会把最好的东西都跟你分享。也包括我们那次在山里面碰到的牧场幼儿园，我们走了两个多月才走到那个地方，那里没有水也没有电，当时那个女孩从外面很远的地方背着一桶水过来，邀请我们去她家里面喝茶，去了之后才发现是个幼儿园。之前也没见过牧场幼儿园，而且条件非常差，基本上什么都没有，试着跟老师沟通了会儿，在交流中也感受到她对小孩子教育的那种热情，很受感染，就希望能帮助他们。

(Q) 会一直走下去吗？

(A) 会。户外这方面国内起步是很晚的，不说跟欧美，跟日韩相比也有一定差距。我很希望能把国内一些好的风景，包括一些人文方面的感触，用镜头表达出来。希望有更多的人能够参与到户外，或者环保和公益这块。希望国内那些崇尚自由、崇尚探险的群体能慢慢发展起来。

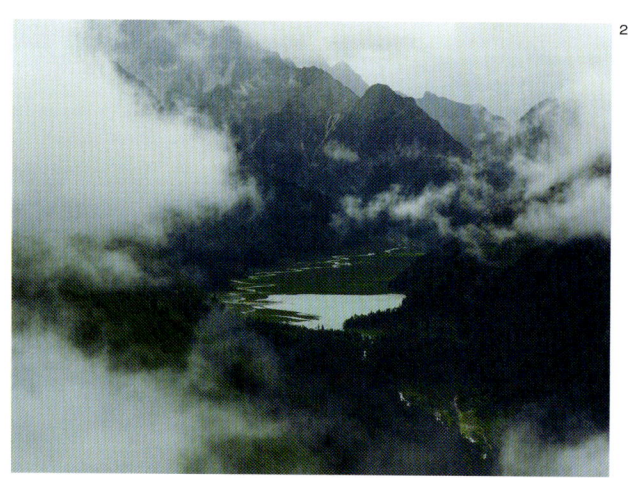

1 野切云海。
2 莲花湖。

3

4

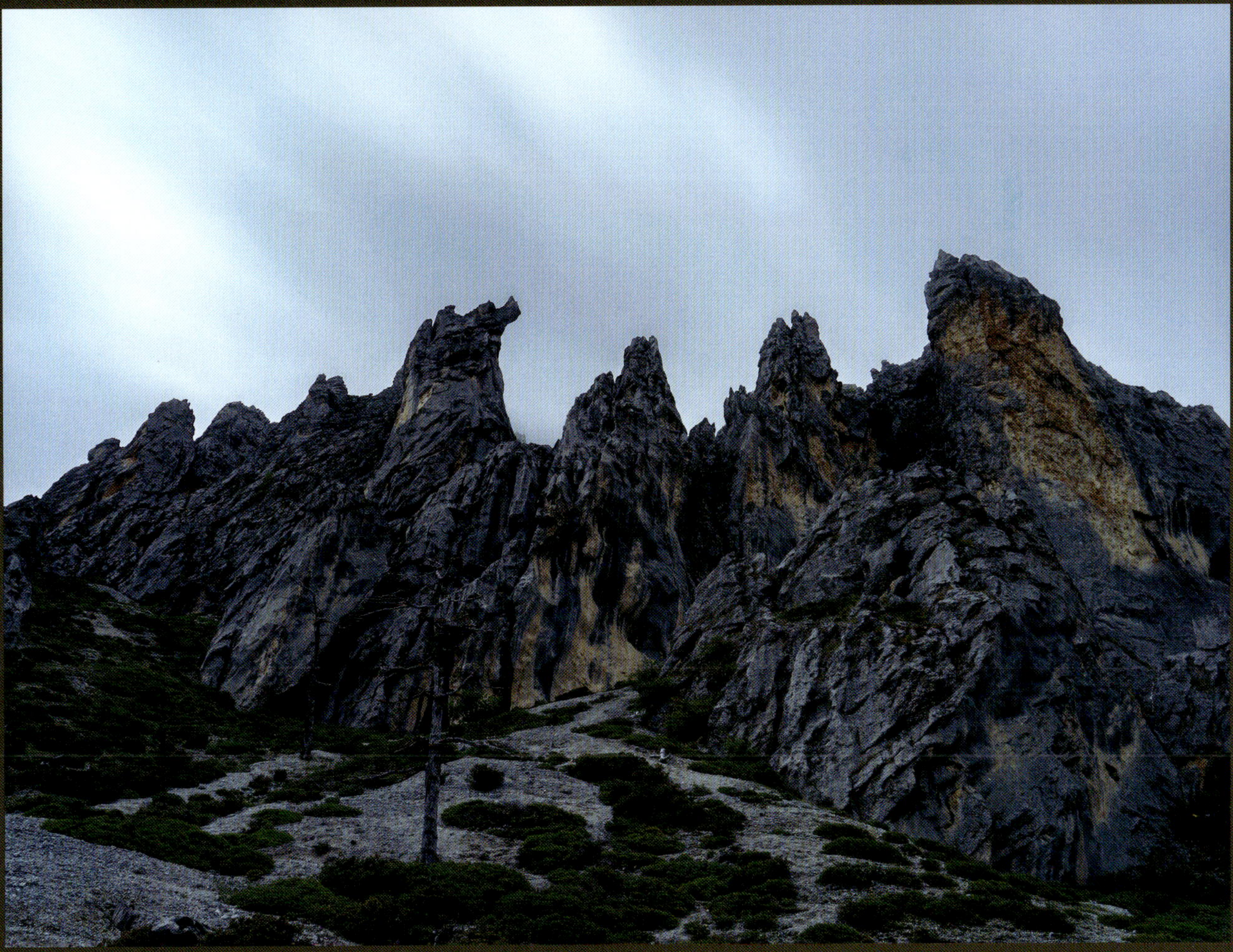

3 达美拥雪山的日照金山。

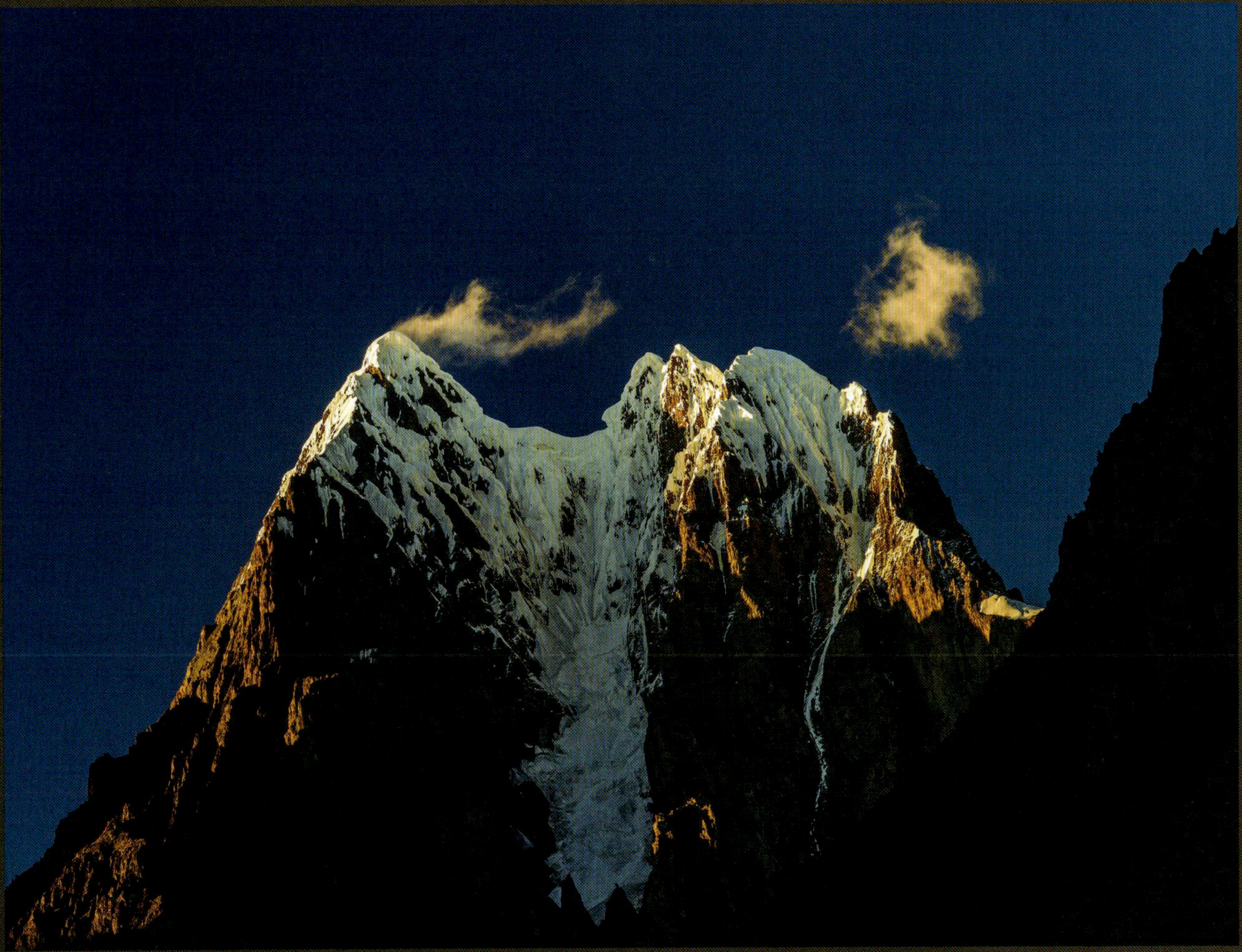

4 藏族神山央布左左，山体像被火烧过一样，造型也很奇特，仿佛是电影《魔戒》中的场景。

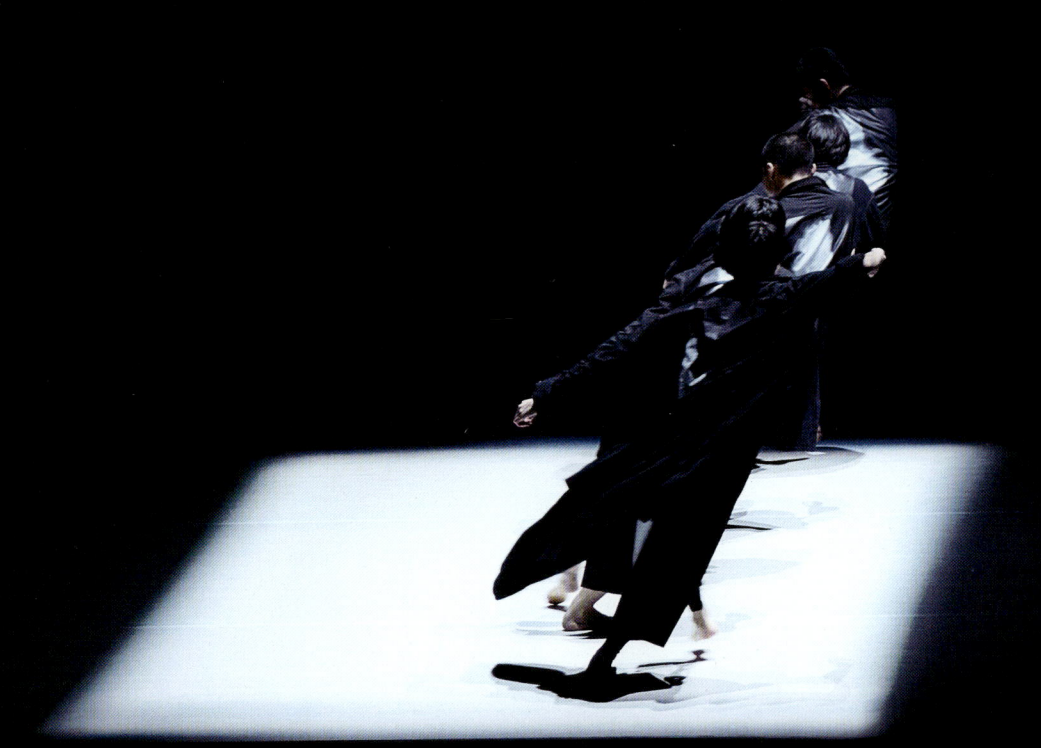

作品《11》。范西 摄

万分之一次身体探索
身体的想象力

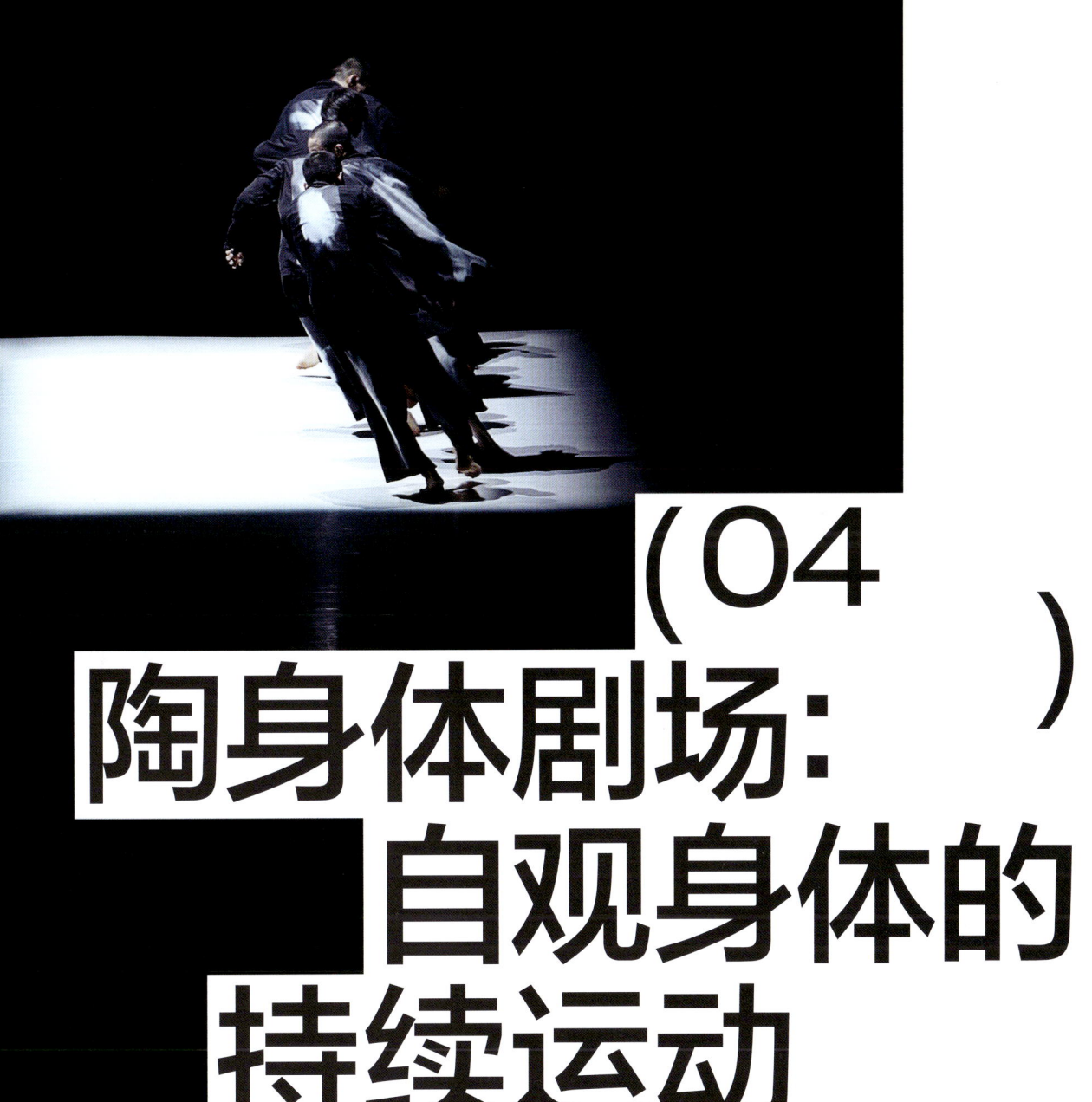

（04）
陶身体剧场：
自观身体的
持续运动

采访&撰文&编辑　摄影　供图　妆发
黄莉　林旷羽　陶身体剧场　李亚楠

赶着秋日的一场浓雾，我们在早上8:30前往位于北京崔各庄的陶身体剧场，开始为一天节奏紧张的采访与拍摄做准备。这是我第一次近距离和舞蹈艺术家们交谈，过程中黄丽略显紧张，段妮很酷，非常酷，陶冶则气场极足，坐在那似尊佛像，每一个吐出来的字落地时都像石块一样有分量，声音从四面八方汇聚而来，锤击着我的耳膜，并持续回响。我猜测着是什么构成了他们的路径，是哪些细微、缓慢的笔触严丝合缝地扣合在一起，身体的树根又是如何向地表层层过渡，牢靠地攀附在熔岩深处。

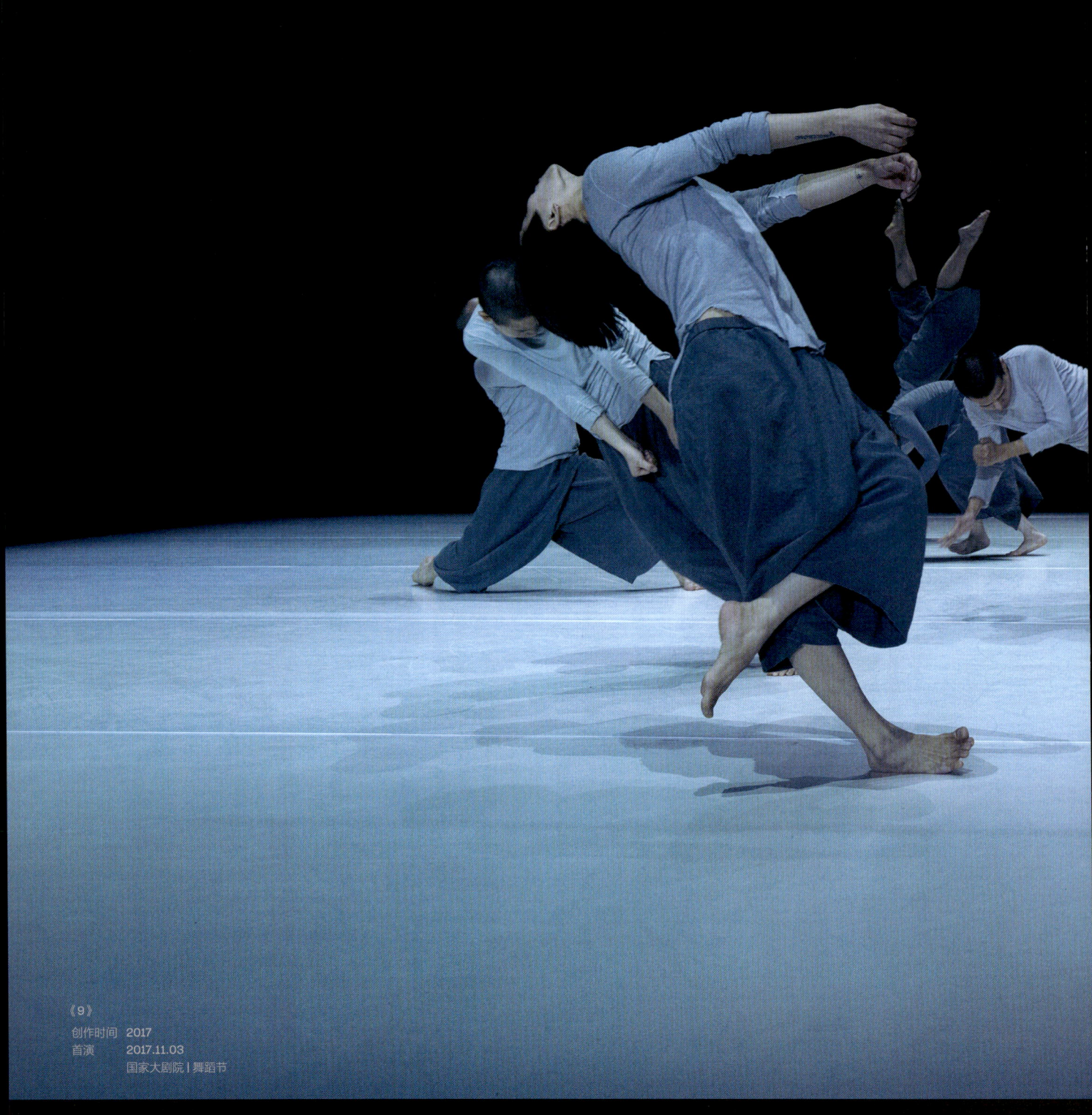

《9》
创作时间　2017
首演　　　2017.11.03
国家大剧院 | 舞蹈节

从更宽泛的角度来看，陶身体的现代舞具有恒定的、沉默的美，抽象的形式被放置在空间中，短暂地制造出一场场无法回避的集体仪式，那种近乎无人之境的纯粹和距离感深深吸引了我。与此同时，我也想邀请大家和我一起，再一次走近舞者，感受他们的生活与生命体验、身体的能动与微观运动逻辑，以及最重要的，触及一种前所未有的、基于身体的想象力的美与认知。

《9》是一部观念性很强的作品，由 9 位舞者共同出演，以一种看似混乱无序、充满对抗的形式进行呈现。舞者们在同一个平行时空中，使用的却是彼此互不重复的肢体语言，身体被一寸一寸逐步释放，直至完全打开。数字 9 本身在中国传统文化中有"九九归一"的寓意，遍历千回百转，由起点到达终点，再由终点回归起点，对陶身体而言也是这样的，作品《9》是数位系列中最重要的分界点，终极或是重启？

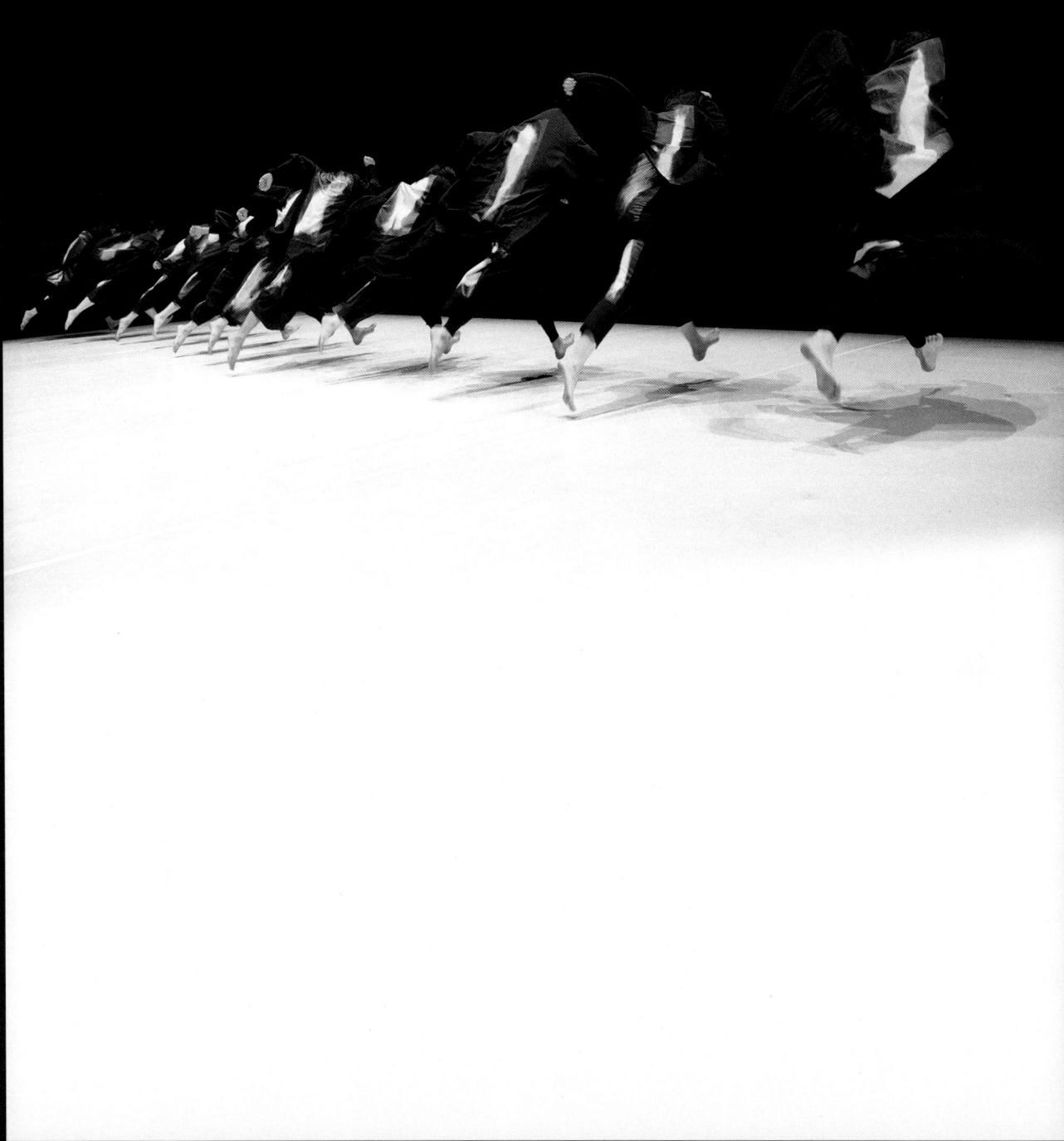

#ABOUT 对话舞者黄丽

(**PROFILE** 1994年出生于江西吉安，2015年4月加入陶身体剧场。)

关于舞者的练习日常与思考

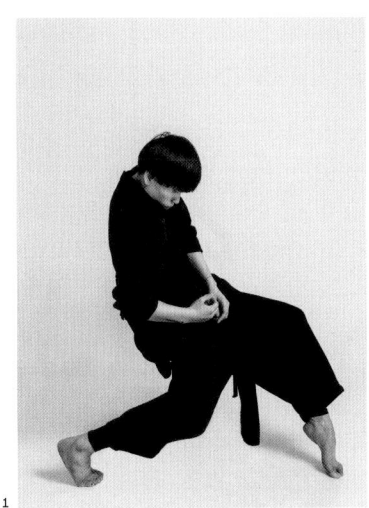

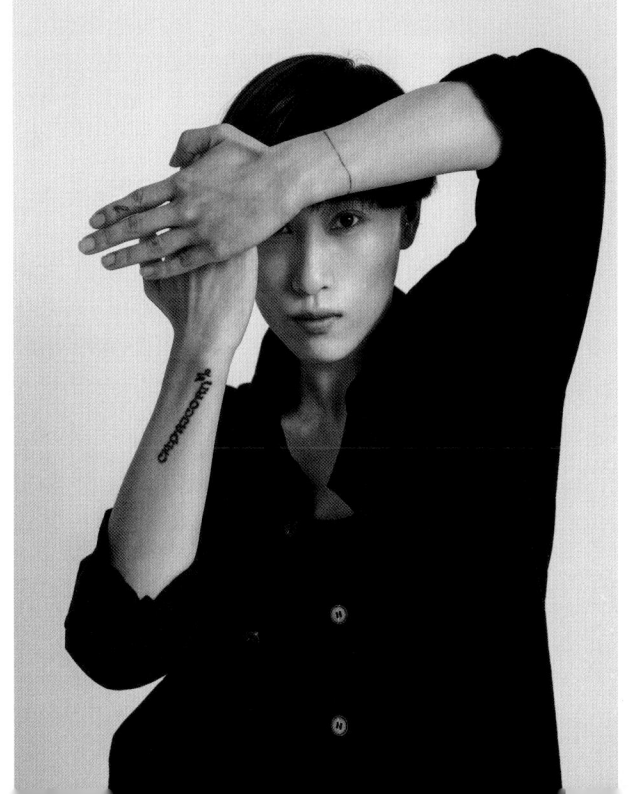

(Q) 想先请你聊聊你的舞蹈生涯，是从什么时候开始意识到想要跳舞的？练多久了？过程中身体上需要克服哪些难题？

(A) 从小就在跳儿童舞，但真正意义上开始接触舞蹈是在10岁，之后在大学时期遇到一位来自北京舞蹈学院的外聘老师给我们上现代舞课，那会儿突然发现，哎我为什么会这么喜欢，于是决定去当一位现代舞者。也是在老师的推荐下知道了陶身体，于是就去考了。

练舞的过程很难，身体上需要具备的能力包括软开度、柔韧性、协调力，以及是否会扛造一些，不那么容易受伤。进到陶身体后发现女生的能力天生比男生稍弱，主要体现在身体爆发的张力和体能的维续方面，比如说一部30分钟的作品，如果按跑步来算，可能女生跑到第十几、20分钟就比较虚了。但这些都只能通过日常中的不断训练来进行加强。

(Q) 在陶身体剧场中，男性和女性舞蹈演员在舞蹈的呈现上，你觉得会有质地的差异吗？

(A) 由于每个人身体的不同，本身就会存在质地表达上的差异，但其实我比较喜欢的是中性的力量，它很强大，可以结合男性的那种坚硬，但同时又可以表达出女性的柔韧和灵活，可以很柔软。

(Q) 怎么定义"中性"？它是指某种情感气质的传达，还是可忽略掉的一些生理层面的差异？

(A) 都有。比如说我在平时训练中从来不把自己当女生，我自己心里很清楚，选择了这一行，就不应该以一个相对弱者的视角去看待自己。所以我更加喜欢中性的原因也包括舞台上我要去战斗的那个点，在那一刻我也很强，女性也很强的。

其次是我们身体上的表达，不管女生或男生，都没有一种先入为主的情绪，都是以一种自然、干净的状态从内往外生长出来。

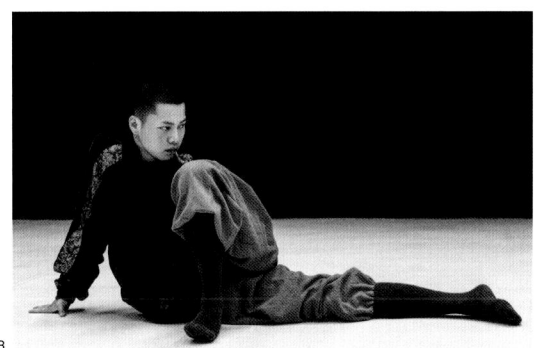

1）2 黄丽。

3 陶身体剧场青年舞者徐福进。

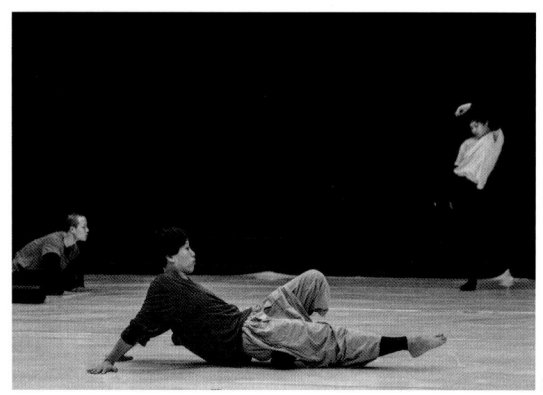

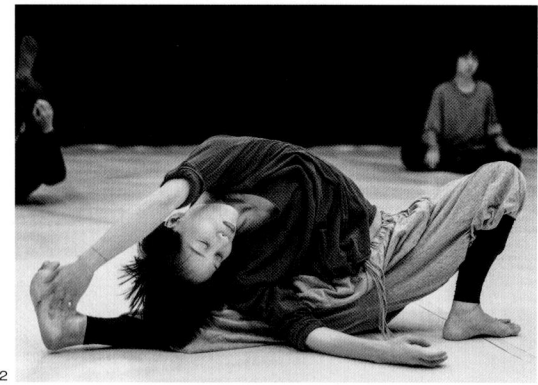

1)2 从 2020 年开始，黄丽成为陶身体剧场的排练总监，会带着舞者们进行日常训练。

3 对黄丽来说，陶身体特别吸引人的一点，在于它足够简单和纯粹。可能人每天都要接收无数的信息，但在这里，所有的时间几乎都可以投入在一件事情上面。

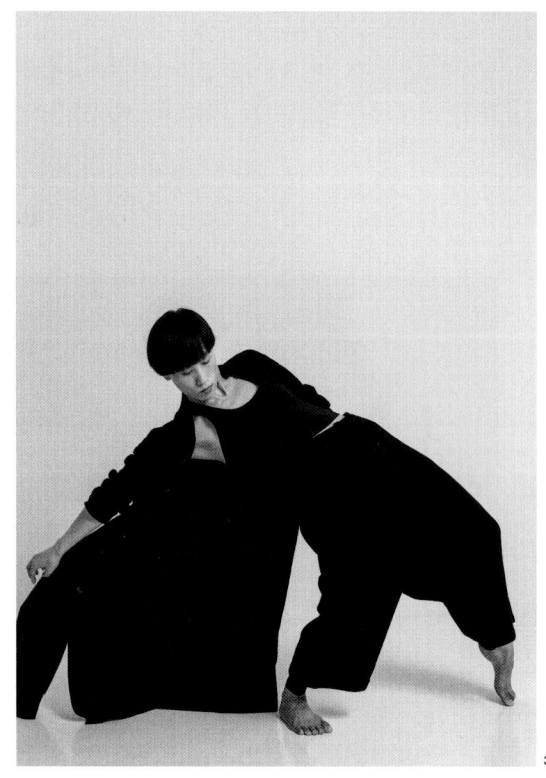

(Q) 在舞台上演出的时候，那种感觉是什么样的？在日常一次次的练习中，没有观众，意志会被消磨掉吗？会去考虑有一天可能就不跳舞了这样的事情吗？

(A) 站在舞台上的那一刻，每一次都有穿越时空的感觉，已经到了另外一个世界。那里有光、有音乐、有我的同伴，我知道我面对的对象是观众，但以自己的那种专注和理性在表达整个作品的时候，感觉是神圣的。

平时的练习一定都有意义，一切的成长，我觉得都来自于重复。它需要通过时间来打磨，通过你的叠加、你所有的过程、你的细节，让身体的内外发生巨大的成长。包括现在我已经在陶身体待了 6 年多，我可能还会跳以前刚进团时的一些老的作品，但当你再去表达的时候，你的理解、身体再运动的过程和感受都完全不一样。

说实话我很少去想某天会不会不跳了这样的事情，可能也有点逃避，还抱着侥幸的心理，因为不想离开舞蹈这一行了。正是由于全身心都投入在这件事情上面，舞蹈把我的内心一点点撑大了，它赋予了我很大的能量和信念，大过一切。

(Q) 对舞者来说，天赋是否是必要条件？怎么看待天赋和努力程度的影响？

(A) 当然有天赋是最好的，但不管天赋多与少，都需要靠自己的努力去把它放大，以及训练另外还不够好的部分。

(Q) 怎么样去听到身体的声音？通过练习会收获哪些改变？经常会练的是一些什么样的动作？

(A) 在进陶身体之前，我觉得我是一个不会思考的人，我可能就是在学习别人，在模仿。我是在这里学会了思考，动作的运动是怎么从这儿到那儿。还有一个改变是认知能力，我能看得到好与不好，就是审美的提高，在陶老师跟我们讲舞的时候，也能认识到他想要的是什么。还有感知力，感知是说你的脑子和身体合一，脑子走在身体前面，需要强大的控制力。举例说胳膊肘的去向，我从后方画一个圆过来，听着可能蛮抽象，但自己在做这个动作的时候，是非常具象的，能感觉到形状。

我经常会练的一般是自己还不太顺的动作。比如说《11》，最近针对它的训练比较集中。对我们来讲难的是即兴，下身是限定的，编舞给编好的，但上身是开放的，需要舞者自己去开发。就跟你有两个脑子一样分裂，一边转身一步两步旋转、蹲、下地，这个是练下盘的重心转换，一边做上身，让手、头、整个脊椎都运动起来，去到不同的空间。

真的特别难，刚开始的时候特别容易做错动作，顾此失彼，而且《11》也是陶身体作品里面最长的一部，有 1 小时。但后来更熟练了，可能下身的专注度我可以给 30%，剩下的 70% 去创新上身部分，它需要一直去创新。

#ABOUT
对话舞者段妮

(**PROFILE** 创团舞者、艺术总监。先后加入上海金星舞蹈团、英国伦敦阿库汉姆舞团、美国纽约沈伟舞蹈艺术担任舞者,2008 年创建陶身体。曾三度随不同舞团在世界表演艺术中心殿堂纽约林肯中心演出,三次登上《纽约时报》,获得"非凡强大的、令人敬畏的、控制力极强"的高度评价。)

关于舞蹈的生命体验与精神

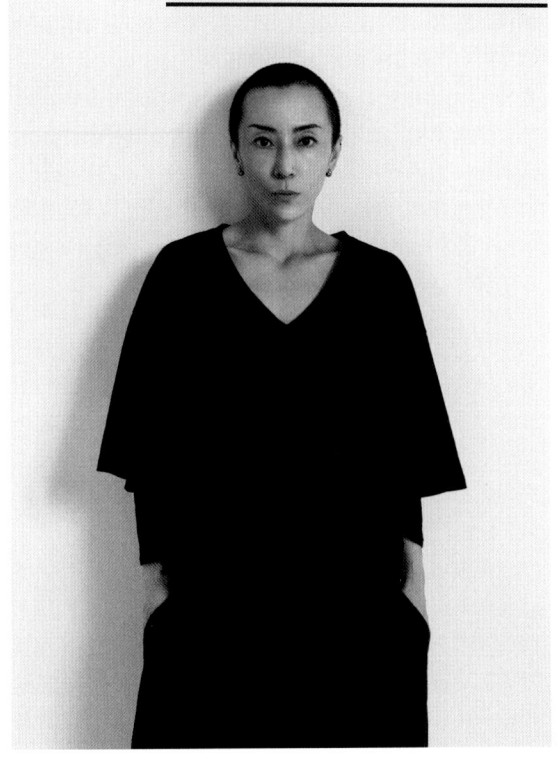

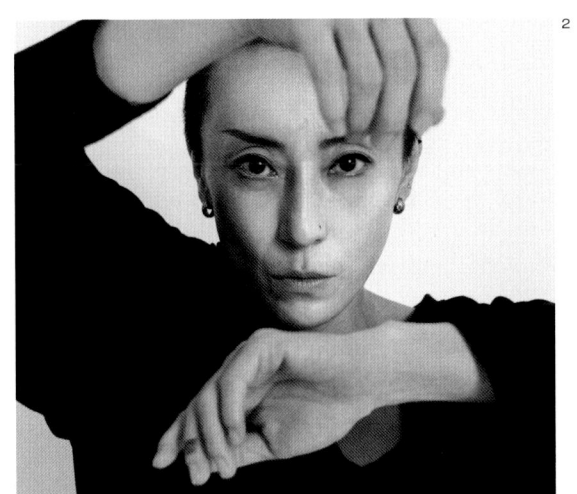

(Q) 舞者不断地跳舞,历经种种循环,要对抗的是什么?身体和精神会彼此抗衡吗?

(A) 一种人性的虚弱。但我不觉得意识和身体是在对抗。小时候来说,可能只是因为你的身体和意识还没有成熟,各方面的理解力还没有达到,需要去"克服"身体。当你慢慢长大,应该是说这 20 年吧,意识开始增强,所以在我的认知里,从身体到意识我都希望它们可以同步,可以身心合一,这也是我们一直的追求。

(Q) 你觉得现在达到了吗?

(A) 在追求中。

(Q) 对舞者来说,是否可以借由身体的运动达到精神的自由?

(A) 不一定,肉体每个人都拥有,但精神世界不会。在我看来这也是一种追求的体现,你想要安逸的生活,食欲物欲的满足,没有什么不好。但为什么会有精神世界的存在?它其实是高于生活。所以尽管舞者的身体可以达到一种状态,但如果他本身不愿意追求精神世界,那就是没有的。

(Q) 具体来说呢?就刚才提到的关于灵肉的高度统一、知行合一的状态。

(A) 简单来讲就是,对我而言排练厅和舞台演出是一样的,我并不认为某一次的表演比另外的更重要。在我看来,进入排练厅的那一刻,进入身体运动的那一刻都非常重要,无论地点。大家对表演者会有一种期待,就是说你站在舞台上让大幕落下,掌声结束,你会怎样怎样,但对我来说那个是别人的事情啊。其实就是一种完全的对自我感受的关注,别人无法替代你去理解或者感受,包括每一次作品结束、训练课结束的当下,我都会很留恋那个空间,留恋在那发生的一切,不太想回到现实。

(Q) 舞蹈带给了你怎样的生命体验?在不同的阶段是否会有不同的感受?

(A) 对我来说,跳舞这条路我从小就没有选择过,我也不知道是从哪里来的,我现在可能会认为那就是天生的,就觉得我要这样走下去。在我的生命里也没有想过要去诉说我有多热爱,但我现在每天做的事情永远都跟它有关系,它就是全部的生命。某种程度来说,在不同的阶段没有差别,它是一个很大的载体,我在它就在,如果我哪天消失,它就随着我的生命消失。

1)2 段妮的老师是舞蹈家杨美琦,因为她的存在,中国有了现代舞,她是把现代舞真正带到中国的第一人。对段妮来说她有着更为特殊的意义,正是在认识美琦老师之后,她知道了现代舞,新的世界打开了,就像开了一扇窗,然后看到未来。

(Q) 你会去关注外部世界,以及其他的一些艺术形式吗?

(A) 当然会了。曾经有一个朋友问我说,你是不是除了跳舞什么都不知道,什么都不会。我说当然不是。嗯,我认为你要去爱一个东西,首先要热爱生命啊,你在热爱生命的同时,必须要关注除了你自己之外的人与事。因为我觉得我有那一份非常坚定的支撑在心里面,所以我去做任何的事情,都会觉得是因为有爱的意识,因此它也会扩散到很多面向。

我很喜欢去看演出,也看电视剧,另外在我心里面还有一个特别尊重的职业,就是运动员,每一次看到都觉得太难太难了。他们唯一跟我们不同的是,他们有金牌,但金牌数量有限,很多人付出了很多但没有得到这种肯定,但其实对我来说那个金牌不重要,你一直走的这条路你做到了,它就是做到了。

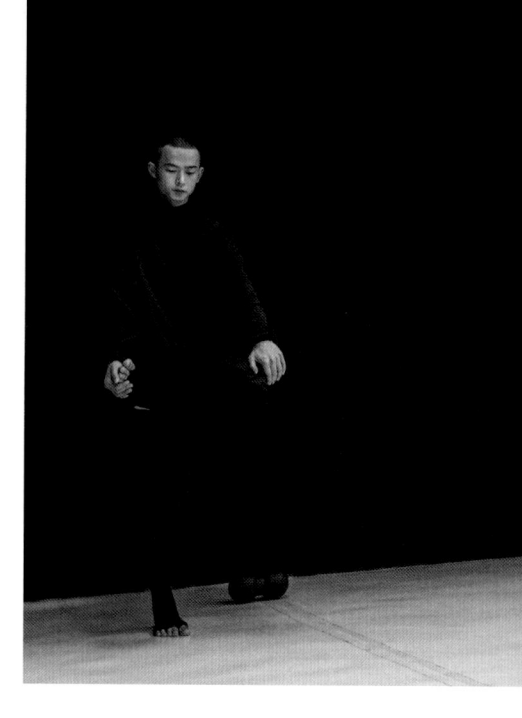

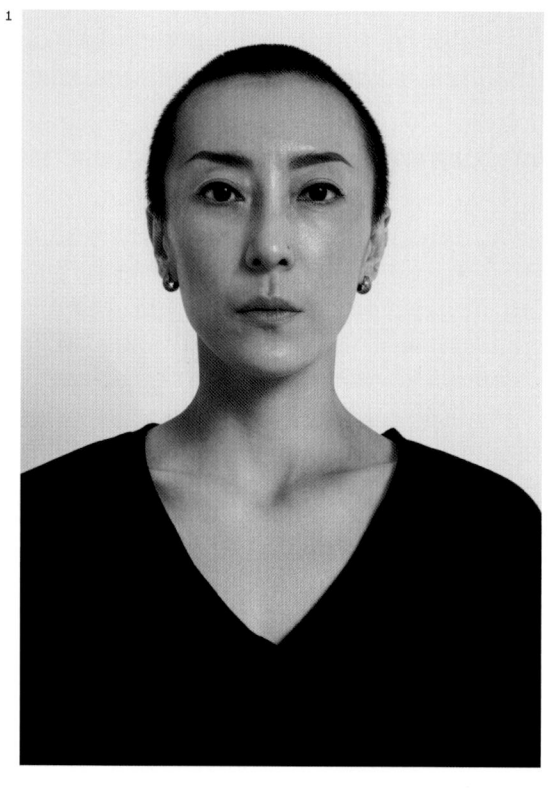

(Q) 舞者的舞蹈生涯,要永远消耗和燃烧自己的能量吗?如何面对肉体的衰退?情感上需要强有力的支撑吗?

(A) 我觉得人活着就是消耗,它不是说跳不跳舞消不消耗,而是活着本身。到一定年龄,你在得到的同时也在失去,人其实一直会处在一个坠落的状态。普通人面对生活琐碎的那些事情,我认为一样是在消耗自己,可能跳到精神世界或者是舞蹈世界,在里面待着,我觉得是一种更幸福的事情。

我现在 40 多岁,不可能再用我 20 岁时的体力去诠释作品,所以我会以不同的方式进行表达。其实说到这一点,在前几年我内心是有一个冲突的,因为舞团的作品前期每一个我都会上,一直到 2015 年,在作品《8》之后没有再上台了。这里有两个原因:一是舞团的舞者越来越多,我要让他们有更多的机会站在舞台上;二是身体吃不消了,就特别简单,曾经我以为我可以永远跳下去,但终究不得不面对身体虚弱、体力不够的那一刻。这几年我经常坐在观众席,最开始看着舞台上的舞者,内心会产生非常大的冲击,有点不好接受,觉得它怎么离我越来越远。但时间会让你内心变得强大,以另一种方式做所有跟舞蹈、舞团有关的事情,这对我来说也是一种延续。

我其实从来没想过要靠什么去支撑,在我看来,坚持和支撑是费劲的。很多人说你们好不容易坚持了这么久,我一定会反驳他,我说不是坚持。小时候练基本功,举个例子,有一个非常可怕的动作,就是手在地上,脚在天上,对着墙撑在那儿,可能要撑 5 分钟或者 10 分钟。你前 3 分钟感觉还不错,往后走就撑不住,你撑不住的时候就是在坚持,这一课老师不让你下来,所以"坚持"这个词对我来说非常痛苦。再说到支撑,我就觉得更痛苦,所以我并没有想过什么时候去坚持去支撑,就是在我的生命里尽所有的能力。

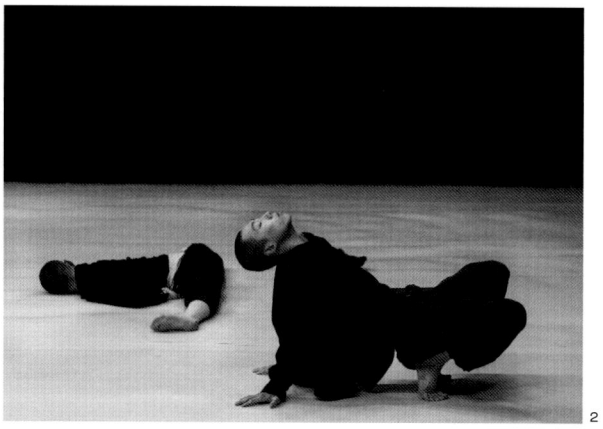

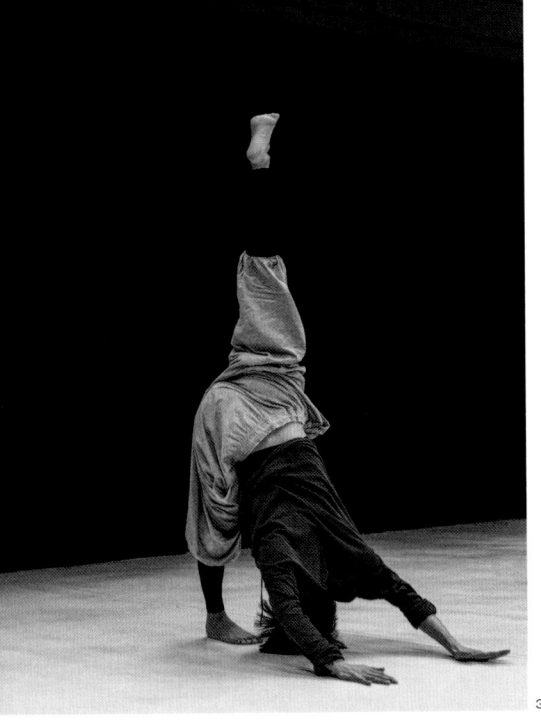

(Q) 什么是"身体的极限"?作为舞者要如何开发"极限"?

(A) 首先我不认为极限是开发的,我认为极限是积累的。当然极限之所以被称为极限,肯定有一个挑战的心态。对于这一点来说,我也不认为舞者们都具备,因为这么多年,我们遇到过不少舞者在某一个阶段受不了了,然后离开,但有的舞者就走下来了。

所以极限不极限,这个也是因人而异,看他愿不愿意去承受,能不能去承受。有一种是他可以承受,但是他不愿意,还有一种是他可能暂时承受不了,但是他愿意。行不行,跟要不要去做,这是两件事情。在我看来特别重要的一点就是,不管做任何事情,不局限于舞蹈这一方面,先不要说我行不行,先说我要不要,先做,你要不要才决定你行不行。这个心态也是我们每一次跟舞者交谈时都非常注重的一个环节。

(Q) 如何描述舞者自身身体的美感与陶身体剧场演出时的形式美?

(A) 现代舞早就打破了美的界限,什么是美?我觉得首先第一点你能不能做到准确,接着在准确之上你可不可以有质感,再往后走,你可不可以让内心和身体合一,在我看来那是无限的美,没有标准。

从舞美的角度来看,我们的作品首先是极简。因为陶冶在他的编舞里面一直在去掉很多东西,在做减法。还有一个感受是真诚,刚可能前面忘了讲,我会认为真诚是舞者所具备的一种值得被尊重的美。我很讨厌造作的表达方式,对那个东西特别敏感,一看到就浑身难受、不舒服。所以用真诚的方式表达身体和内心,对我们来讲特别重要。

(Q) 是不是可以说这种美,是通过某种感性的力量来触达观众,并形成美的印象?

(A) 如果提到理性和感性,首先我觉得作为一个舞者必须理性,这是我们对身体的一种要求,因为你对它越了解,越清晰地知道自己在做什么,会减少受伤的次数。再者,虽然我们的舞台是简单的,但作品结构非常复杂,你需要用很理性的大脑去分析它、记住它。我们对舞者的训练很看重这点。身体再好,你的思维是混乱的、意识不清晰,你就做不到。所以如果再提到感性,我会觉得理性到极致,最后的那个点就是感性的爆发。

(Q) 会怎么放松自己的身体?

(A) 睡觉。对我们来说,跳舞还真的是一个体力活。你今天这儿不舒服,那儿不舒服,但你一会儿要演出,一会儿要上课,你怎么去面对?你只能坚强。我自己有一个方式是通过意念,把意念换一个频道,它就会冲出去,然后你就可以做到。我也会有一个想法:好好休息,是为了让我能更好地去工作。

演出很忙的时候,好比前几年在国外训练,还需要倒时差,没有自己可以安排的时间,全部要跟着演出和排练走,所以其实作为舞者或者是演员来说,某种程度上是很辛苦的。但这种辛苦对我来说是一种幸福,反而可能有时候闲个几天就会慌,大概是因为我从小的生活状态就一直在往前走,没有停止过,包括这么多年很多人问你有没有出去旅游过,我说没有,他说为什么,我说没有时间,虽然我们去过那么多国家,但都是在工作,一直就是这样的。

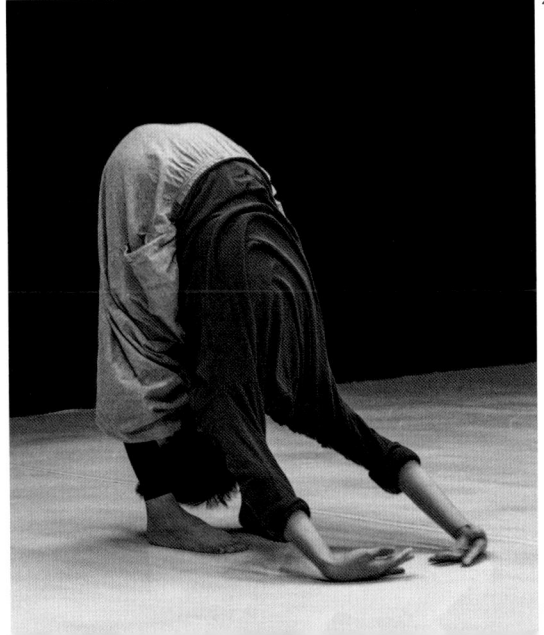

1 段妮不仅是创团舞者,也是陶冶的爱人,是他创作道路上的缪斯。

2)3)4 进入陶身体剧场并不容易,你需要经过层层考核之后成为"实习舞者",再在陶身体接受训练至少1年,才能成为正式舞者。

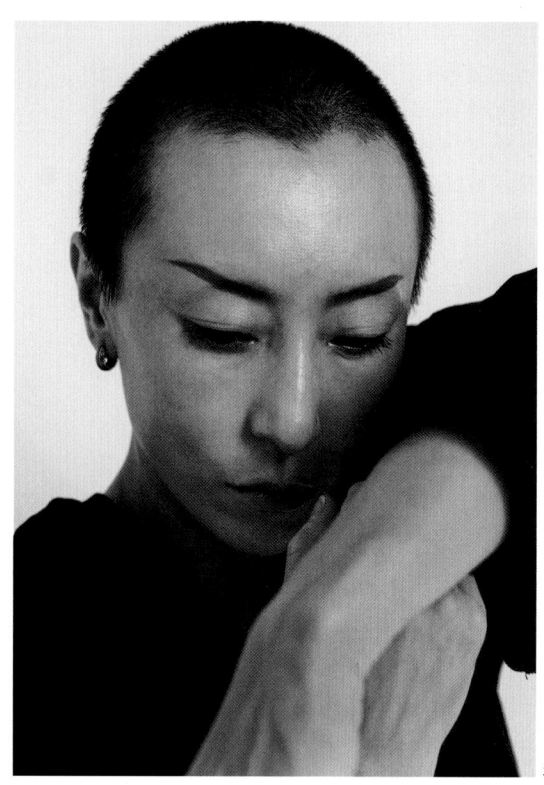

(Q) 缺乏基础的大众可以练习舞蹈吗？

(A) 当然可以，只要愿意进入，愿意了解身体。我们在2021年开启了陶身体教室，会针对专业舞者和素人开发不同的课程。可能对于现在的这个时代，大家每天都忙得不行，手机不离手，更不要说各种七七八八的琐碎。所以进到排练厅的第一课，要体验的就是安静。

我们曾经有一次上课，在前15分钟，有一个学员她坐在那，眼泪就流出来了，然后鼻涕也流出来。当时以为她感冒了，我还去给她拿纸。后来知道她是觉得那样的一份安静状态，感动到了自己，她说太难得了。可能在安静的那一刻，她会想：天，我多少年都没有这么安静过，我没有时间让自己安静，可能除了睡着的时候，但睡着跟安静是两回事啊。

然后慢慢地我们就会有一些意识，让大家通过一些方式去知道身体在哪儿，脚在哪儿，手在哪儿，肩在哪儿，就是整个身体的部位。因为每个人都有身体，你每天的动作在我看来都是运动，但是你不一定能意识到。我跟我的学员讲，我说你们可以回去试一下，把所有的动作放慢，好比我要从厕所走到床上，体验用最慢的速度怎么从这走过去，怎么躺在床上，怎么再从床上起来，然后再走出去，就用这种慢的方式。因为时间放慢，才能有更多的体会去注入你的意识和身体里面。

(Q) 在舞蹈之外的日常生活中，是否会有一些部分让你觉得比较琐碎从而感到厌倦的？

(A) 我不爱做饭，因为首先可能我有点不太爱吃，所以我肯定就不爱做饭。其实吃饭对我跟陶冶来说是一个很大的问题，每天忙来忙去，也经常想着叫阿姨来帮我们做个饭，有的时候也叫外卖，这个就是我们生活里最大的苦恼。

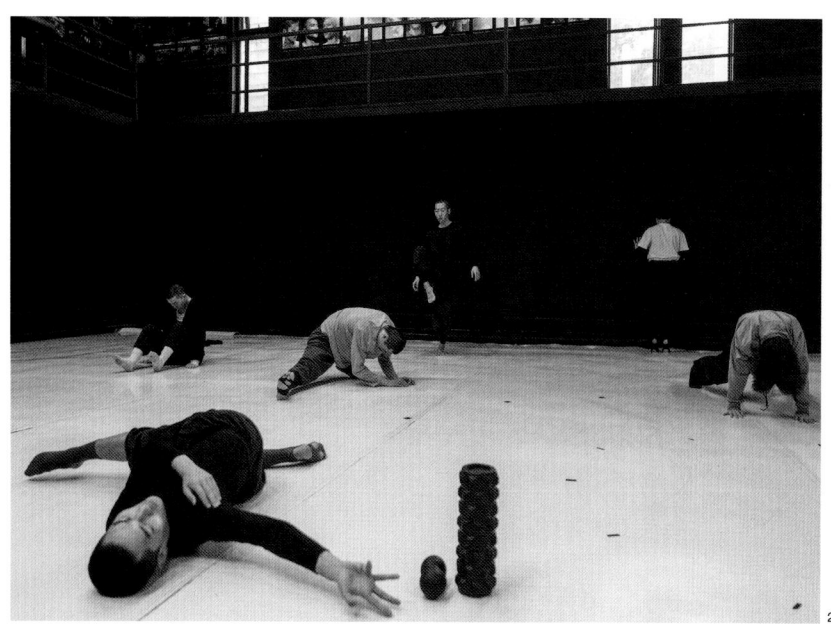

1 段妮。

2 舞者的日常训练。通常来说，大家会从10：00持续练到18：00。

#ABOUT
对话 编舞陶冶

PROFILE

艺术总监、编舞。23岁创立陶身体剧场，创作数位系列作品《重3》《2》《4》《5》《6》《7》《8》《9》《10》《12》《11》。受东方思想启发并结合个人舞蹈风格开发首创了圆运动体系。27岁受邀在美国纽约林肯艺术节演出。他的创作风格惯用重复限制的极简手法，让舞者减掉手舞足蹈，只用脊柱律动，还减掉音乐，将身体变成移动的音响，甚至让舞者平躺跳舞，把身体二维视觉化，而作品名称只用数字概括。

舞团官网　www.taodancetheater.com

(Q) 如何理解身体？

(A) 身体是本源，是承载所有生命力的一个载体。我们的舞团叫陶身体剧场，所有的出发点都是以身体为一个剧场的概念，即身体在现场，我们如何以人去进行交织？其实身体是有7种感知力的——听、看、嗅、语言、呼吸、触感以及我们的意识。所以如何在一个剧场当中把大家的感知力唤起，这是我们对于身体的理解。

(Q) 身体本身是美的吗？身体具有美学价值吗？

(A) 如果把美放在一个自然的属性当中，身体属于自然，它是大美。但其实很多身体都是由内到外折射的一个过程，你的身体里面承载着什么，内在的感知、经历或者思想是什么，决定了身体的外向。

我是这样理解"美学"两个字的：美是需要学习的，好学生都是主动的，如果你放弃了学习不去吸收，不去和这个世界交流，我觉得美就停止了，或者你追求的可能不是以美为方向。

1)2 陶冶。

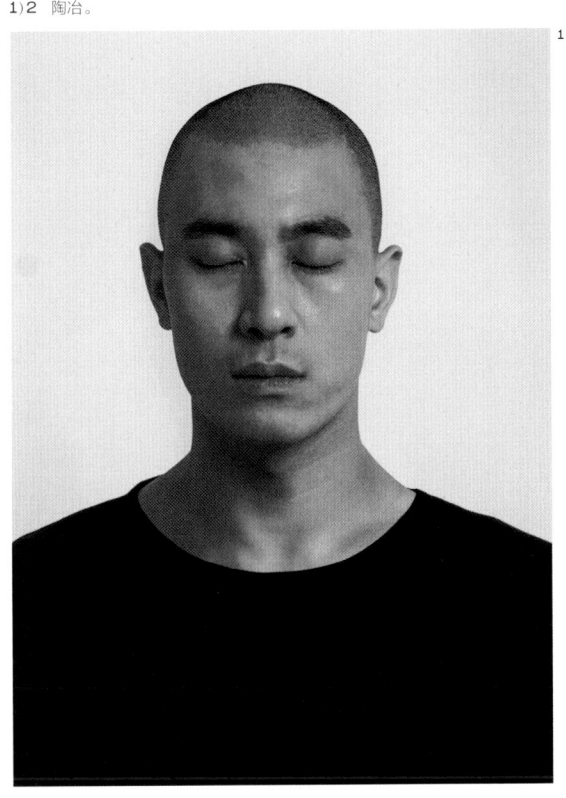

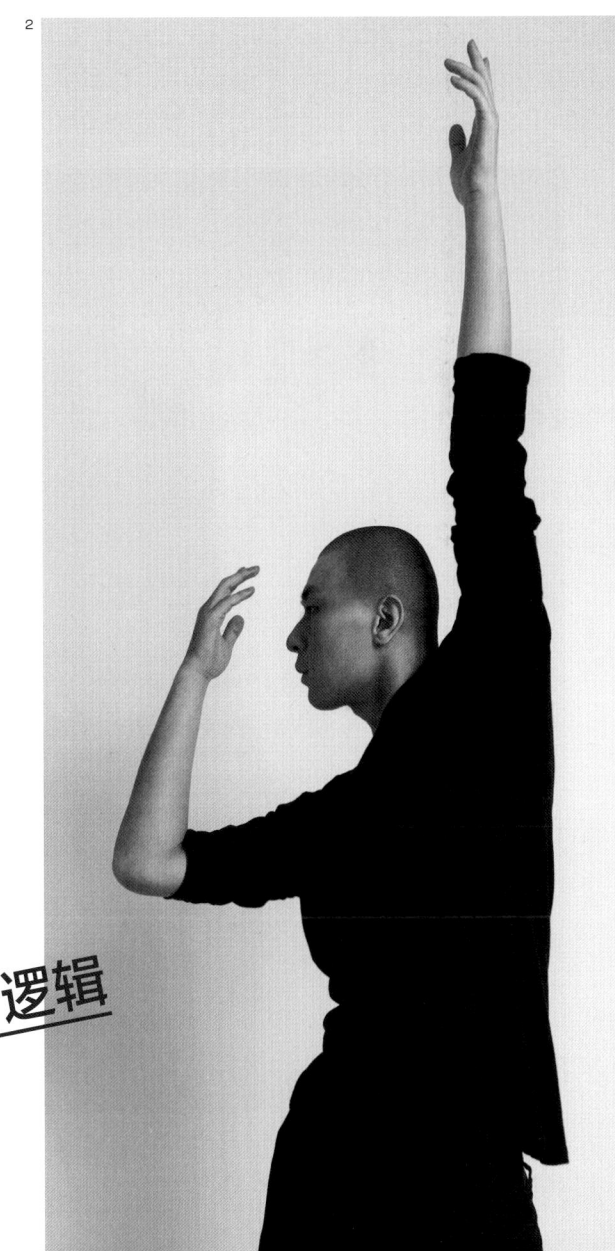

关于身体的 艺术运动与逻辑

出发吧！了不起的身体旅行
陶身体剧场：自观身体的持续运动

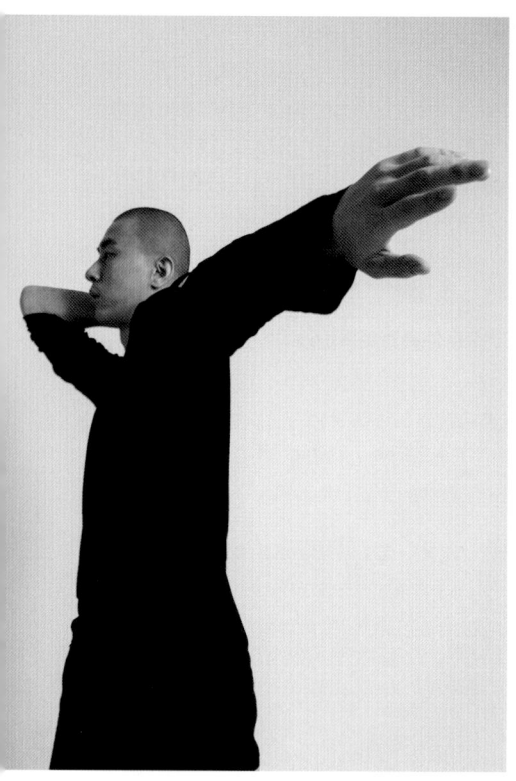

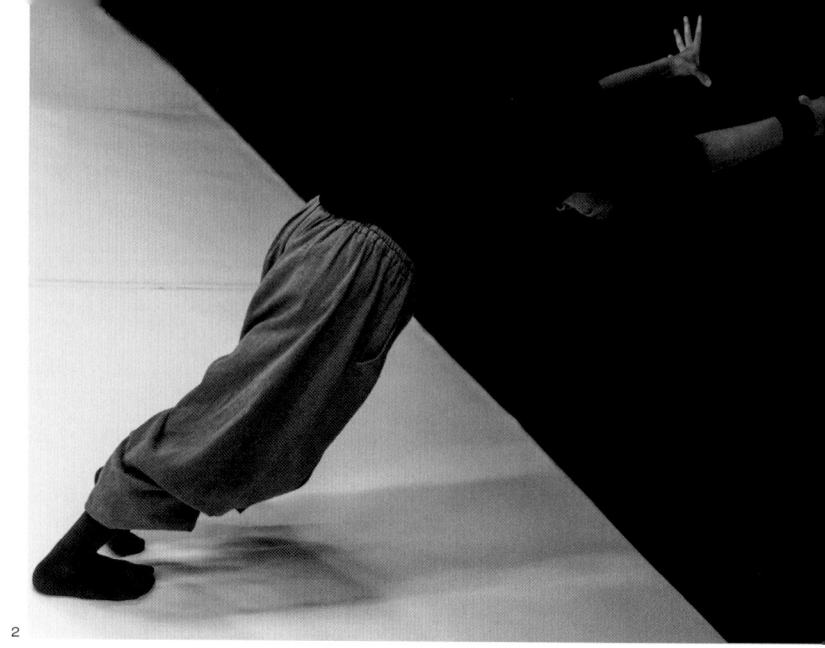

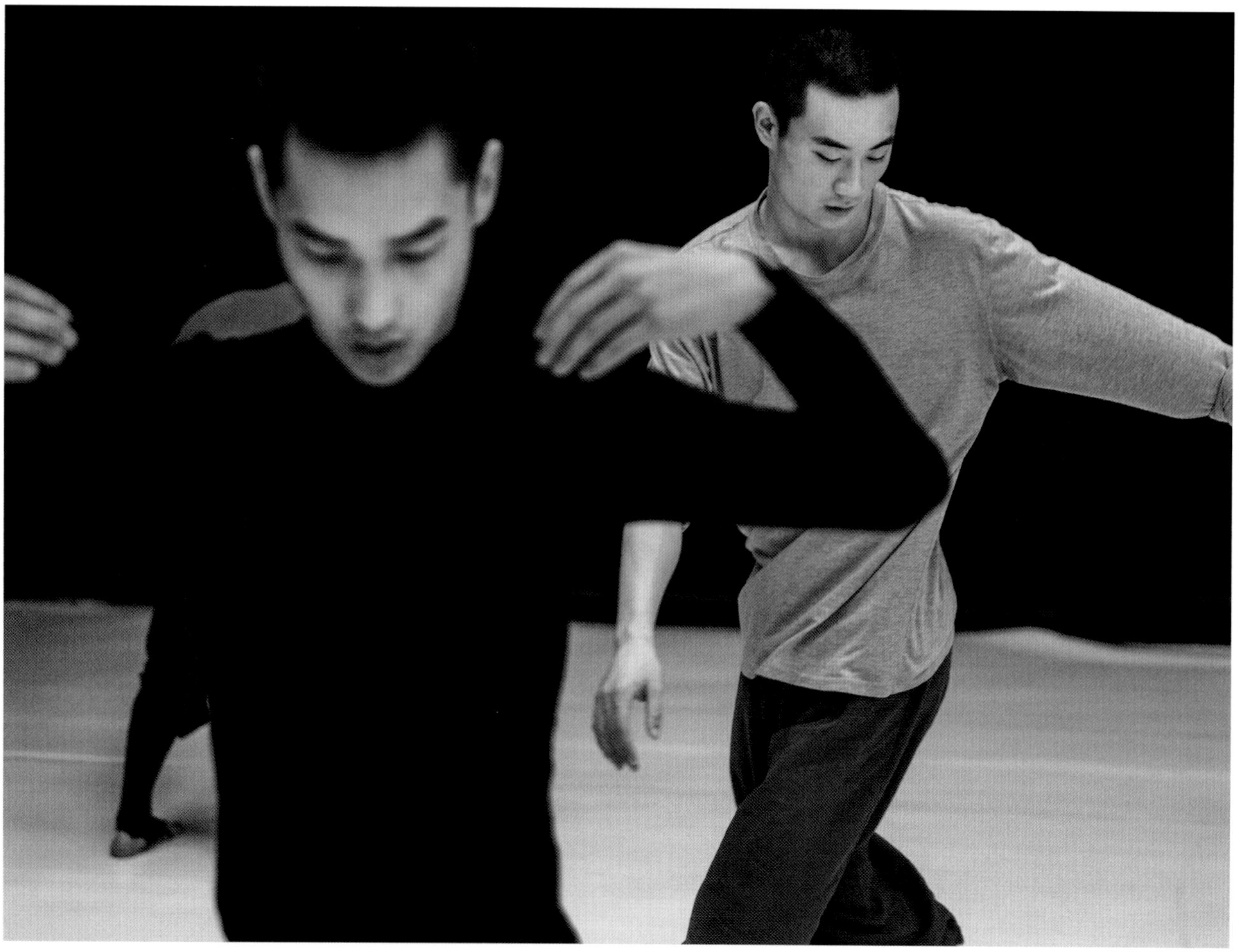

(Q) 在陶身体中会看到许多关于"旋转"的动作，舞者要如何练习？对速度的感受是什么样的？

(A) 你看到的旋转，还有身体的这种起伏绵延，来自于我们自创的一种训练身体的方式——圆运动体系。我们试图让身体由点至线，然后不断形成一个连接，让身体的每一寸都可以生生不息，连绵不断。

训练当中我们尤其强调人的意识状态，你能不能以身体的每一寸来形成一个笔尖，用这支笔来绘画空间的圆圈。圆和圆之间比如说我的肩转动，然后到我的下巴、肩转动，这两个点在走的过程当中，实际上有根内在的线，这根线就是你看到的旋转的过程。

其实旋转是人体所有运动当中最难的。如果有一个点一条直线过去，会有一个平面，但圆圈是经过弧线让它盘旋，盘旋过程当中，人的感知会形成非常多的迷乱或者导致失衡。因为人追求平衡，像我们有两只眼睛、两个鼻孔、两个耳朵，讲究四平八稳，但圆圈就是要打破这个规则。

我们在整个排练场也会把镜子拿掉，不让舞者以一个点去观察整体空间，而是让他自己在动的过程当中全方位启发动感、动觉，所以圆运动其实是一种追求，并不是说是一种风格。直线和曲线最大的差别是直线可重复，你可以很容易做到，但圆圈你这一圈跟下一圈画的绝对不一样，因为它是一个360度，每一个点的轴度，它不是由点至线的，所以对我们来讲，圆运动对于身体的要求会特别苛刻。

对速度的感知是时间的概念。我觉得在舞蹈和身体的表达当中，时间是具有生命力的，大小、快慢、高低、起伏、远近，这些都来自于身体每一寸的释放，像烟火一样。那样的时间不是钟表当中的一秒，它可以更加抽象，比如说像刹那或者是一念，就在那一刻，它甚至不叫瞬间。舞蹈自然是一种转瞬即逝的艺术，但我试图通过我的圆运动，通过重复，让这种刹那不断交织起来，所以它的速度对我来讲是恒定的，是一种追求永恒的状态。这又回到身体的另外一种属性，身体是传承，它传承延展了我们的祖辈一代代生命的繁衍，所以身体其实是很古老的，它是远古的一种本体。

(Q) 在圆运动体系里面，有哪些动作可以称之为惯性状态，哪些是非惯性状态？

(A) 我们首先要将非惯性和惯性进行一个对话，什么是惯性？我们走路、喝水、吃饭有惯性，每个人会形成自己一系列的身体语境，即行为。那舞蹈要去不断拓展这部分的行为，形成一种语汇。因为每个人的身体都有非常多微妙的差异，所以舞蹈要将其连通起来，这其实是一种世界的语言。

但舞者的训练惯性很大，比如说从小就是一条腿一条腿踢出来的，一次一次旋转，不断转动，来形成自己的身体记忆。至于如何去反记忆、反惯性，首先要直面自己的惯性。比如说每个人都会有平衡上的差异，有的人左边转圈转得顺，有的人右边的腿抬得高，包括腰的左右也是有不平衡的，所以我觉得更多是细察到自己的习惯，然后去跟它较劲，去做自己不顺不协调的动作，这样才可能会有突破。

(Q) 圆运动体系会不断处在发展过程中吗？

(A) 会，这是一种永远在思辨的概念，不会有终点。其实圆运动有一个核心就是点的思想，比如说你的毛孔都可以生笔画圆，你的头顶，你的眉毛，你的鼻孔，你的肘、腕到胸椎、膝盖，你想想我们身体上有多少微观之处？

微观世界背离展开以后就是一个圆宇宙，所以你说它会变成一个固定的惯性套路吗？不会。因为每一个人对于细节、过程的理解完全不一样，圆运动试图展开我们所有微观的细节，让舞蹈成为过程，而不要成为造型。

(Q) 跳舞的过程中，是不是要让它达到某种圆满状态？以及所有的动作，是为了更接近地面，还是更远离地面？

(A) 这其实就是跳舞的一种感知，它当下的一种鲜活的力量，也是它很大的价值和意义。舞蹈时刻充满遗憾，永远不会有完美，我们面对着这种现实，所以才要去追求它。

我们首先把身体当成是一个圆，舞者每一个动作出去，但下一个过程无论是开还是关都会回来，开合之间你的身体就是一个圆满的状态，这个圆满是说你要知道如何让它在空间当中由上至下转动。

天和地是可以以人的身体连接在一起的。这种状态特别像是你要持续与地心引力产生一种对抗，这是沉重的。而你的上身要呈现出一种轻盈，是向上的，整个人的身体状态如同悬置在空间当中，失去重力，摆脱引力。其实宇宙之浩瀚，所有的生命都交织在里面，你会发现就是人是否能想象自己身处在宇宙当中，连接世界万物，而不仅是在某一个点。

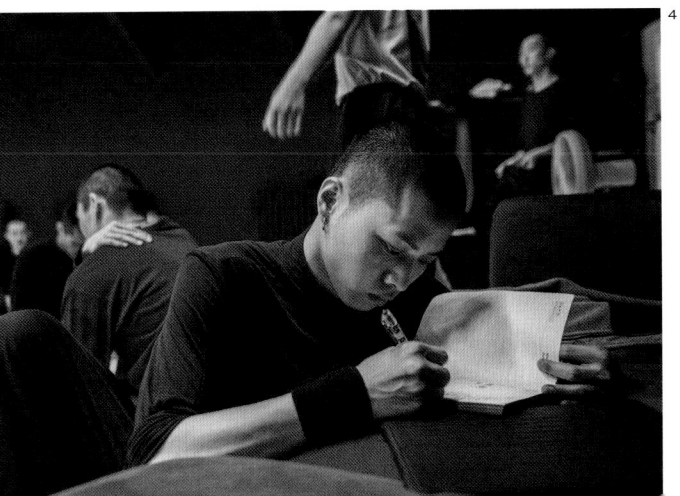

4

1　对待事情极其认真和理性的陶冶。

2）3）4　一次次的训练是枯燥的，但每个人都沉静而专注。

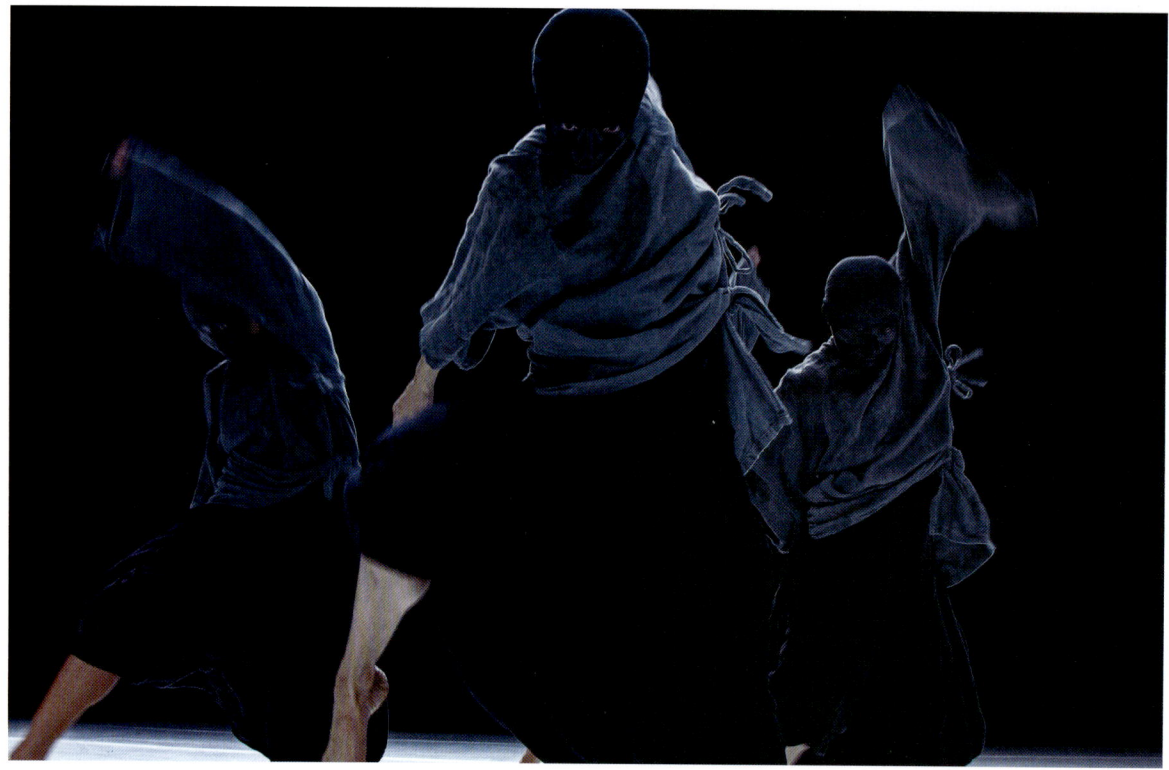

《4》
创作时间 2012
首演 2012.07.17
波兰格但斯克艺术节

为四位女性量身定制,是陶身体最具挑战性的作品之一。舞者们如同素衣陶俑,共同形成菱形阵列,以看似即兴,实则经过精心编排的动作肆意游走在舞台之上,不断推演着关于能量守恒与消逝本质的极限过程。它质地粗粝但磁场强大,有一股原始而鲜活的生命力。

(Q) 需要去找一个身体的轴心吗?

(A) 东方的训练有一个特别好的观念叫丹田,比如我们讲武术大家都知道啊,在小腹左右的这个地方有一个核心力,这个核心力就是我们不断强调的中段,因为这一块的力量它是由上至下联通的,无论是腿的发力,还是上半身脊椎的摇摆,都会回到这个核心。

所以在我们的训练当中,有一种称之为自观的意识,怎么自观?就是眼睛往下垂帘,关注自己的鼻尖,然后慢慢到心脏,最后回到中段丹田,人一直在无限的自观状态当中,所有的力量都从外部汇聚到此。这个地方的力量也决定了你身体的延展、舞动的寿命及可能性,或者说它的爆发力、开放度。

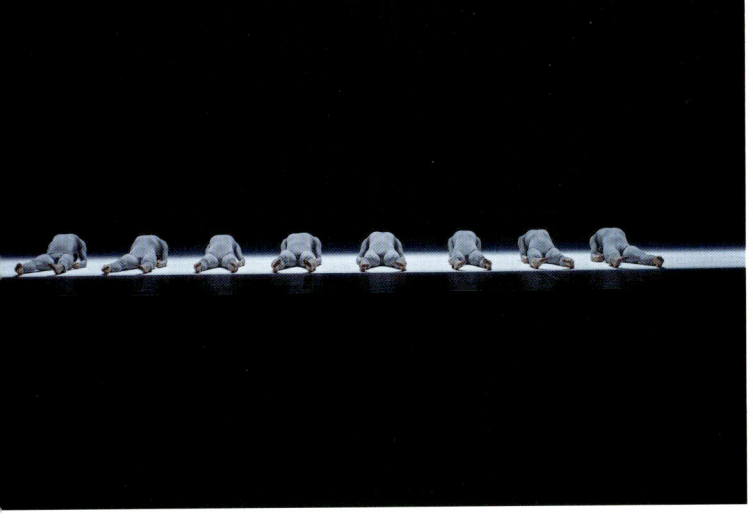

《8》
创作时间　2015
首演　2015.10.23
上海国际艺术节 | 上戏剧院

为陶冶"直线三部曲"的最后一部。承接着《6》与《7》，仍延续了舞者的并排与聚焦在脊椎活动的范围，但行动被进一步限制在"仰卧"，观众的视线所能触及的，是他们如同地表山丘般的连绵起伏与微观流动。

(Q) 身体本身是有重量的，对有的人来说，它甚至是沉重的。而舞者可以通过身体的运动呈现出一种蕴含情感能量、力与美的场域，是否可以通过一些动作或逻辑的拆解，来为我们讲述它的运动过程、力量转换与感受。

(A) 像我刚才说很多力量都来自于中段的一种传递，比如说我怎么样从内在然后像波浪一样慢慢延展，一节一节的骨头"传动"，到我们的头顶。这个过程是理性的，会涉及很多关节部分的运动力学，也跟我们的重量、重力和整个身体的重心有关。我打个比方，如果我们试图用尽全力握紧拳头，在这种状态当中转动腕关节，你会发现整体非常僵硬，而当你松开拳头再去转动腕部的时候，就会非常灵活。

整体有一个很重要的运动逻辑基础，我们叫"正步"，就是双脚扣回来变成平行空间，那这个平行的左右外侧、腿的外侧跟自己的胯部平行，脚后跟跟自己的坐骨平行，这个是什么，就是从解剖学的角度来看人体的骨节，当我们的人变成骨头自然垂落的时候，双脚会形成一个正步体。你看有非常多的训练，比如芭蕾的丁字步，那样的脚位其实对我们的胯关节、膝关节会造成非常大的压迫力，在这种压迫感中，作为基础位去进行运动，对肌肉和韧带会产生很大的负荷，那正步就是会回到最自然的状态，这也是我们在训练现代舞和圆运动的时候特别要求的，即正步与身体的这种平衡关系。

还有三个关键词——带动、传动、随动，比如说我用我的手往一个方向走，它会有一个带动，感觉被拉扯，拉扯的时候它就会通过腕、肘间，然后到我们的侧肋会有一个传的过程，而到最后延伸到头、到末梢，它会有一个尾随、随动过程。再打个比方，比如说我用我的左胯带动、传动、随动，这个过程形成带动传动随动的永无止境的循环，我的肩可以带动对不对？我的胯可以带动对不对？我的膝盖可以带动，我的肘可以带动。每一寸都可以发现一种点、线到面的关系，所以这就是一个运动逻辑。

但对于舞者来讲，做不做得到，他的身体马上会回应他：做不到可能站不稳，或者失去方向，或者不在音乐的点上，或者是跟身边的人的时空失联，他去到另外一个时间轴当中。这里面就很有意思，每个人的身体成为一个镜像，彼此打来打去，因为我们可以看到、可以听到、可以一起呼吸，在这个空间当中人和人都成了各自的镜子，每一刻都成为我们的倒影，你因为倒影而去学习，然后产生经验。

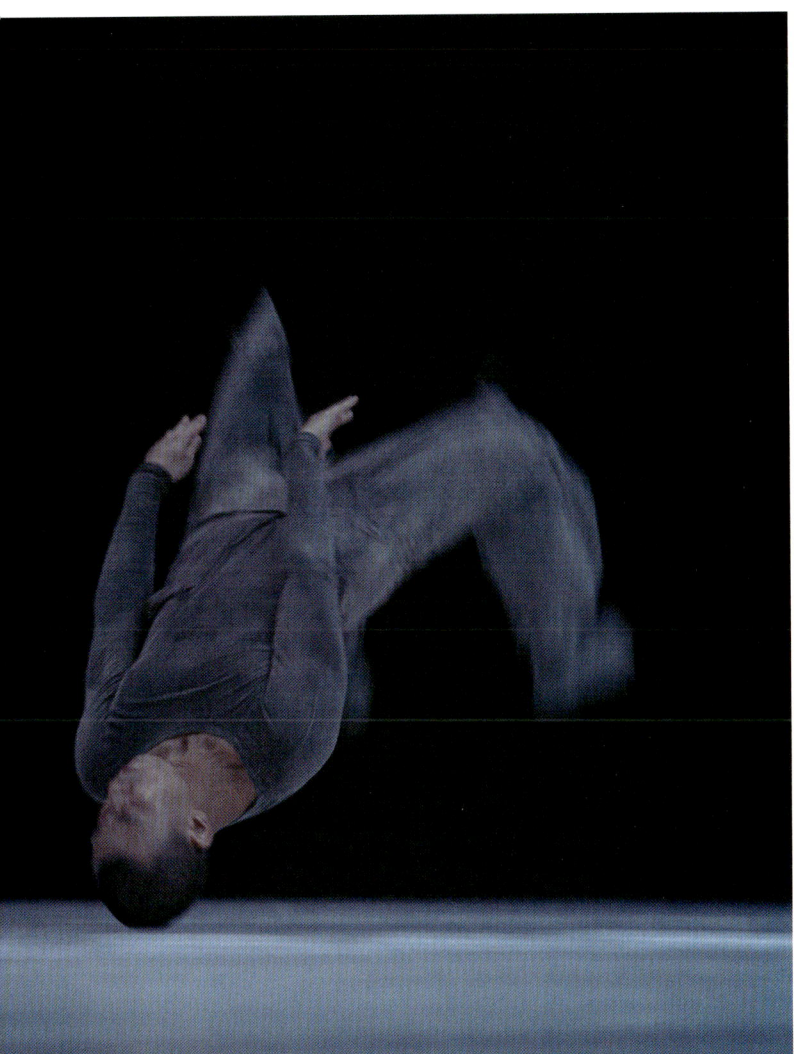

《2》
创作时间　2011
首演　2011.05.13
瑞典 M.A.D.E 艺术节 | 于默奥 | Norrlands Opera 诺兰剧院

全程 50 分钟，是一部超负荷的作品，由陶冶和段妮两人来跳。对陶冶来说，它更像是一个对话，也代表着二元的对立，大和小，远和近，长和短，包括快和慢，像两个量子一样缠绕在一起，然后再进行结构变化。

139

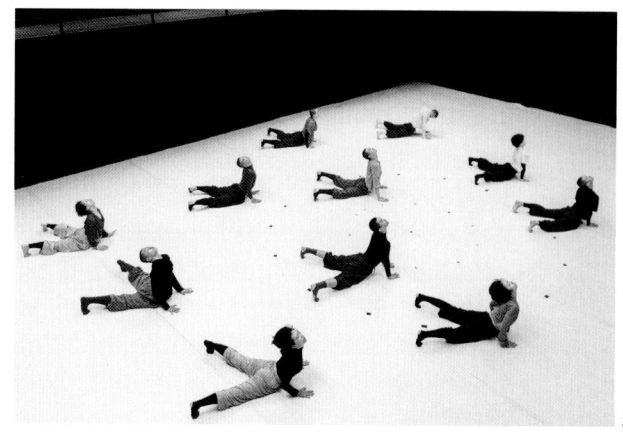

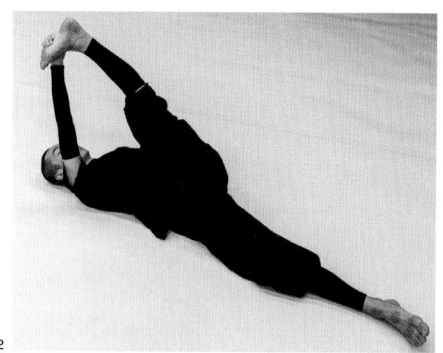

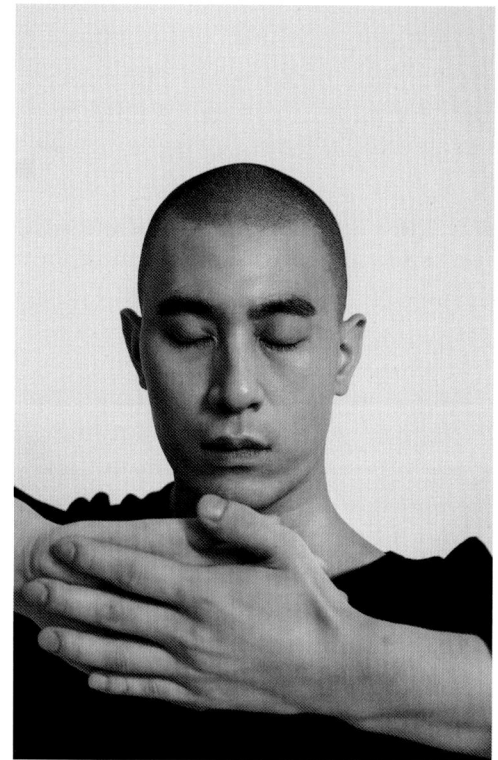

(Q) 最近看到新作品《11》里面，使用了跟以往很不一样的二次元、魔性、可爱的音乐，想了解一下当时是怎么考虑的。

(A) 每一次音乐我都觉得一定要在空间当中达到一种非现实或者超现实的状态。当然，舞蹈，我觉得它的直面在场是真实有力的，存在一种生命力的现场，给予的力量。但音乐是泛指的，它弥漫在你看不见摸不到的地方，但又能非常确切地感知到它的存在。

陶身体一直都和音乐家小河合作，我们的命题就是如何让音乐跟舞蹈变成两个完全不一样的呈现，两个作品，但是让它们并存在一个时空，像平行空间一样。我希望是能够让观众自己将看到的和听到的融为一体，形成自己的解读。

所以《11》是一个特别有意思的尝试，因为我让音乐跟舞蹈站在左右完全相反的对立面，是一个很二元的对话，这就会形成一种特别迷人的矛盾，会让观众的感知产生一个巨大的空间。

其实对于舞蹈来讲，音乐的重要性来自于音乐会给舞者非常多的信息，比如说节奏、情绪、剧构，所有构建出来的框架，都可能会给舞蹈指引方向。我和小河合作的这10多年，每一次都是先完成纯视觉的部分，接着再做音乐。我会把舞蹈每分钟每秒钟发生的事情、速度、空间的变化，用文字写成一个舞谱，告诉音乐家，音乐家在作曲的过程中，曲会由他自己的意志去选择，舞谱的内容也可以要或者不要，所以最后出来的结果是非常吸引人的，它跟舞蹈既是强连接的，但彼此又好像非常遥远。

所以我希望在《11》里我和音乐的合作是1+1=11，而不是1+1=2。

(Q) 更注重表演的观赏性及象征意义，还是肉体所唤起的情感？

(A) 我觉得是一体两面。舞蹈就是那么真实地把形式跟内容完美地结合在一起，在我的作品中运动就是它的形式，身体就是它的内容，怎么样由运动再回到身体，它是疲惫的还是激进的，或者它是沉默的，或是持续的，你在现场无一例外都能发现它的生命是一种急转直下，去直面回应的状态。

这个是偷不了懒的，在舞台上面它一直存在，没有下场，所以一个舞者的形式和内容都通过我的创作完整地呈现给观众，对于观众来讲，就是自己去感知和取舍，我把开放度完全给他，而不是说我给他的是你往这儿想、你往那儿想，我放弃了操纵，放弃了几分几秒让你哭和笑。因为观众自己也有身体，他也有能动性，每个人都可以运动，在身体和身体的连接当中，我们属于一个共同体，当我们的身体释放自由的时候，他一定会从过往的经历当中解读出属于自己的理解和答案。

所以我希望我的世界是一个邀请，我的作品、我的舞者、我们的身体、我们的生命就存在于那个舞台，而在那个世界当中它是永恒的，我邀请你进到这个世界来。

1　现在的排练厅位于北京的318国际艺术园区内，占地大概280平方米。

2　几乎每一位舞者在陶身体都要"重塑"自己，让自己从一张白纸开始成长。

3　陶冶。

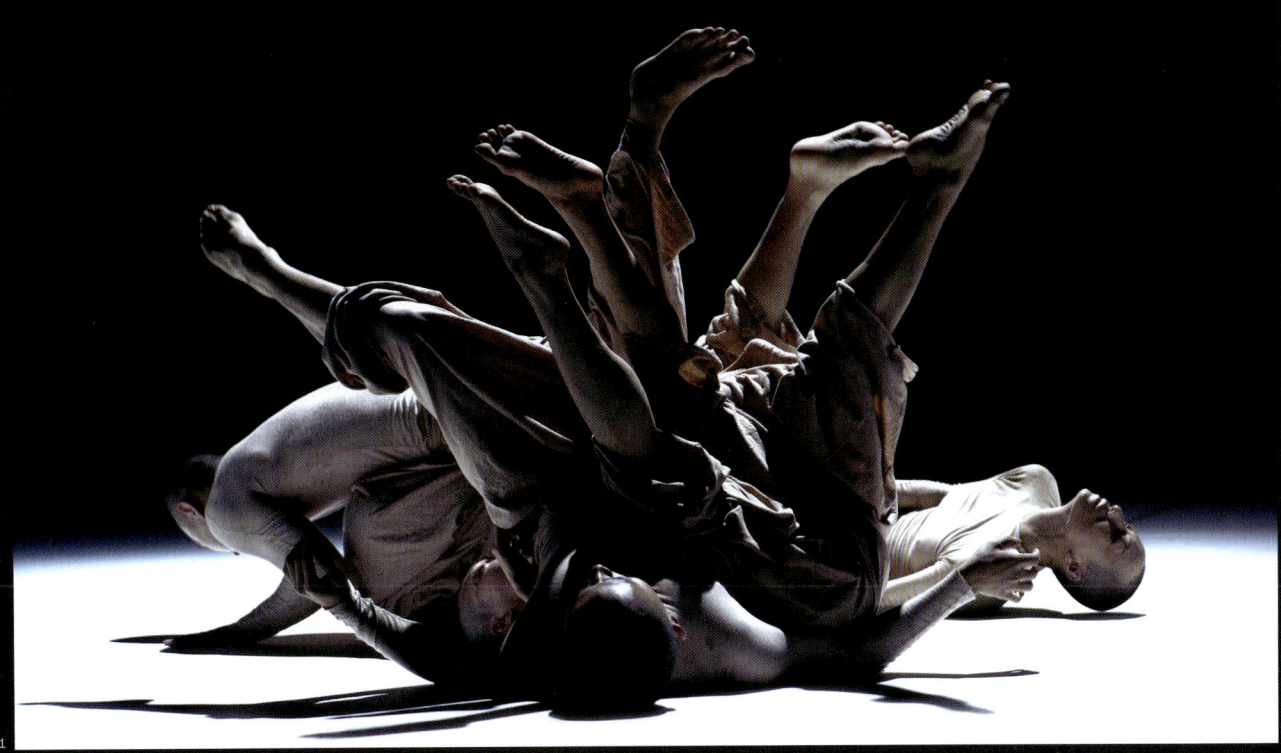

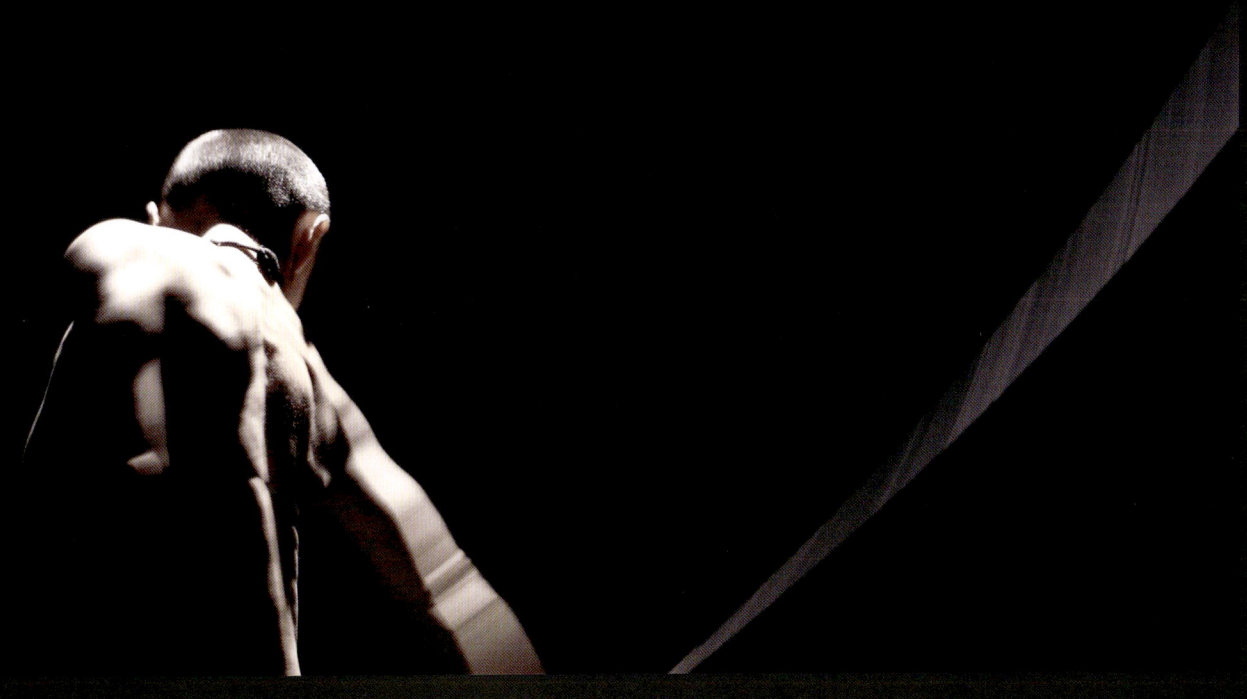

1《5》

创作时间　2013
首演　　　2013.07.03
　　　　　阿姆斯特丹 | Julidans Festival "七月舞蹈节"

开场以人声唱出"唵"，在佛教文化中，它被认为是世界的第一声，于此带出一部极其缓慢、庄重的作品。舞者之间身体与身体紧密相连，彼此缠绕，从不分开，产生某种紧密的连接，互生幻象，生生不息。身体在其中构成一个如同活动的建筑般复杂的整体，音乐家小河又将金、木、水、火、土 5 种元素融入创作，从宇宙音到秘咒，从巴洛克到新古典，整部演出呈现出如同生命本身的广博与沉默之美。

2《重3》

创作时间　第一舞段 2008 | 第二舞段 2009 | 第三舞段 2008
首演　　　2009.09.05
　　　　　中国北京 | 东方先锋剧场

主创陶冶、段妮、王好用了两年时间打磨的作品。"重"一语双关，即重复、重量，它要求去除感官情绪上的传达，动作被提炼至日常无数次重复的"步行"，在无限的步行里对重心、捻转、站立、迈步进行反复推演。其中有 20 分钟陶冶为段妮编排的棍舞，那是一段需要超高的控制力才能完成的个人表演，也因为它极限的动作编排和对体力的严苛要求，每一次演出对段妮来说，都需要完成对当下自我的超越。

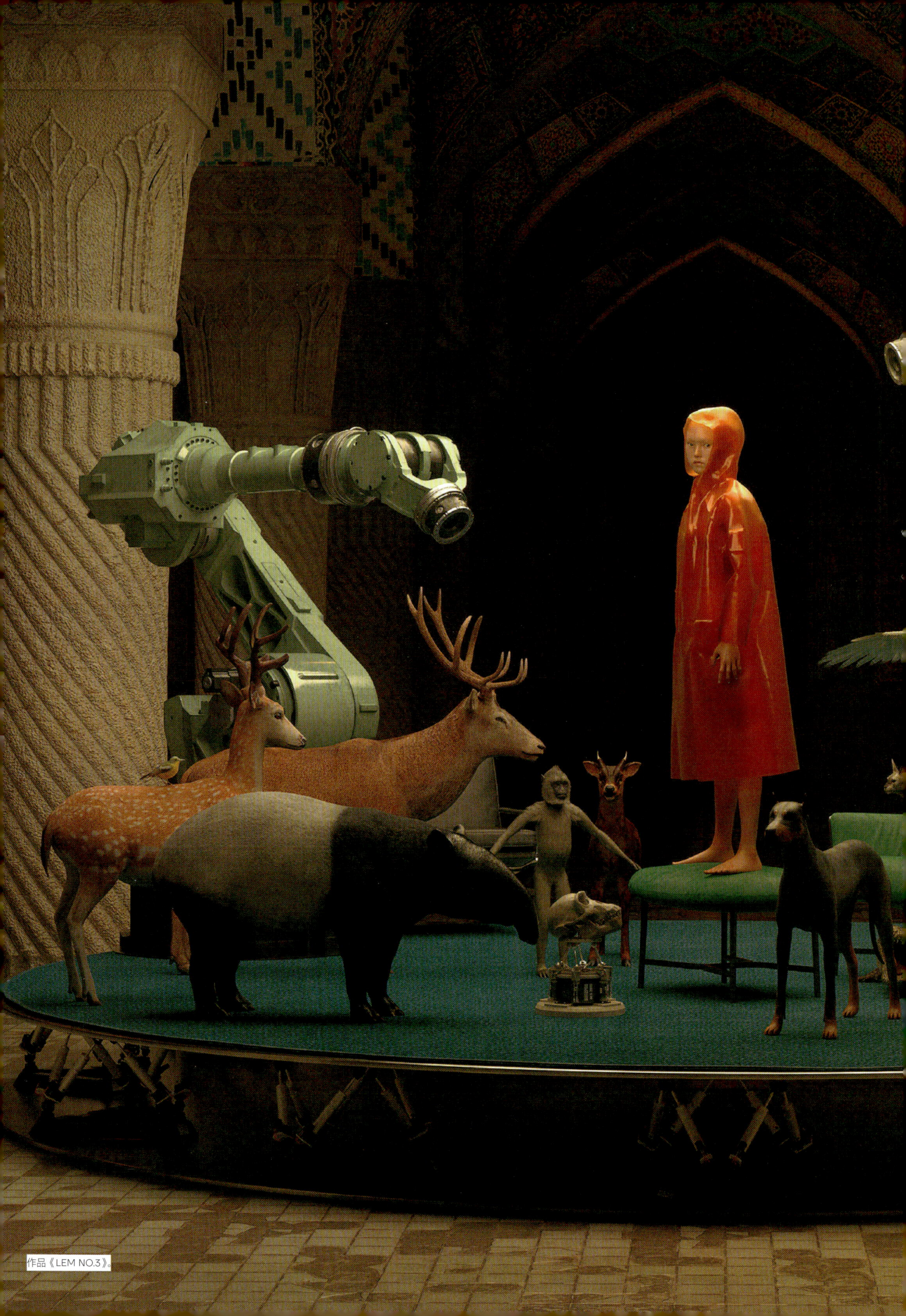

作品《LEM NO.3》

万分之一次身体探索
身体的想象力

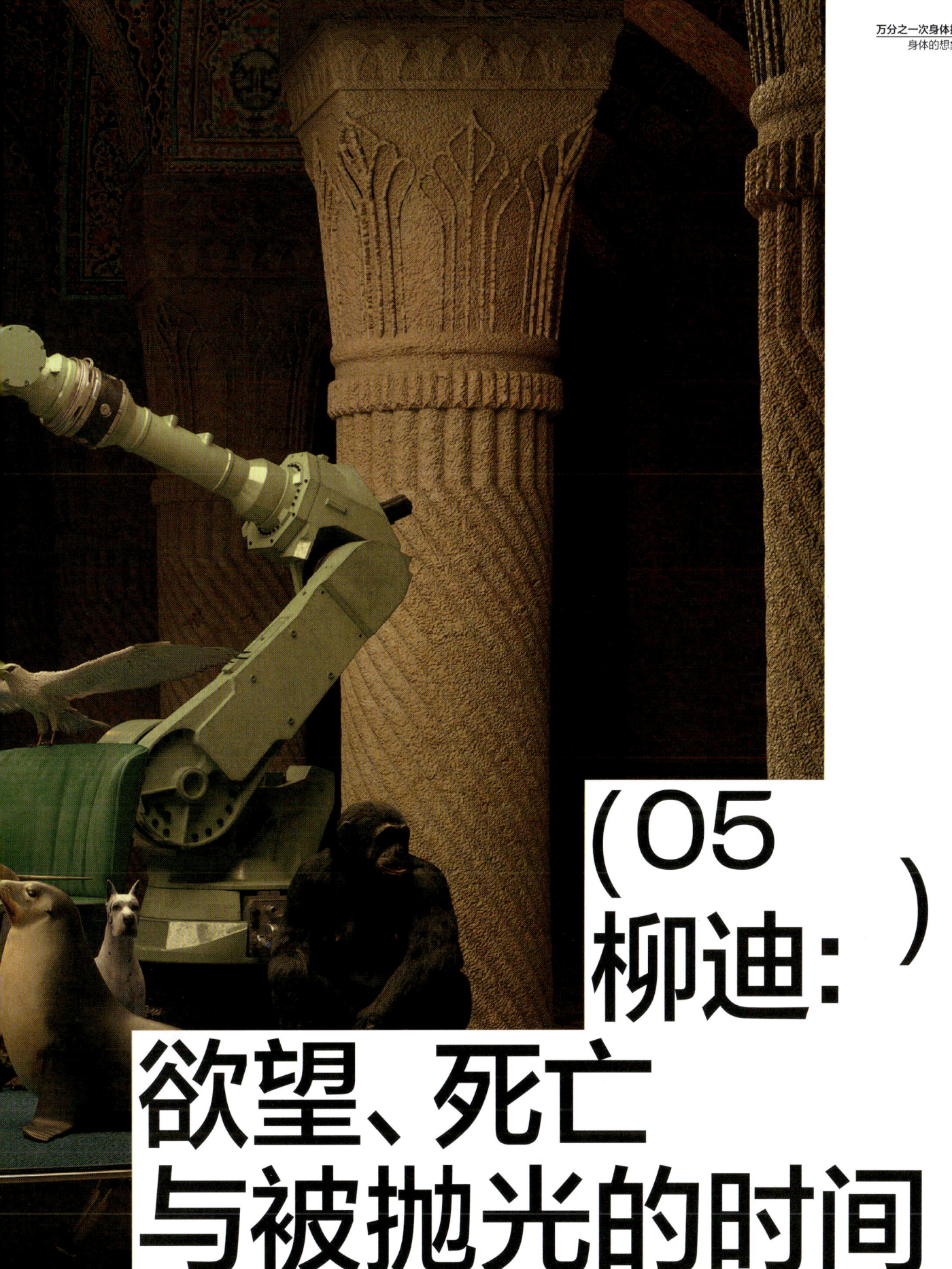

(05
柳迪:)
欲望、死亡
与被抛光的时间

采访&撰文&编辑　摄影　　　　供图　　妆发
黄莉　　　　　Yuqi Wang　柳迪　李亚楠

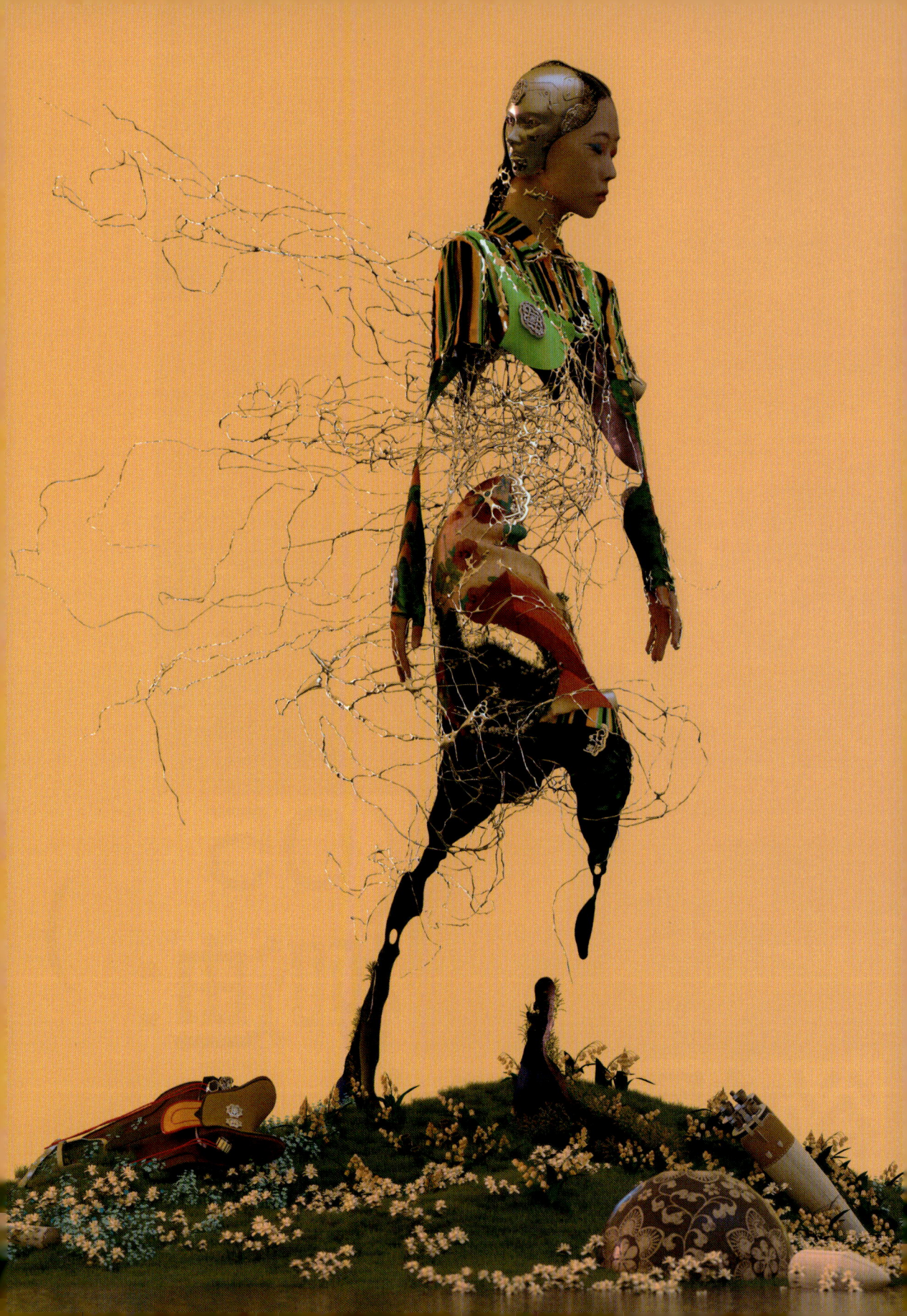

在创作《BOOLE》时,核心概念关键词为"民族""未来""心理"。他选择使用了 64 台相机对两位具有少数民族血统的模特进行全身扫描,记录他们的动作与民族特征,再在三维软件里让许多动物的身体与女孩身体重叠,让许多建筑三维模型与男孩身体重叠,将产生差集后身体的负形留下。他想表达的,并非某种生理层面或文化视角的民族特征,而是关于一种民族的心理状态,在遍历交融与进化之后,所获得和剩下的部分。

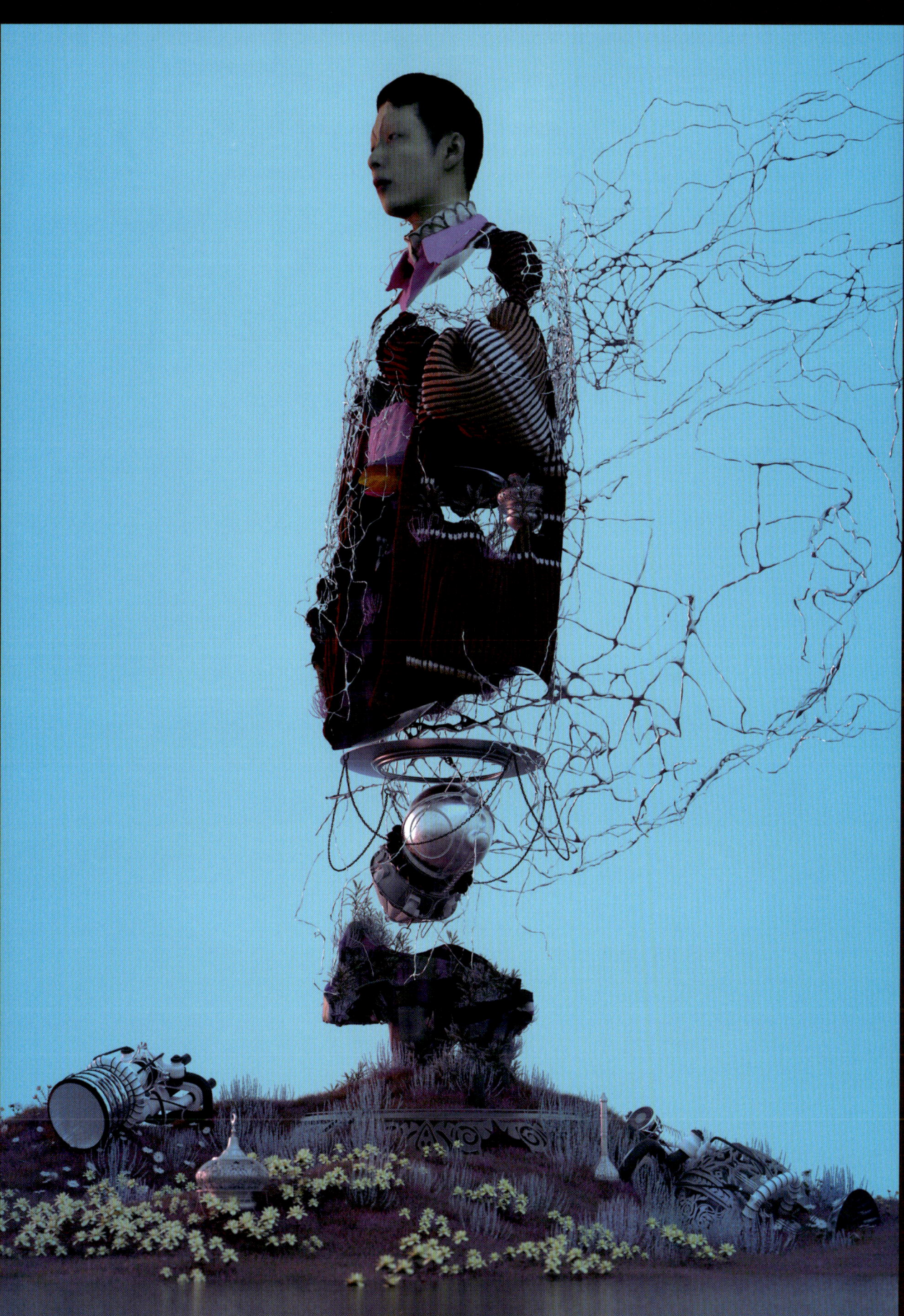

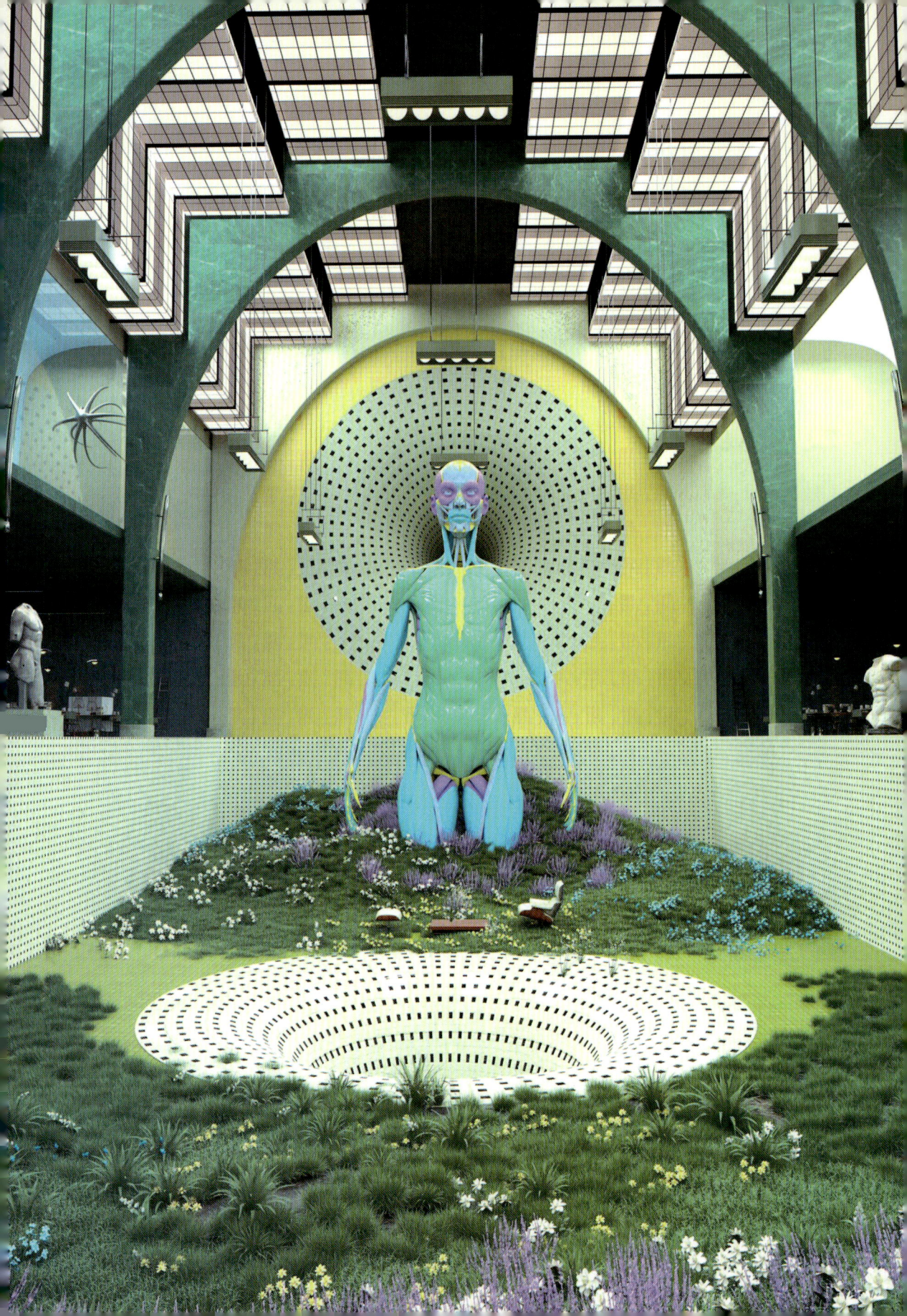

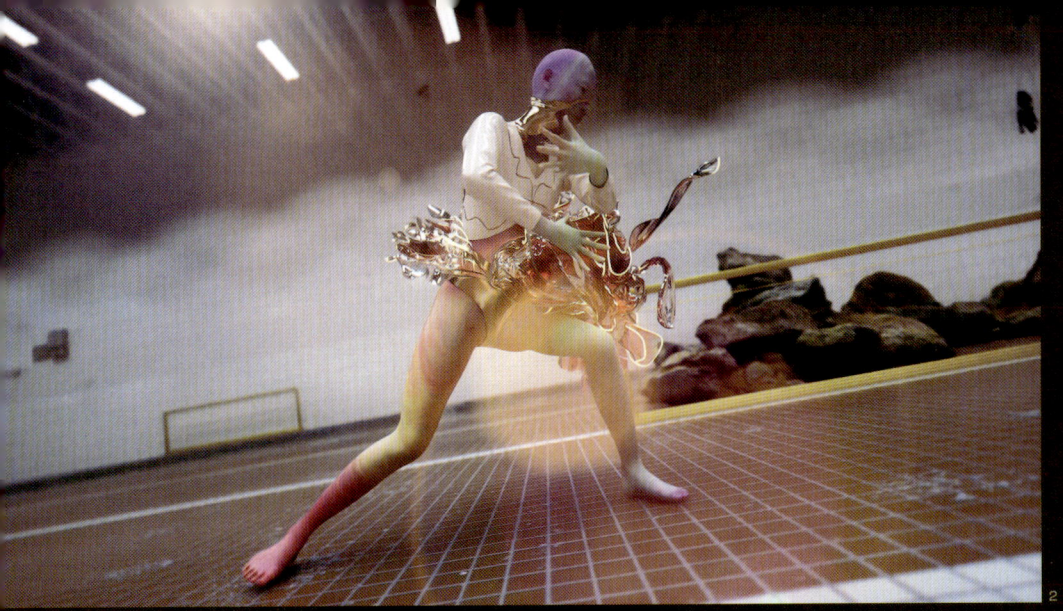

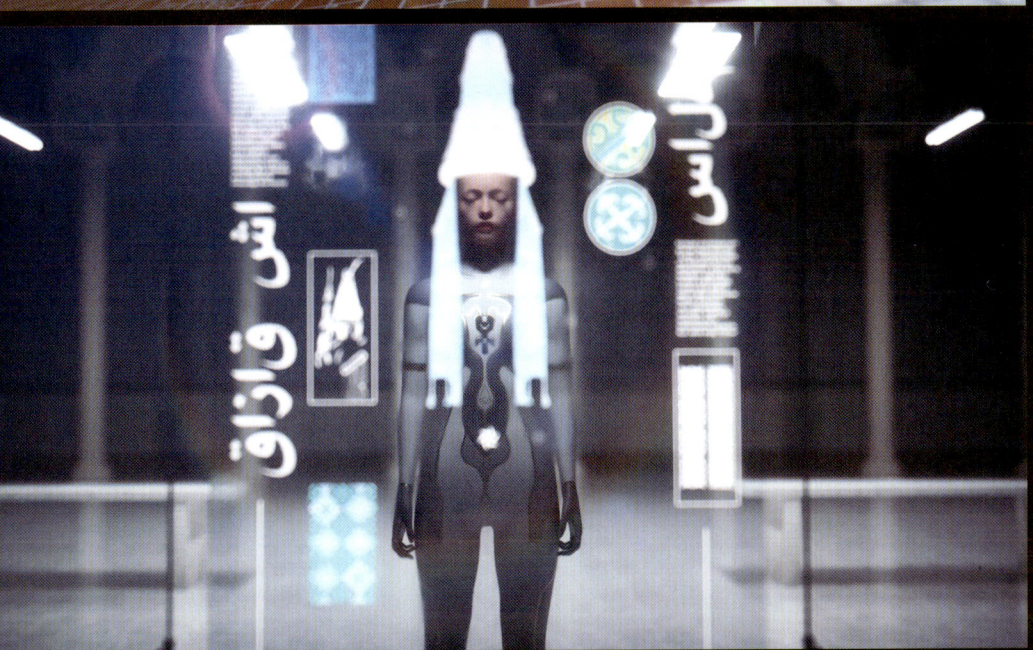

2)3)4 为实验短片作品《PATTERN》中的几帧。《PATTERN》的设定以《BOOLE》中的两座雕像作为"起源",仍是围绕着"民族力"展开,柳迪在其中设计了4个属于民族的空间,舞蹈则成为传达情感与心理外化的方法。

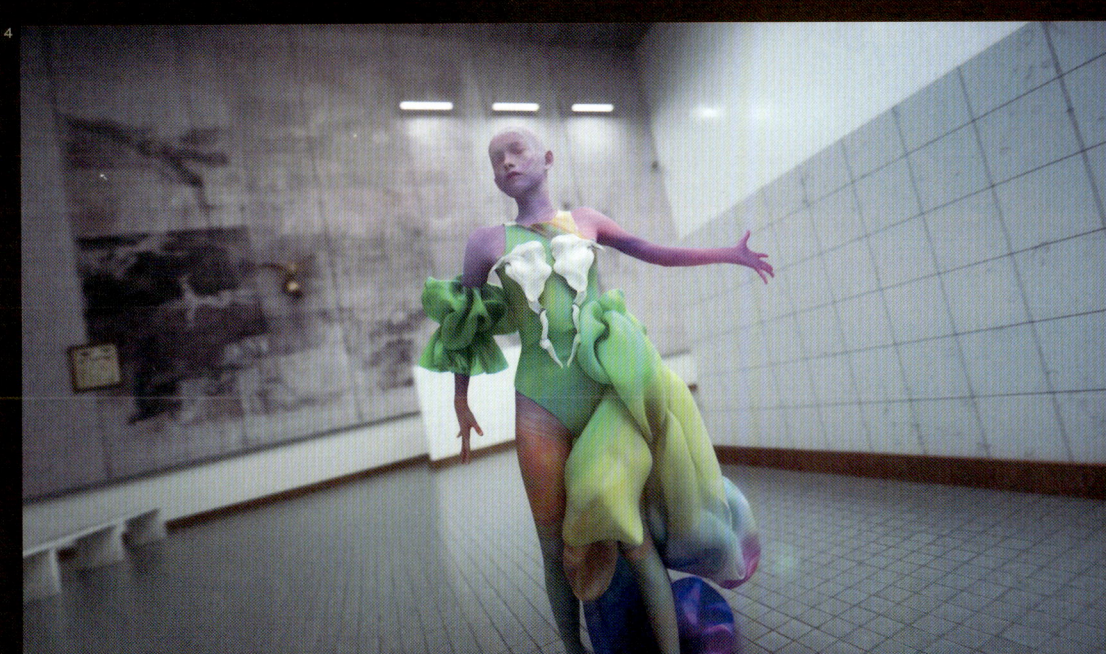

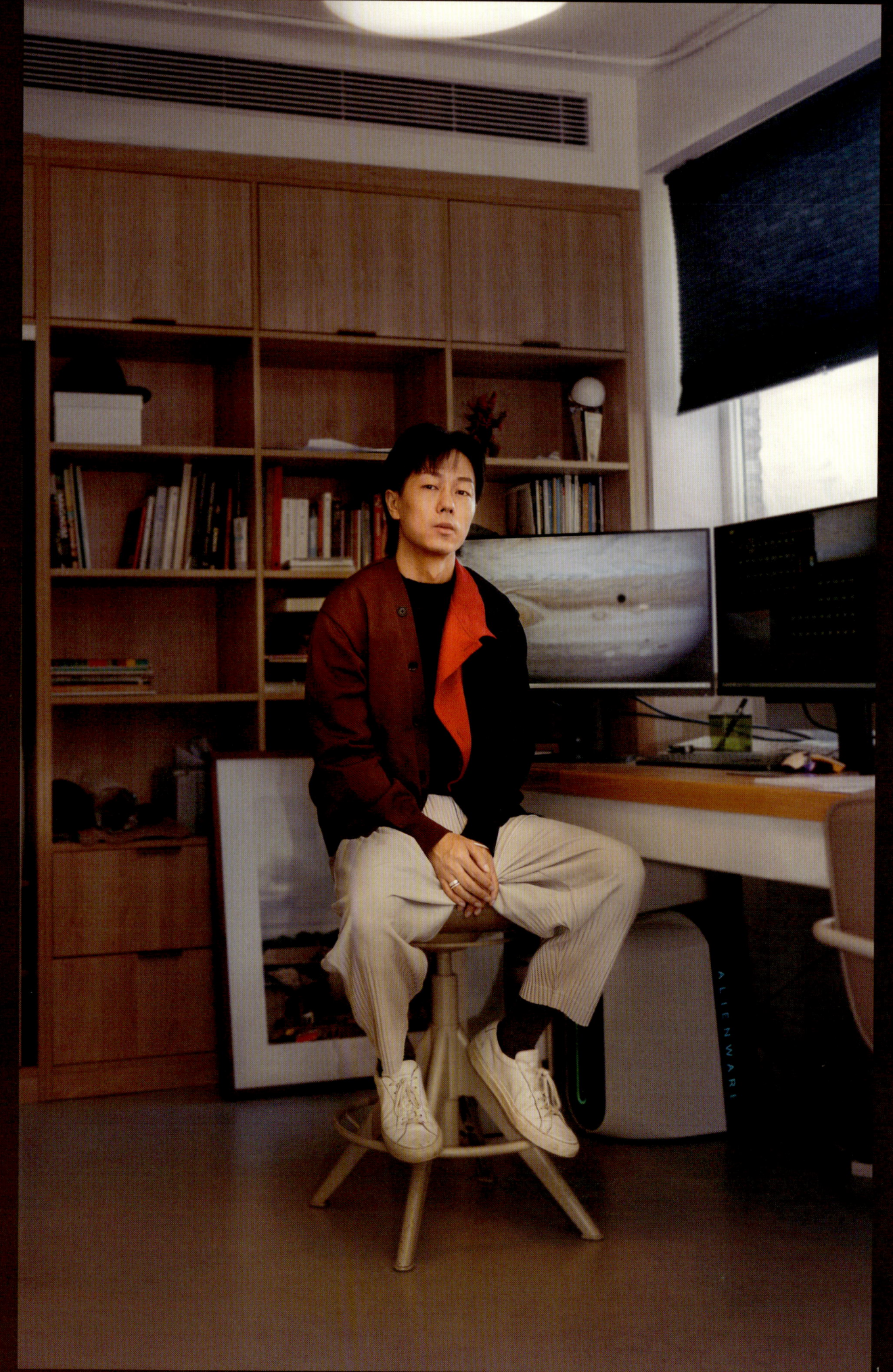

#ABOUT
对话艺术家柳迪

PROFILE

视觉艺术家。数字艺术工作室 ROOMs Studio 创始人、导演 / 艺术指导、3D 概念设计师。毕业于中央美术学院，LACOSTE ELYSEE PRIZE（鳄鱼爱丽舍奖）金奖获得者。作品被瑞士爱丽舍摄影博物馆、澳大利亚白兔美术馆收藏。

个人官网　liu-di.com

(Q) 今天的采访我想直接以我非常关注，也经常会琢磨的一个话题开始——你如何理解"死亡"？对你而言它意味着什么？

(A) 它是一个很严肃的话题。死亡是每个人终极的方向，而且是不可逆的，或者说不能被修改。它也代表了意识的消失，永无止境。

首先它是必须面对的，无法逃避。其次它并非一个积极的事情，一定是个体要面对的无可奈何的一个东西。对于其他生物来说，比如低等一点的动物，它们对此可能是不自知的。但对人类而言有一些微妙的差别，人的智力和智慧可以理解它，这个命题也会伴随人的一生，从童年到步入衰老，学习怎么能让自己面对它。

对我来说，从小时候起我就一直在思考这个问题。跟周围的朋友也聊过，有没有那种对死亡的认知或者考量、恐惧等。每个人的程度不一样，我聊过的大多数人，他们小时候对此是有困扰的。当然原因有很多，有的人是对身边人的离去或者分开导致的结果感到难过，就是他们想到自己的父母会死，或是彼此会分开会很难接受。有的人是对自我意识的消逝感到恐惧。我想大家多多少少对此都会有一些感知。

并且我觉得，在做作品的某些阶段，是它在后面驱使着我，或者说这个命题总是让我去思考，也是影响我创作的一个点。

(Q) 你觉得对死亡的严肃认知，可以帮助人们更好地规划自己的生活吗？

(A) 理论上会。对于大部分人来讲，它能让你更清晰地认识到生活里什么是更重要的，你应该做什么样的事情。但真正到执行的时候又没有那么容易。

其实对每个人都是这样，理智是一部分，但情绪或者情感的驱使又是另外一部分。人其实不是一个特别理性的动物，不会像人工智能一样去考虑得出一个最优解。人往往不会做最优解，很多时候都会做出很荒诞的决定。

我之前也想说，觉得人应该是那样的一个状态——做规划的时候，当作这辈子很长去做，但真正在生活的时候，应该以生命并不长久为前提去做一些短期决策，或者说以那样的一个生活态度，更积极一点，很多小的困扰就会没有了。

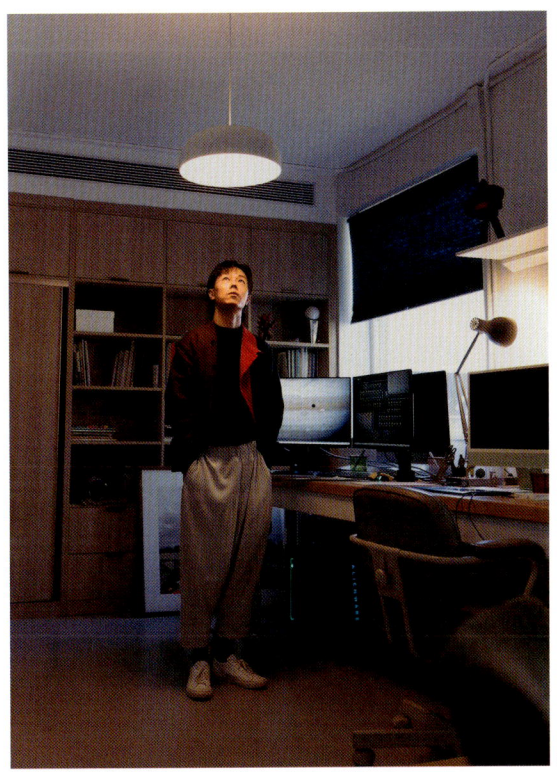

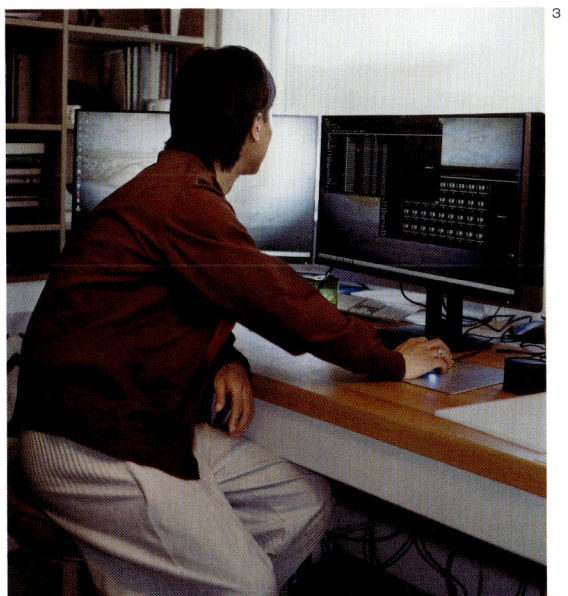

1）2）3　柳迪在他位于北京 798 艺术园区内的工作室中。

(Q) 你会感受到衰老正在发生吗？逐渐失去的是什么？获得的是什么？你觉得人生是一个逐步迭代的过程，会永远处于不断变化的过程之中吗？

(A) 会。自己肯定是有感知的，也有一些来自周围人的对照。可能更年轻的时候，比如处于青春期的青年，对未来会有更多未知性的期待，身体的发育和生长也是向着一个好的目标去前进。而一旦过了某个顶点之后，所有的生理方面都开始走下坡路。

逐渐失去的是时间吧。所获得的，对于个体的感受来说，存在的时间长肯定是有益的，经验不断地打磨意识，会让你更适应生存的环境，能更从容地面对世界，也会获得更多的感受。

我小时候对人生的想法会更多一点，很多东西都来自于看的书和一些遐想。但后来想想，会发现原来很多其实只是想象。但真正感受到或者经历过的一些东西，会转化成意识里的一部分，它是只有通过时间才能获得的。

人生会一直变化，对，就像忒修斯之船。人的细胞可能在很长的一段时间内，几年或者是十几年会更新一次，那人就是一个模式，你被写入了细胞这样的一个组合方式，但其实除了这个模式之外，物质上是会被替代的，所以更替肯定存在。想法上也是一样，反倒是一成不变的东西不容易有。

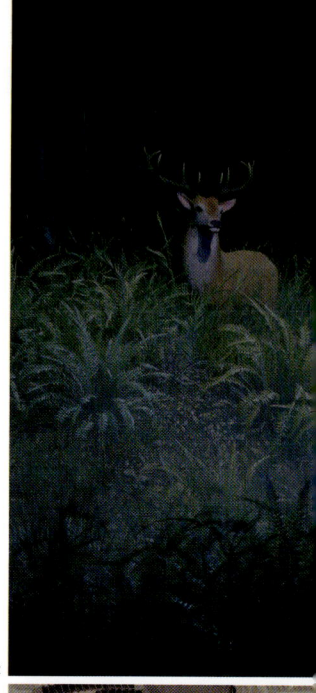

2

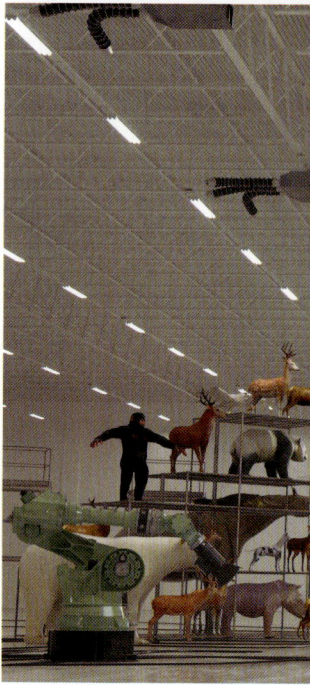

3

1 《WONDERLAND》 这是柳迪为《WONDERLAND》中文版创刊号做的 3D 视频作品，用他的话来说："构思创意脚本时就预设了两个层面：一方面是超越现有的现实环境，另一方面是心理层面要到达一个新境界。"习惯于"从零开始造物"的柳迪，在这两个层面基础上创造出多个来自不同时空维度的"物种"，在他营造的外星温室花园中共存交流。

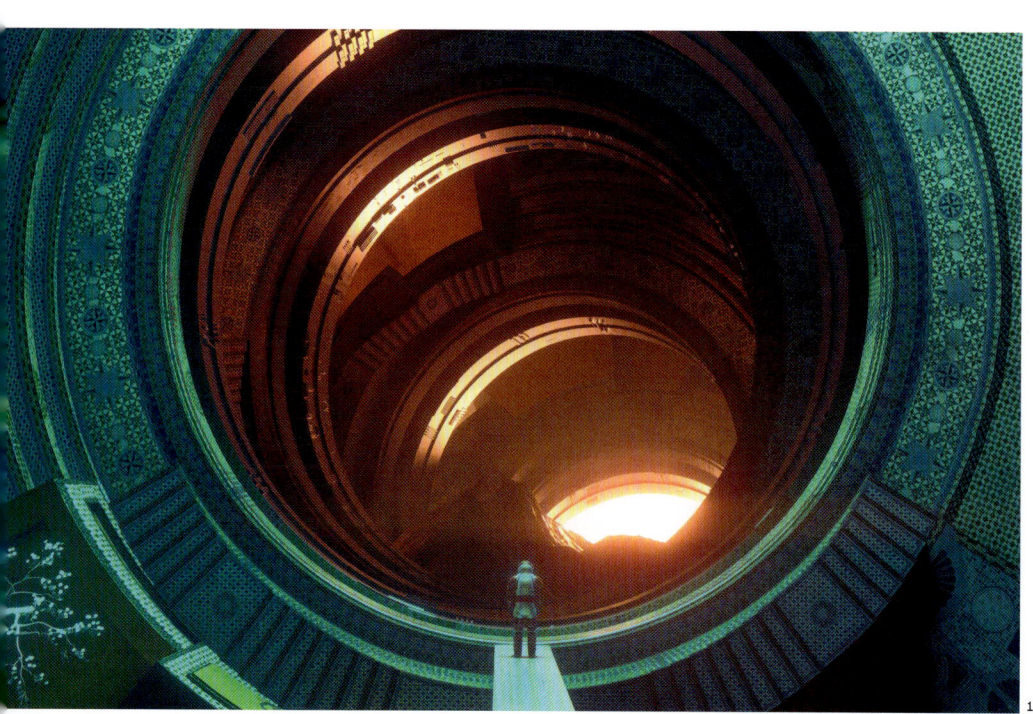

1

150

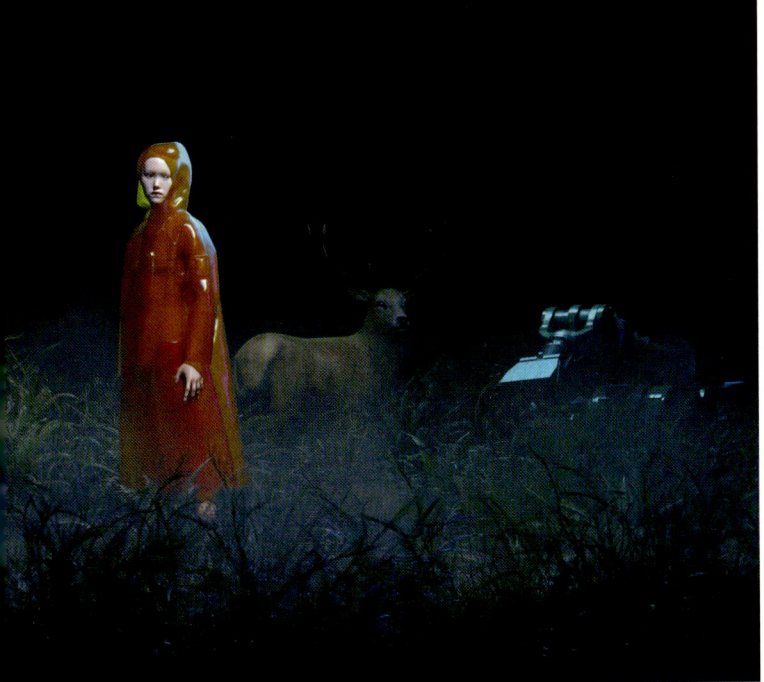

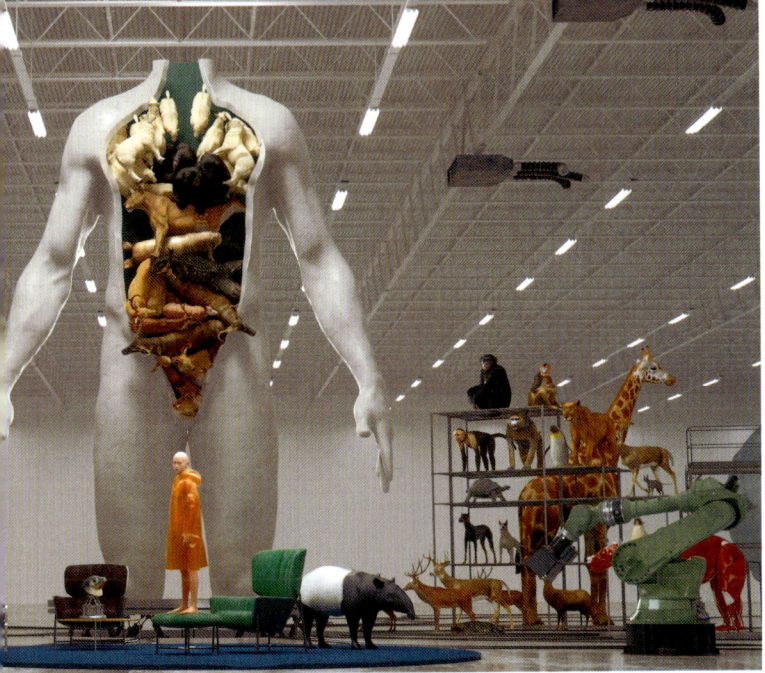

(Q) 是因为日常的重复吗?

(A) 一方面是因为这个。很多人很会享受生活，有很多的乐趣，但对我来说日常太细碎、重复和枯燥，很想脱离出来。有时候，对某一种人来说，脱离出来的方法是找到一个跟日常很不一样的事情，比如创作或是幻想。有的人可能会通过画画，或者是很专注投入某一件事情，来脱离现实所要面临的选择，获得超脱或者专注带来的另外一种体验。还有一些人是通过一些大的命题，用形而上的方式去理解这个世界，日常就变得没有那么重要了。因为人是活在日常里的，日常对人的影响太大了，反而那样做的话，会是一种救赎吧。

(Q) 你会去追寻某种人生的终极意义吗?

(A) 有啊，说起来就是觉得什么有意义嘛。人往往觉得没有意思或者很多东西没有意义，总是会去不断地拷问自己或者去衡量什么是有意义的。那么对我来说，创作就是很重要的。

2)3《L.E.M》作品的名字来自于阿瑟·克拉克的一本小说，小说情节中出现了一个比人类更高级的文明，这些生物来到地球并制作了许多物种标本带回自己的星系，在那里，它们有一个展厅用来陈列从全宇宙收集来的物种。这其实是纽约自然历史博物馆的对应。

如果宇宙的建立来自某个意志，初始说明书上应该写着：活着的东西才有躯壳，死掉的东西腐烂。但标本是一种例外，它是一种不自然，人类创造出来的东西都不自然。

人类本来脱胎于自然，然后通过创造来反对自然。如果人类被创造出来有什么目的，应该是那个意志想通过让人类创造不自然来定义自然。

作品里装满动物标本的人体雕塑来自于这样一个念头：人类的身体和其他动物一样来源于自然，这让人类意识可以理解这个世界看起来是不可思议的。

(Q) 像有一些人总是喜欢思考这种超越性的问题，你觉得背后的动机会是什么呢？是本能驱使，还是出自对现实的逃避？

(A) 你说得还挺准确的。两方面都有，对我来说你的问题就是我的答案。我想人类做的很多事情，都不是出于经济利益的考量，比如物理学家总是搞清楚这个世界的构成是什么样的，研究完了最基本的粒子，又去深入研究里面的构成，总想把这个世界分解和研究透彻。探索宇宙也是一样，在短期内没有经济利益，也没有规定说一定要做这个事情，但人类还是会投入大量的时间和金钱。人意识中的这种出自本能的探索欲会驱使很多的科学家、哲学家思考和做实验去剖析世界。

另外一部分，对于我自己来说，也是逃避。就是那种又大又空的命题，会缓解一个人对现实的焦虑或者说无意义感。

(Q) 与此相对，如何使用身体去满足意义的追寻？是否会为了身体的机能更强、使用寿命更长而去做锻炼？

(A) 很早的时候我会去考虑怎么利用身体去做一些事情，但反过来，意志其实是被身体所限制的。我觉得人的有限性就是你得在一个躯壳里去做事情，如果可行的话，把意识脱离出来上传到一个别的什么地方，可能又不太一样了。

人困在身体里一定会被驱使，身体的需求、激素导致的情绪变化，都在不自知的情况下影响着决策、思考和行为。所以我觉得有时候你的身体也是在奴役你的意志。

会去做锻炼的，之前有一段时间还挺关注这个事情，但这两年没有了（笑），比较忙所以锻炼少了。反过来说，锻炼就是对于身体奴役意识的一个反向的好的做法。我前两天刚看了一个视频说运动会导致你的思维发生一些良性的变化，你会更敏捷、更专注，思维会更清晰，也影响你的意识。

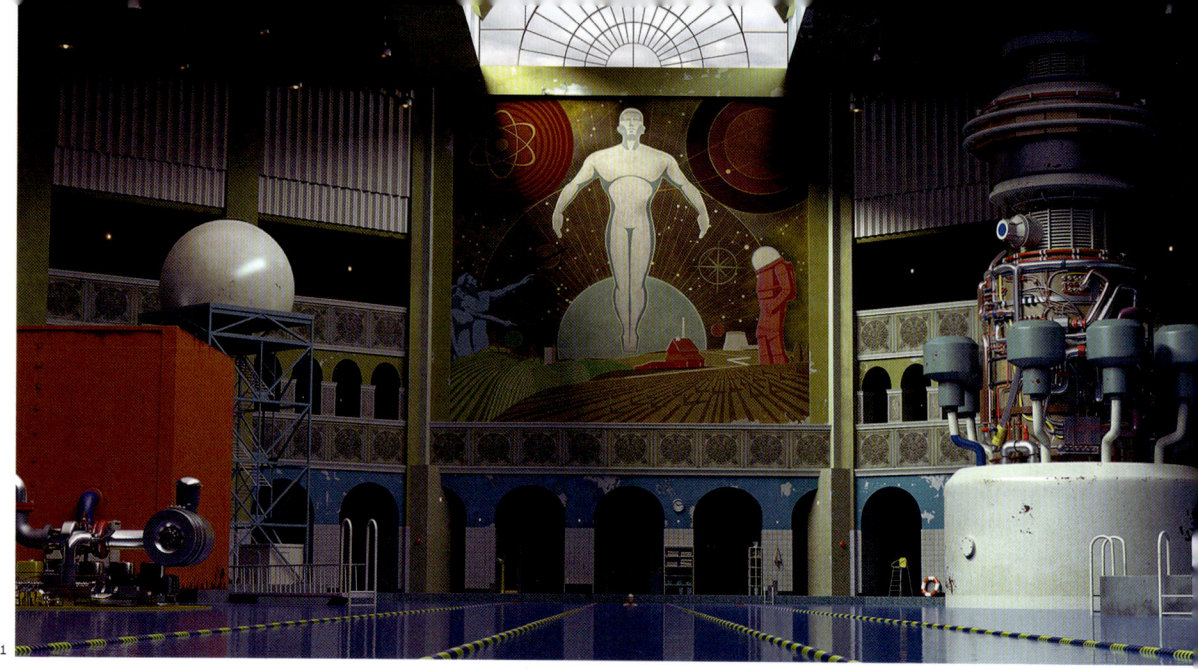

(Q) 那会希望活得更久吗?

(A) 会啊。我觉得绝大多数人如果对死亡有比较强烈的认知的话，还是会想拥有更长的生命。一直以来它都是人类的一个追求。以前的人向往死后的世界，其实是对永生另外一个追求的角度。死亡只不过是这个世界的终结，但还有另外一个世界，人会这么安慰自己。

(Q) 怎么看待身体和精神的统一?

(A) 有时候是统一的，但我觉得本质上它们不太统一，时常会有对抗存在。

(Q) 你认同"人生的本质"这种说法吗？比如有的人会说，人生只有死亡和性是值得被确信的。

(A) 我觉得如果这么考虑问题，它其实并不真的是本质，它只是角度。有的人会觉得爱是一切的终极，如果你得出了这个结论，在做选择的时候就会只留下爱或者更看重爱。这个问题可能没有答案，每个人的生命体验不一样。

(Q) 对幻觉着迷吗？那幻觉是基于想象还是真实所见?

(A) 会，但是是基于想象，并非做梦见到或是其他因素导致的出现在视网膜上的某种扭曲。之前谈论幻觉是因为做了一个名为《顽固而持久的幻觉》的作品，但那里的"幻觉"其实是出自爱因斯坦给友人的一封信，朋友死掉了，他自己也处在衰老的一个阶段，他给另外一个朋友写信说："像我们这样熟悉物理的人都知道，过去、现在和未来之间的分别不过是顽固而持久的幻觉。"那是说我们对时间的感受，我其实想讲的也是这个。

但反过来讲，如果你对时间的感知都是一种幻觉的话，那么可以说人的很多东西都是建立在幻觉的基础上，它无处不在。

有一种精神疾病叫时间恐惧症，实际上就是对时间的流逝很敏感。得这种病的人很少。之前提到爱因斯坦讲的那句话，他之所以那么说，也是因为在他的相对论里面讲到关于时间和空间的关系。但对于普通人来讲，时间的概念很简单，就是钟走的范围。也包括自身的衰老，所有感受到的变化，都是时间的概念。

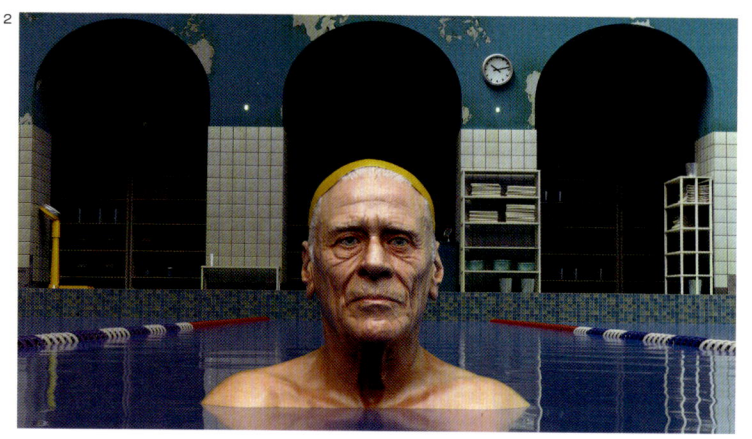

1)2《顽固而持久的幻觉》题目来自爱因斯坦写给友人的一封信中的描述，创作的缘起则来自美国国家航空航天局（NASA）网站上一张关于重力实验室的照片。最开始，柳迪设定要有人脸意象，在慢慢搭建某种社会趣味建筑的过程中，这个人物形象逐渐清晰，它应该是一张衰老的人类的脸。自此之后，作品本身也有了新的主题，即关于老去，关于如何对抗意识的消逝与时间。

(Q) 如何看待欲望？

(A) 欲望是进化出来的一套构建生命体系的部分，比如基础的食欲，是生理存在导致的，它会帮助你去维持生命体征。但是另外一方面，更高级的欲望，比如说对权力的欲望，它是社会性的，连接的是更深层次的利益。

很多宗教都试图解决人的欲望问题。人的痛苦很多时候是欲望得不到满足带来的，如果消减它，能更平静一点。而如果人追求纯粹的权力欲望，那股能量就会过于大了，很可能会导致某种灾难性的毁灭后果。佛教会说一个人不要有那么多的欲望，你可以有愿望，即你做一件事情的时候，不是在被欲望驱使，而是把它当作愿望，实现不了也没有关系。

(Q) 你会自己去分析自己的欲望吗？

(A) 会，我对这个还挺冷静的，经常会跳出来看它的来源。我大概知道自己某些特别蠢的行为和失误，是什么在后面影响而造成的。有时候也会想要去分辨，比如什么对于我会相对重要一点，如果我要舍弃一些，剩下的会是什么。

(Q) 创造带来的自我愉悦、兴奋感是持续创作的主要驱动力吗？

(A) 是，也包括之前说的消亡带来的恐惧的驱使。去创造一个世界，对很多创作型人格的人来说很有吸引力，在现实生活里你真正能掌握的东西其实很少。

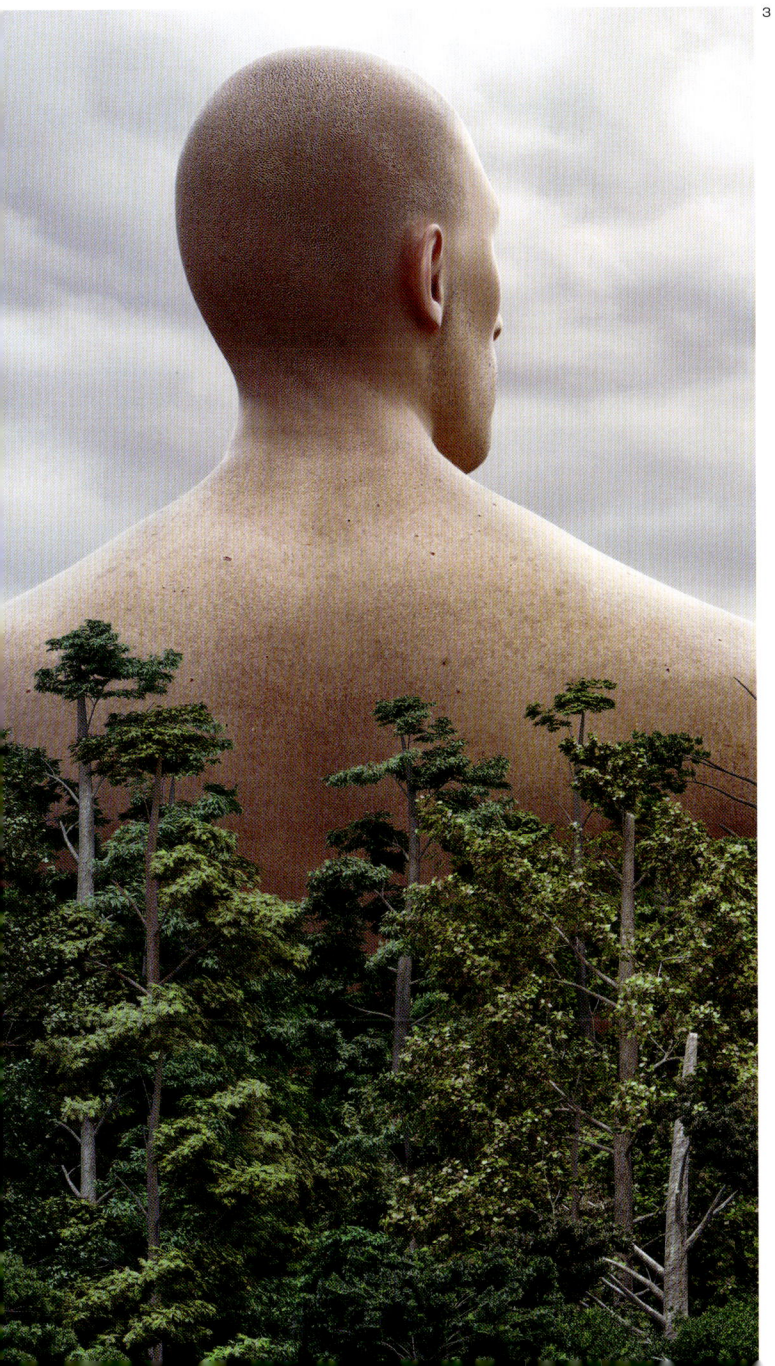

3 《自我的重量 No.3》 创作动机来自波兰著名小说家维托尔德·贡布罗维奇（Witold Gombrowicz）的一个哲学假设，大意是人类自我的重量恒定不变，每个人自我的重量占当时世界总人口数量分之一，因此随着时代的更迭，人口基数不断增大，独立的个体会变得越来越无足轻重，在柏拉图的时代，那儿的人的自我显然比如今的人们要重得多。在柳迪的作品中，这个动机最终发展为树林与人类意象的结合。

(Q) 你创作时的方式是什么样的？

(A) 创作还是一件很私人的事情。就像电影要有导演，当然它需要多人协作，但绝大部分都是一个人在控制，两个人一起当导演的情况很少。在艺术创作里面也是一样，把一个人的想法发挥到极致才能有好的输出。反而两个人在一起可能会产生冲突，那个冲突不是说真正的冲突，有时候需要磨合，但磨合对创作来说是不好的。

(Q) 你的个人创作产出似乎会比较慢，这是有意而为之的吗？

(A) 慢有技术上的原因，有大量的细节需要去处理，工作量很大，也都是自己独立地去完成，愚公移山似的每天做一点。包括像《动物规则》系列，每一张都耗时几个月。另外艺术创作是没有一个最终期限的，时间线就会拉得很长。

做艺术通常是艺术家觉得什么时候 OK 才 OK，但老觉得不 OK，嗯，它就需要很长时间去打磨。我自己本身又有点，对很多东西很介意，或者说追求那种接近正确的状态，总想去做各种尝试或推敲。这些因素加在一起就会导致之前创作很慢。但现在快了，工作室有时候 1 个月会做好几个作品，因为它有一个时间线卡在那儿。

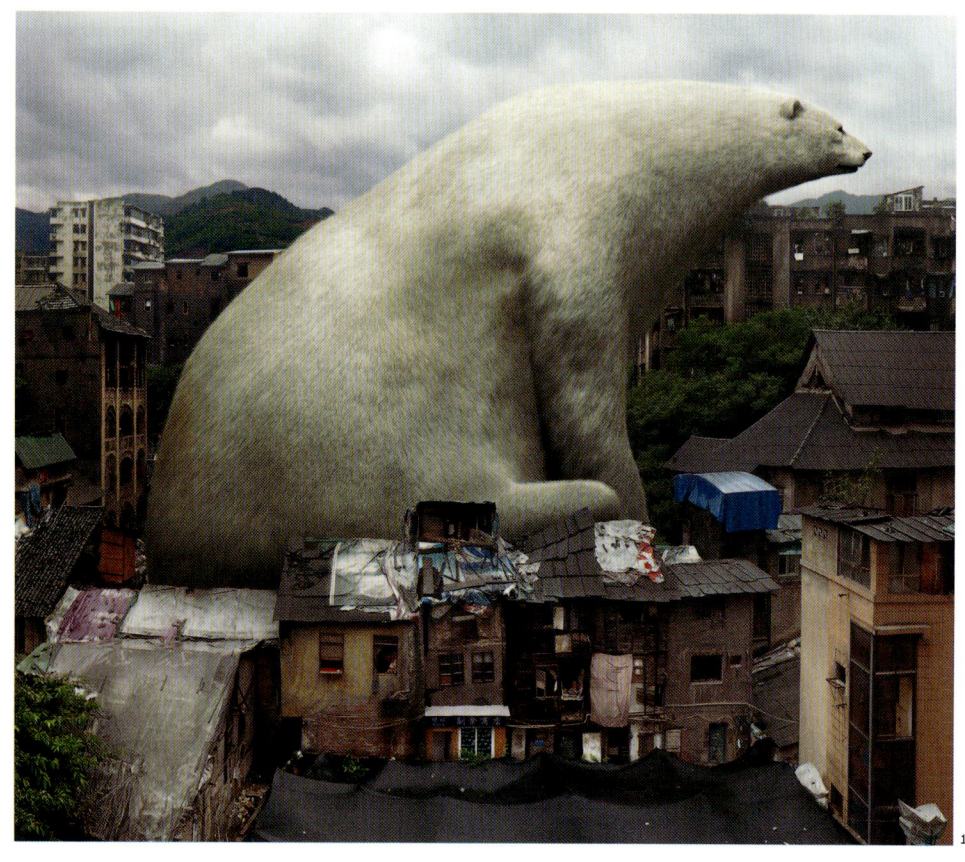

(Q) 那是不是说，如果没有时间限制的话，你会很喜欢去不断地修正原来的看法？

(A) 对，我觉得你说得特别好，我就是很喜欢修正。我最近还在想我对这个世界的态度是什么，我现在发现就是修正。我老想着去修正各种东西，现在这个问题变得很严重了。因为以前只修正我的作品，不管有多讨厌，都是在自己的框架里，不影响其他人，现在在工作室就老想着这个地方修正一下，那个地方修正一下，好多细节都要管一管，所以会变得有点烦人。

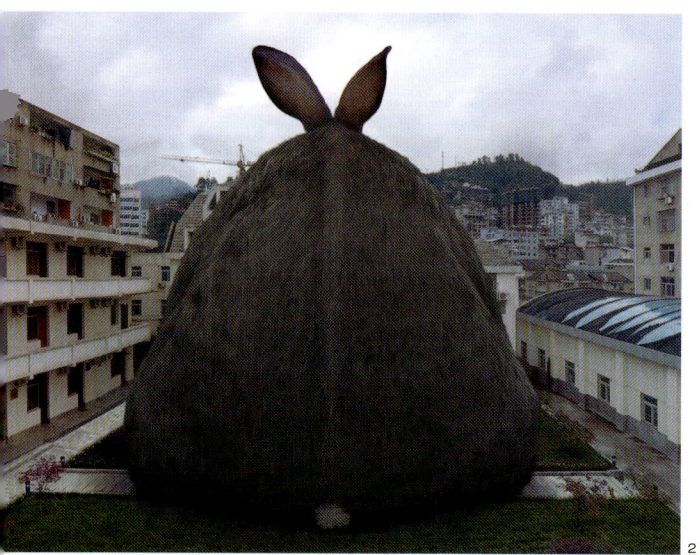

(Q) 像日本的横尾忠则，他也喜欢这样，不时把以前的画拿出来重新画一画。你觉得经过不断修正之后，作品的能量会变得更强吗？

(A) 确实很多艺术家都有这个毛病，达·芬奇画《蒙娜丽莎》也是画了好多年，一直带在身边。某种程度上说，作品的生命力会更强，艺术家不断地打磨一定是有效的，但会有一个限度，过了某个阈值之后，再打磨是绝大多数人感知不到的，只有他自己知道。如果所有人都无法感知变化，那作品只对他自己有意义。

还有一种艺术家做事情的方式是快捷、简单、准确，会出很好的作品，一次就成型，那也是一种类型。

(Q) 怎么看待效率？

(A) 你花很长一段时间做一个东西，如果不是在无谓浪费时间，那么你做的东西都会变成另外一种能量在作品里展现出来。邱志杰以前做过一个作品，他在一张纸上写很多遍《兰亭集序》的书法，最后那张纸被涂成了一张黑纸。那类作品的意义不在于效率，可能是反效率的事情，但它会发生能量的转换。所以我觉得对纯艺术创作来说，它是不需要效率的。

在某些别的情况下，比如与经济相关，或者拍电影，会需要效率。在现在的社会，如果不是说创作，而是指整个社会的生产的话，效率当然也是重要的，人工智能解决的就是生产效率的问题。

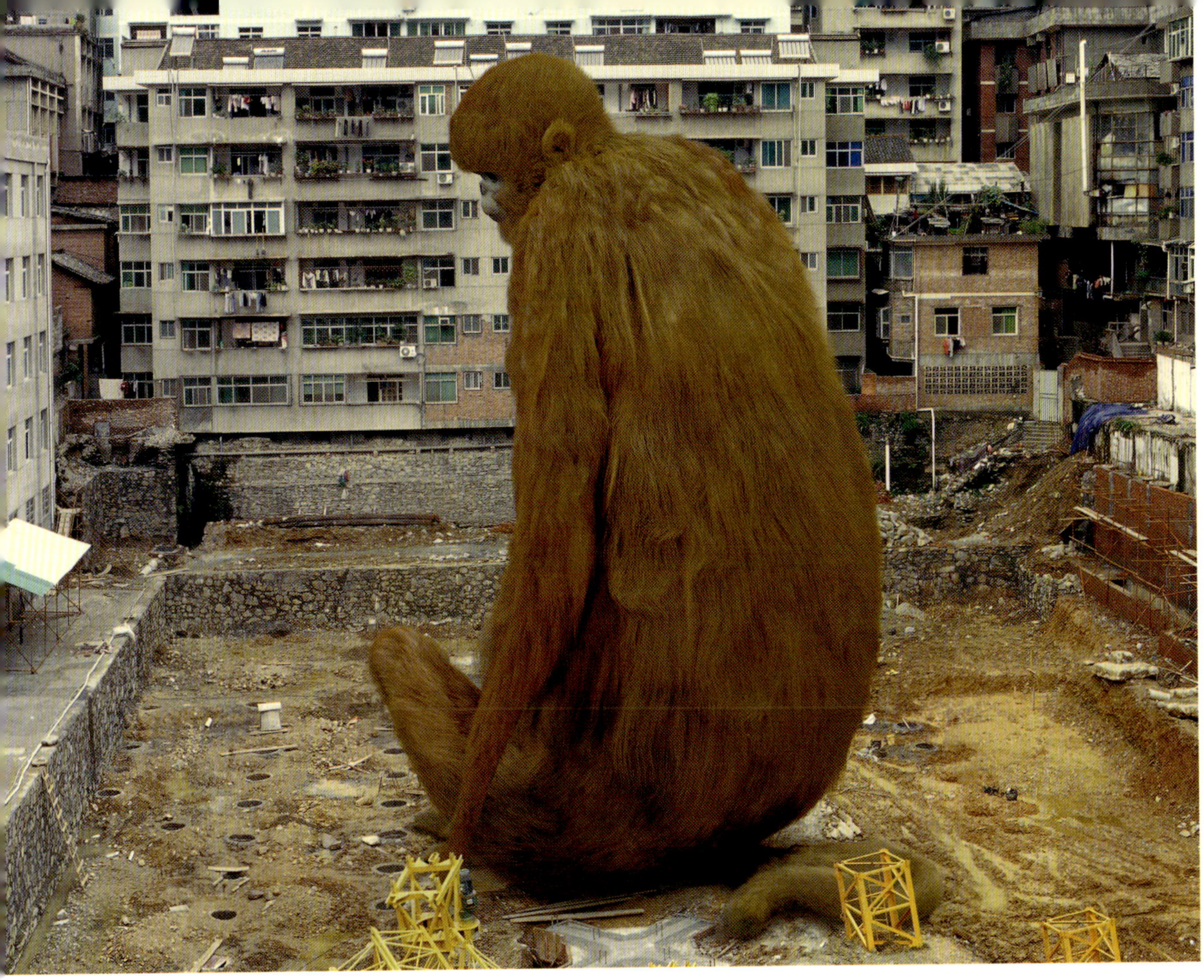

1—4《动物规则》该系列完成于 2009~2010 年，当时还在读大学的柳迪以静态摄影加 3D 技术的方式，创作了一些展现自然界与人类社会之间冲突的作品。直白一点说，它其实相当于"把玩"了一下人类中心主义，那些动物（包括人类）以庞然大物的形象突兀地霸占了我们习以为常的生活场景，它们是如此真实，以至于存在本身变成了类似于山丘一样的自然之物。艺术家通过该系列想要传递的，是提醒人们不要过度沉浸在对自我的关注里面，而是多去关注一下人类之外的世界。

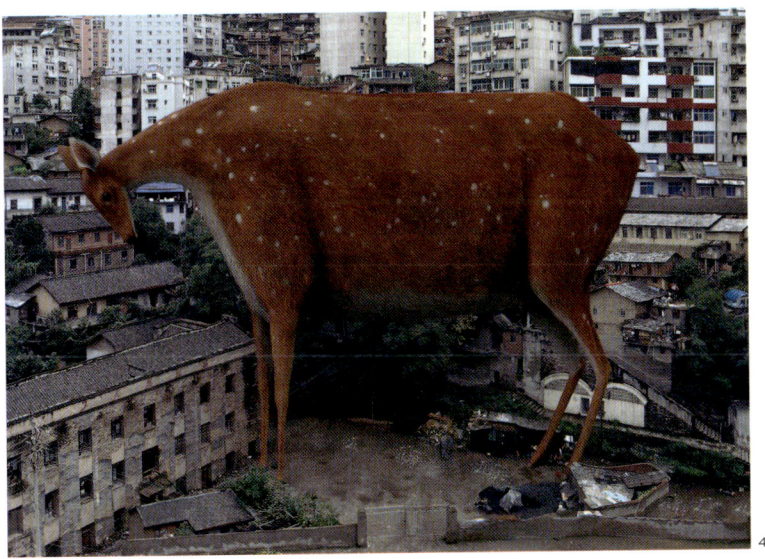

(Q) 如同造物主一般，你创造了许多虚拟人物形象，这些是纯个人美学的投射吗？为什么会偏爱巨大的形象？

(A) 是的。我前段时间看押井守聊塔可夫斯基的电影，他讲塔可夫斯基在片场很讨厌，因为他要完全掌控画面里所有细节。所以其实是他在脑子里已经形成了那个东西，只不过要在现实里找到一个对照，于是要不断打造现场，以使其能达到理想状态。也就是指关于你怎么去完成自己的事情。

最开始做动物系列的时候，我给自己设置了几个规则，我想尝试做一种东西，是一个生物不断生长的结果。同时我也在努力寻找一种真实感，得是真的长成了那么大。其实就是对自然法则的一个"脱离"。这个世界的很多立面是被规划好的，刚才我们讲人体，说人是一套程序，物质的存在不过是程序生成的一些实现方式，包括身体的代谢，细胞的死亡和新生。为什么人还是人，就是因为它保持了某种模式的延续。这个世界也是一样，不管是靠某一个意志写出来的程序也好，巧合产生的也好，它总是有规则在控制世界，如人的身高就不会超过很高的高度，是有极限的。比如说很多东西它都会有着各自的属性（尺寸、肌理、繁殖等），对于微生物、动物都一样。我初心是想说也许可以打破一个规则，其他东西都存在，但它生长能力的极限被打破了，它会长得很大，所以我想创造一个那样庞大的物体。也可以说是制造出一个幻觉，或者带有刺激性的。

(Q) 外部世界发生的事情是否会影响你的表达？

(A) 我有一点逃避日常，但并非隔绝，自然是会关注这个世界正在发生的事情的，它们也会潜移默化地对我的创作产生影响。反而以前对我有点困扰的是，很多艺术家会强烈地介入现实，和时事产生关联或联系，但我不是那样的人，我一度还觉得是不是自己做得有问题，后来想通了，就是方式不一样。

但对于我来说，还是想再观察一下这个事情到底是什么样的。比如说现在发生了一件事情，造成的社会影响很大，但一段时间后发现事实是相反的，再过一段时间发现事实是相反的相反。所以如果缺乏时间跨度去观察，过早介入去下结论我觉得是不准确的。另一方面也有艺术家会把社会现实变成一个暗部的物料，或是埋藏在作品里面，产生一个新的东西，这也是我喜欢的方式，不是说直白地把它表达出来，或是要喊出来的某一句口号。

(Q) 平时的愉悦感会多吗？

(A) 很少，我的愉悦感都来自做完东西之后。可能有的人就是有点敏感，过于敏感是一个负担，它会产生很多额外的想法、感受。简单最愉悦，但你做不到简单，就不太容易愉悦。做作品是简单的，所以我有时候会感到愉悦。

(Q) 会有不奏效的时候吗？创作的野心没有了，或者说变弱了。

(A) 会有的，可能很多人都会有。很多时候创作是靠灵感或者生命的浓度，尤其是音乐人，可能过了某个阶段之后，就不太能写那么多歌。但画家可以一直画到老，导演也可以拍到老，像雷德利·斯科特（Ridley Scott）到现在还在拍科幻片。

对我自己来说，不是完全以感性当作燃料，相对是想用理性去掌控感性的那个部分，对感性的依赖越少，它消失的可能性就会越小一点。

(Q) 很多人在人生进行到某一阶段后，会表现得尤为在意童年，或者说会出现某种普遍的"返祖现象"。你怎么看待这点？

(A) 我觉得还挺有意思的，人岁数越大，会越容易想起自己小时候的事情，不知道为什么，但我觉得可能人经验的秘密就埋藏在童年的时光里。你会发现好多作家或者是导演，到了岁数大的时候会写一点小时候的事情或者拍一部童年的电影。

比起人生其他阶段来说，童年对人的影响最大，哪怕你自己一个人在屋前玩泥巴的那个记忆都会深深刻在身体里。有可能是因为人在刚刚降临世界的时候，外部的刺激会更清晰。而且童年的很多体验或者感受，也会成为很多创作者核心的部分。

或许是一种集体的意识吧。纳博科夫写过自传，聊及童年的部分，我看完之后感触特别深。因为他本身也是天才，在那本书里面讲童年的事情特别事无巨细，细微到一次坐马车，他能清楚地记得从马车后面看马的线条和当时的声音是什么样的。

(Q) 艺术家的身份是你主动选择的吗？你的日常生活是什么样的？

(A) 没有，其实我一直很不确定自己要干什么，也没有一个很明确的方向，打小就没有目标说我一定要成为一个什么样的人，并且我还一直在修正。后来发现自己画画有点天分，相对来说是我爱做的，于是就上了美院。上了美院之后做了些作品，在当时产生了一些影响力，到要毕业的阶段，就有画廊来签我。直到那会儿才想，要不毕业了就做艺术家吧。我不知道艺术家算不算一个职业，总之它是一种做事情的方式，因为我学习的背景是那样的，所以后来也做了，做了很多年。

这两年大部分的精力都放在工作室，有很多商业合作的项目，有的也是偏创作的，但是也跟媒体、杂志或其他方面有些关联。

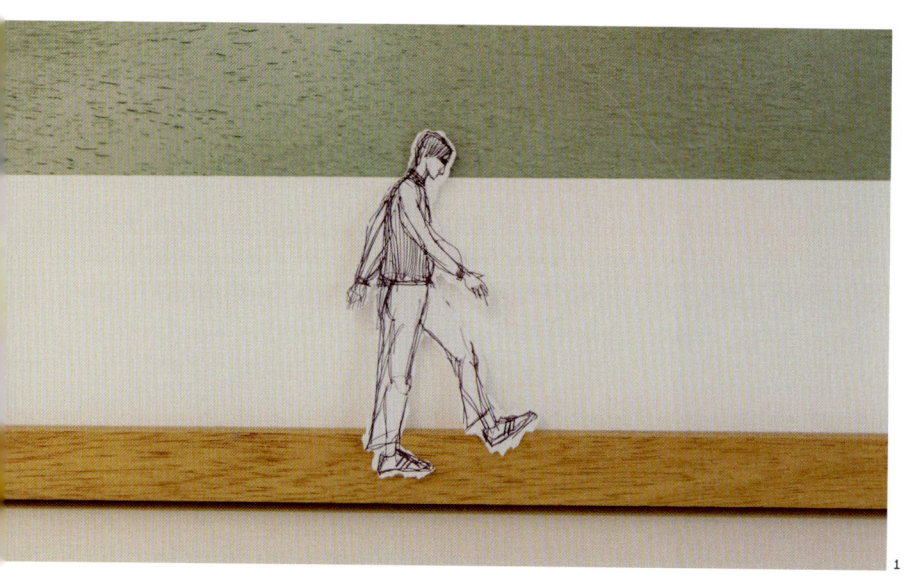

1 拍摄现场临时画的一个人物形象。
2 柳迪。

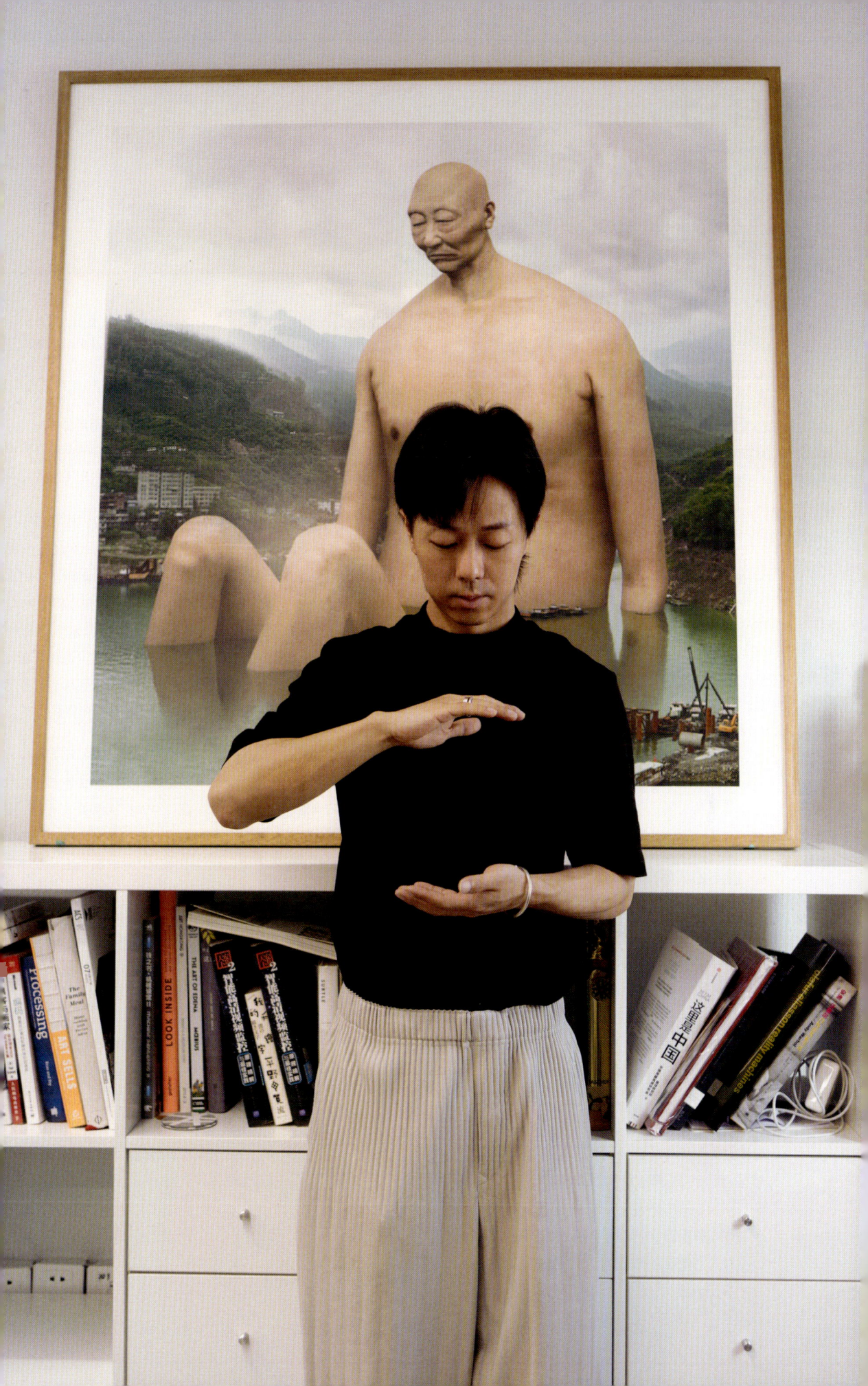

平滑性：当下身体的美学特征

撰文 童想　编辑 黄莉

01

（童想）
中山大学哲学系外国哲学专业博士，"路上读书"品牌内容编辑。

　　如今我们生活在一个平滑的时代，有意或者无意地遵循着一套平滑的美学，并且以这种平滑的美学界定和评估着我们与生俱来的身体。于是，我们的身体也相应地成了平滑的身体。那么，在平滑的时代、平滑的美学、平滑的身体这些表达语中，平滑究竟是什么意思？我们有什么理由将平滑看作是我们当下身体的基本美学特征？

　　"平滑"（德语词，das Glatte），是韩裔德国新生代思想家韩炳哲（Byung-Chul Han）在其《美的救赎》（Die Errettung des Schönen）一书中所使用的概念，用以刻画我们所处的这个时代，也包括我们的身体。平滑，顾名思义，意思是平坦、光滑，也就是说，没有障碍和阻力，不会受到抵抗，没有对立面，没有不能克服的东西，有的只是顺从和肯定。因此，这样的平滑给我们带来的，我们从它那里意愿得到的，只是愉悦和享受，是积极的反馈和千篇一律的承认，或者一句话——是没有限制的"点赞"。

　　这种美学原则被如何应用于描述和评估我们的身体？当下的我们又是依靠什么样的手段来实现自身的平滑化？可以肯定的是，平滑的身体追求一种绝对的完美，在此条件下，不再有伤痕，不再有裂口，甚至用人工所制造的产品祛除身体原本所带有的自然特征，诸如胎记、肉痣、体毛、粗大的毛孔等。也就是说，凡是身体上有可能让人感觉到"刺痛心灵的点"和非平整的东西，我们都要并且可以利用科技手段来加以消除。比如美颜相机，可以根据人的需要调整身体的形式（所谓的身材）和脸部五官的比例，男孩女孩们沉浸在对自拍的生产与再创作中，试图获得关注和一种假想的自傲的参照。但遗憾的是这种努力往往是徒劳的，它只是更往精神的虚空迈进了一步。再比如脱毛仪，以及其他被大量生产出来的形形色色的美容产品，人们毫不吝啬消耗财力以使用具体的工具来消除身体上的各种瑕疵（平滑的"敌人"），更不用说整形外科手术了。

　　如此一来，在服从于平滑美学的同时，我们和我们的身体之间的距离感渐渐消失——在一个平滑的世界中，我们的身体完全暴露在被人工技术加持过的目光之下、高清镜头之前，原则上我们可以完完全全、清清楚楚地看见自己和他人身上的每一个毛孔。他人的身体之于我们，我们的身体之于他人，都不再是什么神秘的存在，不再保有审美所需的必要的距离感。这意味着，平滑的美学实质上是一种消解了审美的美学，而受到平滑的美学所界定和评估的身体，则是一种其意义被消解了的身体的存在。

　　之所以如此，是因为对于平滑的追求，让人们对于身体的关切和聚焦日益流于身体的外在和表面。对于诸如身体的意义与内在性这样的问题，平滑的美学不置可否，将其悬置了起来，排除出它的视野。于是，我们对于身体将不再具有想象力，而由于这种想象力的匮乏和不在场，我们和他人之间的关系也将变得单调和单一，我们将仅仅满足于目光从身体的表面掠过，就连触觉所感受到的平滑最终也将消亡，因为再平滑的身体到底也要遵循内含在身体之中的生命原则，那就是不可避免的衰老和死亡。

　　很有意思的现象是，普遍被认为拥有更好理解力的大艺术家们，却在平滑美学的创造上不遗余力。比如杰夫·昆斯（Jeff Koons）的雕塑品、空山基的机械姬，尤以后者将平滑所带来的美学影响牵引至更直接的性魅力层面。一具具由想象打造而成的实体，拥有看上去永恒的、散发着迷人光泽的肌肤和性感的身体，并由此引发模仿或占有的欲望，美在其中游离，事情似乎变得更复杂了。

（END）

02

撰文 肖晓　编辑 黄莉

打游戏能变聪明吗?

（肖晓）
复旦大学类脑智能科学与技术研究院博士生导师、认知神经科学家，译者。

瑞士日内瓦大学心理学和教育学系教授达芙妮·巴佛利尔（Daphne Bavelier）和美国威斯康星麦迪逊大学心理学系教授C.肖恩·格林（C. Shawn Green）是研究电子游戏影响认知领域的前沿学者。在20世纪90年代初，格林还是巴佛利尔实验室的一个本科实习生，他们实验室主要研究的是当时心理学中的热门"选择性注意"问题。

心理学中的选择性注意，是指当视野中有很多事件的时候，我们的大脑会把有限的注意力资源有选择地分配到对于我们自身来说更重要的空间、物体和任务上。比如一位妈妈带小孩去海边玩水，在这位负责任的妈妈眼中，沙滩上那些帅哥美女青春的肉体都如同透明气泡，她的注意力只会选择性地集中在小孩身上，并时刻关注着周围有没有形迹可疑的恶犬或者人贩子之类的，可能会影响宝宝安危的不确定性因素。

巴佛利尔实验室为此设计了一个图形测试，以判断人们的选择性注意能力高低。格林发现这个选择性实验对他来说简单到像是有bug（编程错误），每次他都能百分之百正确完成。为了验证是不是bug，他又招呼了电子游戏社团的一帮朋友们来帮忙检测，结果也是百分之百正确。而奇怪的是，他的老师巴佛利尔和其他埋头于研究的教授们的测试成绩却惨不忍睹。两组受试者的唯一差别就是爱不爱打游戏，所以格林和巴佛利尔不由得猜测，莫非打游戏打得多的人有更好的选择注意力？在进行了一系列注意力检测实验后，这个猜想得到了证实，确实游戏打得多能够有更强的选择注意能力。他们的结果发表在了2003年的顶级期刊《自然》（Nature）杂志。自此开创了研究游戏和学习能力的先河。

之后格林和巴佛利尔再接再厉，继续研究了不同类型的游戏对其他认知功能的作用。他们发现快节奏的射击类游戏以及注重视觉细节的动作类游戏对认知功能的改善尤其突出，不过他们提出，这些游戏所改善的并不是记忆力，而是视觉的敏感性和反应能力。因为在完成这些游戏的时候，大脑需要快速地接受和分析信息，并及时做出判断，而不需要长时程的记忆功能。

他们研究发现，比起从不玩游戏的测试者，经常玩第一人称射击类游戏（First Person Shooter, FPS，比如《守望先锋》和《使命召唤》等）的受试者的反应时间快10%，同时对于检测注意力和反应力的实验完成度也更高。他们还发现，经常玩动作类游戏（Action Video Game，这个范围就更广了，不仅包括了FPS，还包括以前的红白机和街机里的大部分游戏）的玩家的视觉处理和空间分辨能力比不玩游戏的人要强不少。

为了进一步验证实验结果，科学家们又招募了一批很少接触游戏的玩家，让他们随机分成两组，一组玩动作类游戏，一组玩社交游戏（比如种菜、偷菜、网上撩妹之类的），每周5天每天玩1个小时进行"游戏训练"，然后比较训练前和训练后的注意力敏感度和反应速度。结果发现，玩动作类游戏的受试者在受训几个礼拜后注意力和反应速度都有了明显提升，但是玩社交类游戏的受试者却没有明显变化。提示想提高注意力和反应速度的小伙伴们，要多玩动作类游戏，少玩社交类游戏呀。

更有意思的是，另一项后续研究对腹腔镜的外科医生们进行了调查，发现经常玩动作类游戏的外科医生能够在更快速完成手术的同时保证更好的操作精度，并且抗压能力更强，能够在更大的压力强度下完成手术操作。所以选对游戏不但会让你变聪明，还能增强你的工作能力和抗压能力。

事实上，这种根据多模式干预疗法设计的多种游戏训练已经被用在很多多动症儿童和注意力缺陷人群的治疗中。更有趣的是，2012年，安妮·麦克劳林（Anne McLaughlin）实验室甚至报告了玩《魔兽世界》（WoW, World of Warcraft，也被引用作为多模式干预模式游戏训练）可以改善老年人的认知能力。科学家对39位年龄在60~77岁的老年人进行了测试，实验组的老年人在接受了《魔兽世界》游戏培训后，每天在家里平均玩1小时《魔兽世界》，并完成一部分游戏中的任务。2周以后对玩游戏的实验组老人和没玩游戏的老人进行了测试，发现两周的游戏训练让实验组老人的多种认知能力，如注意力控制和空间预测能力，得到了明显的提升。所以在老龄化越发严重的今天，游戏或许能抑制老龄化大脑的衰退，让我们的大脑重焕青春！所以，各位WoWer友们，让我们老了以后也继续艾泽拉斯上的征途吧，头发花白的我们坐在电脑前喊出"为了部落"，更让人有了一种抵抗老年痴呆的自信！

虽然聊了这么多打游戏的优点，还要秉持科学家严谨的态度给大家提个醒：

❶ 不要过于夸大游戏的效果。由于游戏操作起来更有趣也更容易被设计成实验，所以至今为止作为大脑认知训练被研究得最多，但其实学习任何一项新技能并进行规律的训练，比如学习语言、烹饪美食等都能产生类似的效果。

❷ 小心游戏公司的过度宣传。2014年10月，多名科学家联合发表声明，批评了脑力游戏行业的夸张宣传。如果同学们看到某个智力游戏宣称是由神经科学家设计的或者可以增强记忆力之类的，就赶快将其拉入黑名单吧，这都是言过其实的过度宣传，现今还没有任何一项游戏有增强记忆力的功效。

❸ 设计合理的游戏对改善认知功能和提高注意力有一定作用，但大部分研究中被试者的游戏时长是每周玩5~6小时，某些严重网瘾和游戏成瘾的爱好者并不在我们本篇的讨论范围内。

❹ 人生就是一个大游乐场，生活本身其实就在不断升级打怪。要想智力超群，活到老学到老才是生活的真谛。

(END)

> 选对游戏
> 不但会
> 让你变聪明，
>
> 还能增强你的
> 工作能力
> 和抗压能力。

03

撰文 周歪歪　编辑 黄莉

电子烟：利与弊的争论，资本与政策的较量

（周歪歪）

音乐／文化领域资深撰稿人，电子音乐人（代号 ODD DOT）。

想象这样一个场景：在办公室里，因为任务繁重而加班的你此刻焦头烂额，急需做些什么提神或发泄，你很可能会选择吸一根香烟。

而现在，有更便捷的方法缓解焦虑。不用走到楼下，甚至不用离开工位，只要拿起电脑旁的电子烟，就可以高效替代原本的香烟时光，几秒之后继续投入工作——或者更好，边吸入烟雾边解决客户，就像在家办公一样自如。

这个场景几乎可以适用于所有被列入禁烟场所的室内空间，包括但不仅限于写字楼、商场、美术馆等。尽管我国部分地区和一些机场、火车站等公共场所已将电子烟纳入禁烟范围，但绝大多数机场和火车站的监管仍然很宽松，烟瘾犯了，旅途中随时可以拿出电子烟吸上一口。

电子烟用加热雾化代替传统香烟的明火燃烧，不含焦油及一氧化碳，总体而言比烟草减害95%，被认为更安全、健康。时尚的外观、更小的危害和方便易得的特点让它自2005年投入销售以来，就迅速赢得了大众青睐。

据市场研究组织欧睿（Euromonitor）于2018年发布的数据显示，2011~2018年的7年间，全球电子烟使用人数整整增长了6倍，当时预计2021年使用电子烟的成年人数量将达到近5500万。

中国疾控中心的数据显示，我国15岁及以上人群使用电子烟的人数约在1000万，初中学生听说过电子烟的比例为69.9%，电子烟使用率为2.7%。美国疾病控制与预防中心（CDC）2020年的调查显示，约302万高中生和55万初中生表示在过去30天里使用了电子烟。美国青少年偏好调味电子烟，其中水果、薄荷醇或薄荷、糖果味最常见。

裹上水果味的电子"糖衣炮弹"对未成年人的危害不容小觑。哈佛大学公共卫生学院研究发现，90%的电子烟含有丁二醇与2,3-戊二酮两种人工香料，会对肺组织细胞造成损害。虽然电子烟中的丁二醇含量仍然比传统香烟要低得多，但香精成分复杂，雾化吸入后仍有一定的潜在风险。此外，多样化的口味是青少年接触电子烟的一大诱因，美国食品药品监督管理局（FDA）已经在全美禁止除了烟草和薄荷醇以外的封闭式调味电子烟弹销售。

除了香精外，烟油中还含有尼古丁。尼古丁极易使人上瘾，可对青少年的大脑发育造成危害。许多人选择5%尼古丁含量的封闭式电子烟，一支2毫升烟弹的尼古丁含量可以达到100毫克，而未点燃的一包香烟的总尼古丁含量约为160毫克，这个数据差异并不悬殊。

电子烟根据烟油添加方式，可以分为封闭式和开放式两种。封闭式无需手动添加烟油，只需更换烟弹，比开放式电子烟操作更方便，烟油的质量也易得到保证，因此更受欢迎。多样的口味让电子烟在青少年群体中十分流行，许多孩子会因为"酷"而尝试它，它带来的"入门效应"更可能导致青少年培养出吸烟习惯。

虽然对青少年群体的危害不容忽视，但电子烟也被证明对烟民有好处。英国戒烟服务数据显示，2019~2020年，那些在当地的戒烟服务中使用电子烟戒烟的人，戒烟成功率在59.7%到74%之间。客观来说，电子烟是一把棘手的双刃剑。我们采访了电子烟使用者L和曾服务于电子烟品牌咨询的M，想听听他们不同身份视角下的观察。

L，23岁，新媒体行业，电子烟使用者

L就职于一家媒体机构，去年，她于线下购入某品牌电子烟，但购入后基本只在家使用。香烟带来的社交属性是她继续选择

烟草的理由，"和同事下楼抽烟已经变成一种习惯了，如果抽电子烟，就没必要下楼聊天"。

而今年，一位烟龄较长的同事希望用电子烟帮助戒烟，陆续地，几位同事也购入了电子烟，经常能看到工位上飘出一团烟雾。L 有时去实体店买烟弹，还会帮同事带上几盒。

"习惯抽电子烟之后，再抽真烟，会感觉很呛，味道也不舒服。"被问及电子烟是否有戒烟功效时，L 回答。但她告诉我，本想用电子烟戒烟的同事似乎适得其反，如今在工位上就能轻而易举获取尼古丁，同事们下楼抽烟她也还是会加入，等于吸食了双倍剂量。

渐渐地，L 能看到身边越来越多的人成为电子烟的消费者。电子烟的便携特点和多样化的使用场景，以及商家宣传的潮流属性，都让她和朋友们加深了消费依赖。"出去玩，比如去 club，电子烟非常方便，大家接受度也很高。相比真烟，我之后应该会更多选择电子烟。"

M，28 岁，咨询行业，曾服务某电子烟品牌

2019 年我国烟民人数近 3.5 亿人，位居世界第一，然而我国电子烟消费者占吸烟人数的比重仅有 0.6%，电子烟销售额仅占全球 5%。许多投资方认为，中国是最大的电子烟潜在市场。

尽管有市场，但政策监管已成为电子烟行业最大的不确定因素。2019 年 11 月，国家禁止电子烟在网上销售。

"行业政策出台后，等于砍掉了电子烟品牌的线上收入，提高了成本。线下实体店问题在于成本非常高，房租、人员等，以及有不能销售给未成年的政策，这些都在让电子烟的监管向真烟靠拢。"

在 M 看来，电子烟行业"同质化程度很高，核心技术差异化很低"，最早抢占市场、线下门店开设最多的品牌容易成为行业巨头，小品牌的生存则举步维艰。

数据印证了他的观点。中国最大的电子烟品牌"悦刻 RELX"发布的招股书数据显示，虽受疫情和线上禁售的影响，悦刻的盈利仍然惊人，2020 年前三个季度营收就达到 22.01 亿元。根据公开数据，2020 年前三季度，悦刻在中国封闭式电子烟市场占比过半，达到 62.6%。

2021 年 1 月 22 日，"悦刻 RELX"正式在纽交所上市，收盘时股价涨 145.9%，市值 458 亿美元。从公司成立到上市，悦刻仅用了 3 年时间。2018 年，在绝大多数电子烟品牌还未成立之时，悦刻抢占先机进入市场，半年后，它便获得源码资本、IDG 资本和红杉资本天使轮 3800 万元的融资，第一年的营收就达到 1.33 亿元。

封闭式烟弹的复购是悦刻盈利的核心。烟弹中含有尼古丁，它的实质是一种成瘾性消费品，用户购买一根烟杆后，会不停复购烟弹。悦刻的烟弹销售在 2019 年为 7380 万颗，2020 年仅前三季度便到了惊人的 1.24 亿颗，比烟杆的出货量高出 22 倍。

2020 年初，悦刻还宣布启动新零售"361 计划"，将在 2020 年到 2022 年间累计投入 6 亿元，助力 1 万家线下门店开业。抢占市场和大力铺设线下门店两个途径，让悦刻坐实了行业巨头的地位。

而其他品牌没有悦刻这么好过。在线上禁售令和疫情的双重压力下，"FLOW 福禄""YOOZ 柚子""vvild 小野"等都在夹缝中生存，更有超过 90% 的电子烟品牌都消失了，其中不乏"灵犀 LINX"等一度知名的电子烟品牌。2020 年 7 月，天眼查数据显示我国共有超过 1800 家电子烟相关企业已经注销或吊销。

2021 年 3 月，工信部和国家烟草专卖局起草了相关意见稿，提出"电子烟等新型烟草制品参照本条例中关于卷烟的有关规定执行"。消息一出，带来的监管和税收等不确定因素让悦刻母公司雾芯科技股价一路下跌，截至发稿，雾芯科

技报价 3.47 美元 / 股，较上市之初创下的 35 美元高点跌超 90%，市值蒸发逾超千亿。

"这个市场可能相当大，但是如果没有好的标的公司和明朗的政策，资本也会持观望态度。"M 总结。2022 年 3 月，国家烟草专卖局发布关于《电子烟管理办法》公告，对市场秩序进行进一步监管。对品牌而言，如何在日益规范化的大环境中维系生存并扩张规模，或许将变得更加艰难。

电子烟并非 100% 安全无害，如果你不是烟民，建议不要尝试电子烟。如果你已经接触传统香烟多年，建议尝试电子烟来替代传统香烟，最好的结果是最终做到戒烟。在上瘾和疾病面前，还是建议大家远离尼古丁，期待无烟世界早日降临。

（END）

在上瘾
和疾病面前，

还是建议大家
远离尼古丁，

期待
无烟世界
早日降临。

医生观察：整形室笔记

整复外科的主要职责是整形与修复，这是一门很有艺术气息的外科学科，需要很强的动手能力和审美能力。我在读本科时就很喜欢动手操作，特别喜欢解剖课，在无影灯下做手术是我最平静的时候。我也喜欢化妆，从某种程度上说，整复外科手术是更高级的化妆术，两者都是通过扬长避短，让人变得更加美观、自信、有活力。

上海第九人民医院的美容手术分类没有民营医院那么细致，基本上在每个医生的成长过程中，大部分常见的美容手术都会有所涉及。除了大家经常讨论的整形之外，修复其实也是整外科室的重要组成部分。我的硕士学位专攻颅颌面外科，主要接触的就是先天性颅颌面畸形患儿的修复。

一般来说，我们科室接诊的美容需求居多。寒暑假期间，大小朋友的手术都不少，小到切痣、切疤，大到颅颌面的修复都有。九院的整复外科是位居全国前列的，我们给别处手术失败的病人"收拾残局"也是常有的事。常见的失败原因无外乎以下几种：第一，遇到"工作室游医"，比如只参加了"七天速成"的双眼皮手术培训，就胆敢给病人动刀；第二，遇到假药劣药，玻尿酸、肉毒素、"童颜针""少女针"等注射类药品是需要拿到 III 类器械证明的，在保存和运输环节中也需要一定的条件，那些美容院能否一一保证呢？有些机构甚至动不动就谈"干细胞"，但其实，目前并没有合法的干细胞产品。

由于我的导师专攻颅颌面方向，手术集中在面部轮廓和鼻部，我接触到的也以面部、鼻部以及下巴整形为主。前来求诊的年轻求美者中，大部分还是以女性为主，但近年来男性就诊者明显上升，他们的需求基本以轮廓调整居多。女性的需求通常不仅是轮廓调整，眼鼻整形、面吸填充、微创注射等都不在少数。

至于求美者是否清楚他们期望中的整形效果，老实说，多数求美者并没有明确的概念。带着"参考模板"来面诊的并不多，即使有，这些模板也一直在变，跟着流量在变。提到整形，人们的联想往往是"不自然""网红脸"甚至"蛇精脸"，但其实，正规科班出身的医生一般在审美上都相对保守，整形风格偏自然，他们通常会在保留求美者自身特色的基础上，针对就诊者的短板进行改善。

我们接触到的大部分求美者还是想在自己本身的基础上有所调整，保留自身特色。但对于某些整形诉求，我还是会劝退的。第一类是太理想化的，想要通过一个手术改头换面，凭借一个简单的双眼皮手术就想变成女明星，或者 P 图软件里的自己（P 图是一个综合的美化过程，单一手术难以实现）。第二类是面临婚姻危机的中年女性，希望通过整形变美来挽回自己的伴侣，但整形成功就能拯救婚姻吗？第三类是瞒着家长来整形的未成年人，他们的容貌焦虑或许来自过多的广告宣传，在本该好好学习的时候转移了重点。对于这种情况，我们一般会建议先和家长沟通，或是等到成年之后有了自主决定权再来。

有句话说，"整形是手术刀上见疗效的精神医学"，这可以说是我选择整复外科的动力之一。对于先天畸形的孩子来说，整复手术能帮助他们尽量接近正常人的容貌，甚至可以把一个家庭从焦虑氛围中解救出来。这不仅有利于家庭幸福，对孩子心理成长的影响也更加深远。现在 3 岁的患者小朋友就已经知道自己跟别人不太一样，一定程度上也会使他们的性格偏内向，不爱说话。考虑到这个问题，加上外科和麻醉技术的发展，现在手术适应症的年龄也在降低；我们还会借助小手术或义耳（用于耳廓再造整形术的硅胶假耳）等手段，对这些孩子的外形问题进行适当修

04

撰文　编辑
林丽琴　Tanya

（林丽琴）
上海第九人民医院整复外科硕士，专注于微创注射调整、眼周整形美容等；擅长体表肿物／疤痕整形、脂肪抽吸和填充、鼻整形等。

饰。治疗半年后，你会发现孩子来复诊时变得更愿意交流了。

从求美者的心理状态来看，他们在面诊和术前会显得相对焦虑、不自信。在术后3个月恢复期内，这种焦虑甚至还会加重，因为此时他们很可能还处于术后肿胀阶段，在付出时间、金钱和痛苦后，短期内没有达到网上宣传的效果，可能会加重焦虑。对此，我们会安抚他们稳定心态。度过恢复期之后，求美者的容貌一般会越来越趋近于自然状态，一个直观的现象就是，他们中的大部分人不再来医院了，但是你能从他们的朋友圈发现，自拍变多了。看到这些自拍会让我开心，有些求美者还会通过微信或是在复诊的时候表达感谢，这也是作为医生感到欣慰的时候。

当然，即使手术成功，仍然有很多问题是无法彻底解决的。毕竟衰老的进程不可逆转，目前所有的手段都只能延缓这个过程。不仅是医美，还有滤镜、美颜、P图、去皱大拉皮……所有这些手段加在一起，也无法让你回到18岁。

从医学角度来说，对于美的评判其实并没有统一标准。每个人的长相都不一样，何来标准呢？"标准"往往是因为过多的市场宣传和标榜，最终目的其实是为了打开更大的市场，却未必是为了求美者着想——"筷子腿""直角肩""精灵耳"，这些真的美吗？奥运会赛场上的女性运动员们英姿飒爽，有一种由内而外的健康力，我觉得就很美。

（ 每个人的
长相
都不一样，

何来
标准呢？ ）

（END）

SECTION III

来家
坐坐

P168

179

来Zoe&老韩的家坐坐

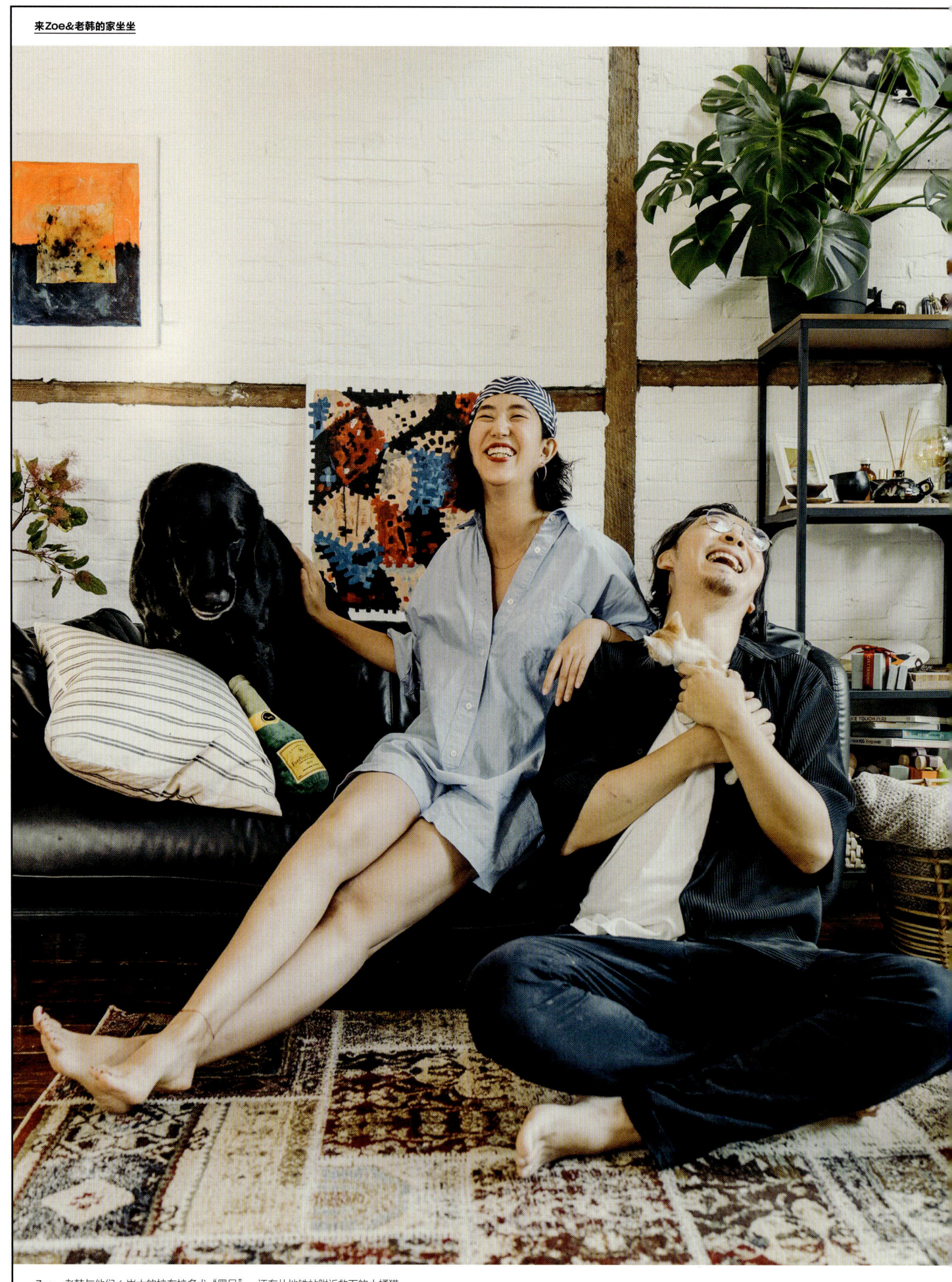

Zoe、老韩与他们6岁大的拉布拉多犬"黑目",还有从地铁站附近救下的小橘猫。

01 LIVING WITH KYUDO & KENDO

Zoe & 老韩：弓与剑，动静之间的纯粹生活

采访 & 撰文（Tanya）
摄影（李亚）

Welcome to My Home

墙上挂着主人用蜡笔涂抹的小画，画里的小狗已经长大，在我们面前晃着尾巴；阳台四面都是玻璃，日光浸没了各色植物；唱机里的巴赫似有若无。房间里没有什么精雕细刻的"设计款"家具或装饰，却装满了值得玩味的细节和色彩。这里是设计师 Zoe 和摄影师老韩的家，也是他们兼作摄影工作室的拍摄场地，家庭、情侣、小朋友，还有他们的各路友人，都是这里的常客。工作之外，两人分别是剑道和弓道的练习者，两种运动一动一静，给了他们在日常生活体验之外，和身体对话的另一种方式。

来上海之前，Zoe 已经告别了一板一眼的坐班工作，成为自由设计师；老韩则是厌倦了程式化的婚礼拍摄，开始转向更有生活温度的家庭摄影。他们一起在北京住了一段时间，以工作室的形式同时做着设计和摄影。2020 年 3 月，两人一起搬到上海，住进了现在的房子。当时随身带来的东西很少，两个人，一个箱子，几乎就是全部家当。不敢冒险让狗坐飞机，就从北京一路开车载它到上海；再加上养在阳台水池里的一对花龟、下雨天救回来的一只小橘猫，就是我们眼前整整齐齐的一家人。

刚搬来的时候,房东留下的家具并不多,Zoe和老韩清理掉其中一小部分,重新添置了沙发、桌子和一组置物柜,然后按着自己的生活需要,把细碎但生动的日常趣味慢慢加了进来:从喜马拉雅山上夹在书里带回来的几片叶子,老韩抓拍的路边疾走的猫,Zoe用老花砖做台面的小方桌,描着植物图案的纸灯笼……虽然这片空间必须同时满足私人居住和对外拍摄的需要,对他们来说却不是什么难事。"如果自己住得舒服,到这里来的大家应该也会感同身受。"Zoe说。的确,这个家里几乎所有的东西都带着几分让人愉快的粗糙感,仿佛是生活的一丝丝"毛边",人在其中就像是摸到了猫猫狗狗脚下的肉垫,真实又亲切。

附近的街区经常有人搬进搬出,那些弃置不用的家具其实还远没有达到预期寿命,把它们"捡"回来继续使用,不正是物尽其用的好办法吗?植物也是,往往还没有被好好照顾就不得不流落街头。Zoe会把那些还活着的废弃植物捡起来,带回家里重新打理——阳台水池边的那棵鹤望兰就是其中之一,一年前刚拿回来的时候叶子都焦了,但现在已经长得很壮实。它和那几盆龟背竹、蓝雪花、绣球、紫苏、罗勒一样,都是Zoe和老韩的生活里不可或缺的成员。

因为这是租来的房子,"考虑到以后可能还要搬家,就想充分利用好现在的一切",Zoe说。东西不多,翻出花样就要凭真本事。差不多每隔三四个月,Zoe和老韩就会把大部分家具换个位置重新摆,有时是为了照顾植物的受光,有时是为了方便狗狗的活动,有时只是纯粹看腻了某种固定的组合……总之,换个布局,家里的气氛也会随之刷新。一时用不上的东西也不会随便丢弃,比如原本打算用来养龟的两个玻璃缸没有派上用场,就帮它们找了别的出路:一个放在沙发边上存放他们自己画的画,另一个搁在楼梯栏杆和厨房墙壁之间的角落里,成了老韩放置剑道用具的专属"御座"。

剑道,这种一对一的竞技运动需要挥动竹刀来击打对方的有效部位,包括面部、喉部、双手小臂和腹部,因此穿戴护具是不可或缺的环节。这套护具和竹刀一样,都是剑道人必须心怀敬畏、细心打理的重要用具。

老韩的剑道"修行",差不多是和他在上海的生活一起开始的。亲身体验这项运动,远比他当初想象的更难。从5个月的"新手营"起步,跟着老师学完基本的剑道礼仪和技巧,然后才能正式"上甲",也就是穿戴护具,进入可以对战的阶段。这个过程里虽然会有前辈指导,但更重要的是自己反复练习和琢磨,才能从各种细节上慢慢进步。竹刀是中空结构,握在手里并不重,要打

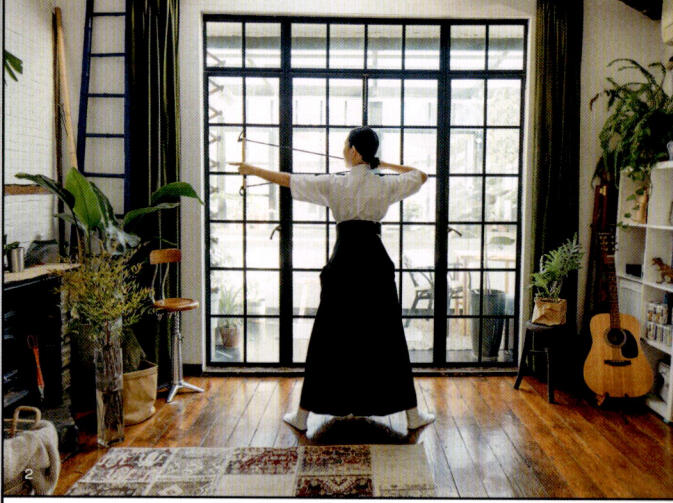

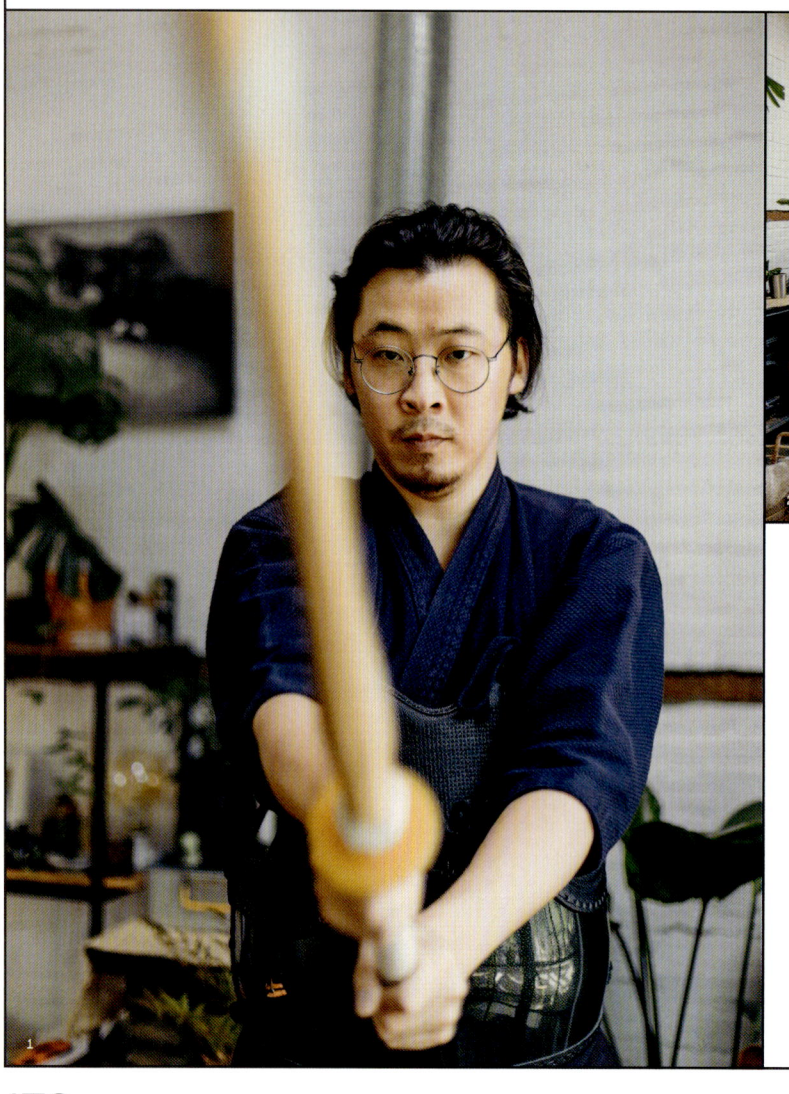

1 穿上藏蓝色道服和护具的老韩,正在练习挥动竹剑。
2 初学弓道,一开始并不能直接拉弓,而是要先从徒手姿势和"皮筋弓"开始,逐步熟悉动作。客厅靠近阳台玻璃门的区域,是Zoe经常用来练习皮筋弓的地方。
3 吉他是老韩自己摸索来玩起来的,兴致来了就会拿起来弹一弹。和剑道一样,他说自己也是吉他的"初心者"。

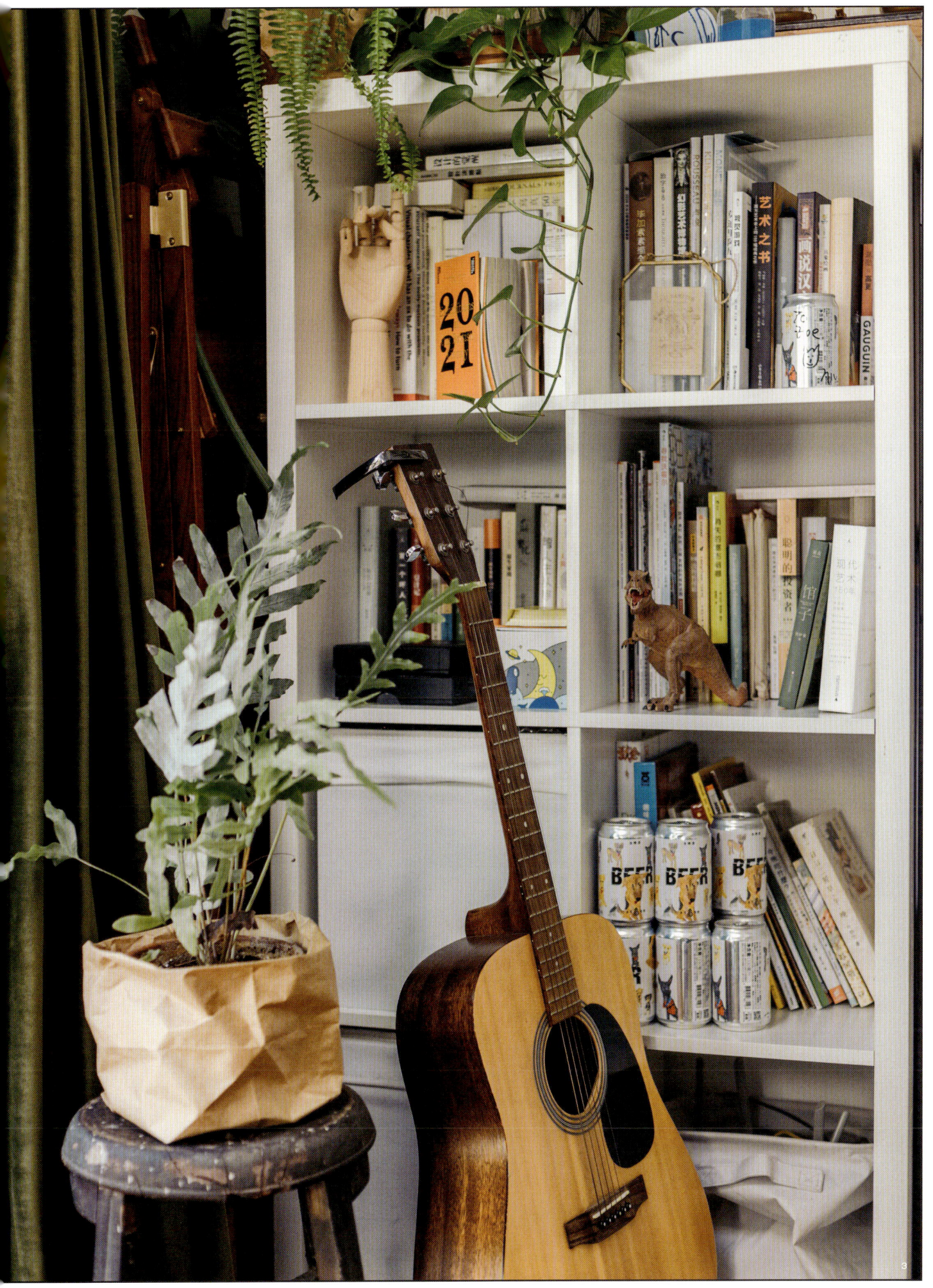

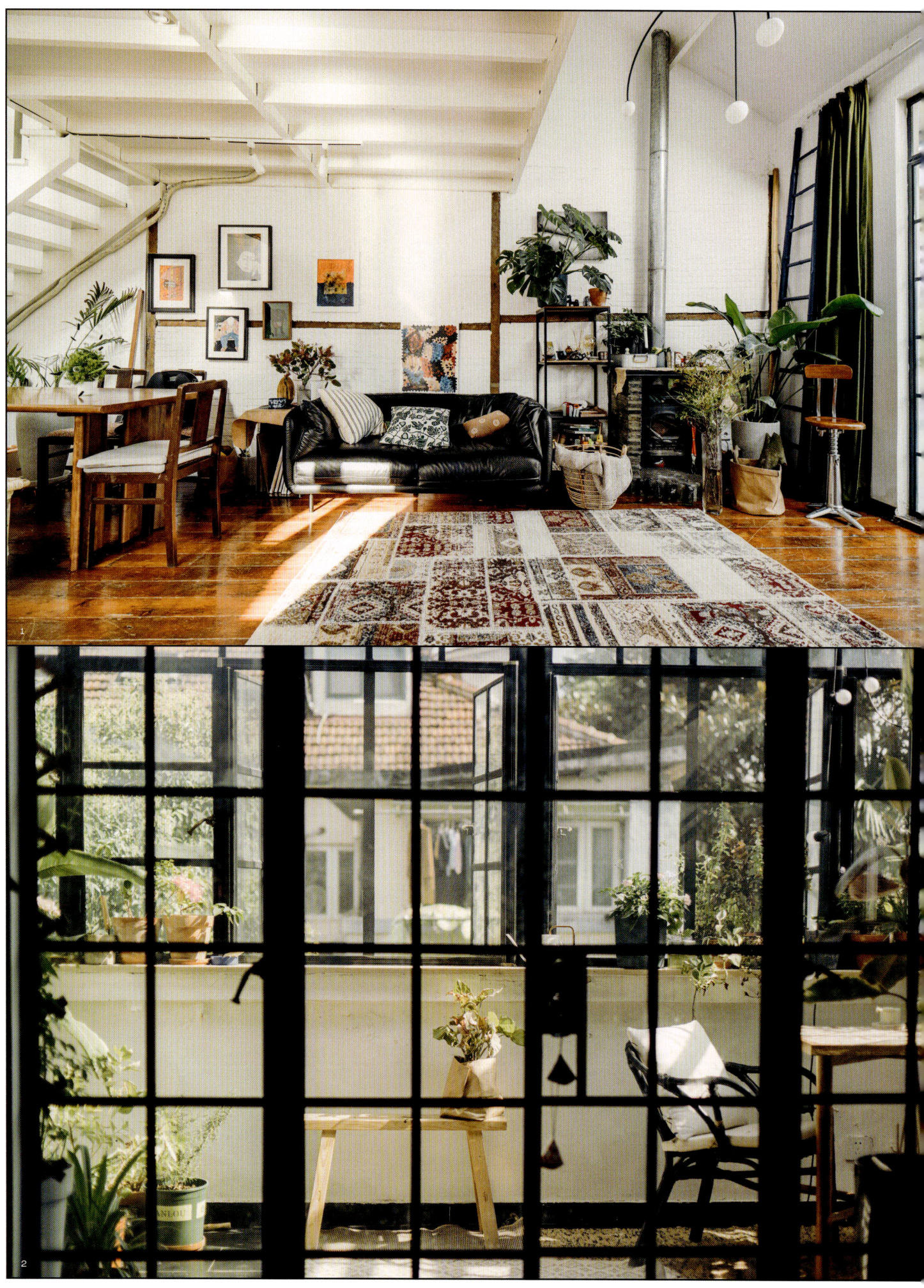

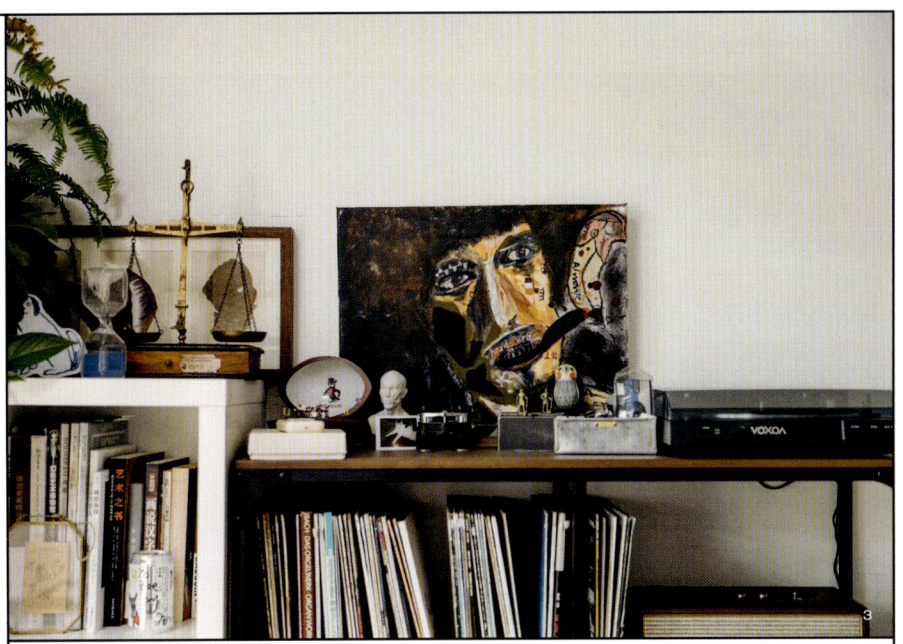

得准确有力却不是光凭力气就能做到的，而是讲究"气剑体一致"，依靠经年累月的练习才能让身体协调地发力。习惯用右手来挥剑？左手配合不好反而很容易打偏。直接用小臂来驱动？背肌没起作用就只能打出软绵绵的一下……这些问题都需要练习者努力去想象每一块肌肉的运作，逼着你重新去认识自己的身体，"就像是把你'归零'了"，老韩说，"还不只是归零，简直就是往负数走"。

但快乐也是实实在在的。在挫败中坚持练习，忽然有一天发现，某个动作细节做对了一点点，这种进步的感觉就非常鼓舞人。每个月的例行比赛也会让人燃起小小的斗志，对老韩来说，这是一种久违的感觉。哪怕输了也会觉得快乐，更不用说比赛中第一次击打成功带来的满足感。如果时间允许，一周可以练上4次，每次3个多小时，直到护具都被汗水浸透。但这种"动"还不是剑道的全部，每次练习的开场和结尾都是对训练的自省，"以静开始，以动练习，再以静结束"，那种精神和身体双重的充实感，"就好像吃了一顿大餐"，老韩说。

相比之下，弓道在形式上更为安静和内倾。尤其是射手们白衣黑裤、搭箭张弓的场景，让Zoe有了想去亲身学习的念头。2021年年初，她开始了弓道新人课程，同样是从礼法和基本动作入门，学着用身体来探索和运用2米多长的和弓。这个不带任何现代瞄准设备、拥有全世界最长弓身的传统弓种，需要充分地调动脊背、腰腹、手臂乃至全身的骨骼和肌肉，才能适应弓与箭的自然运作。从皮筋弓到不搭箭的徒手引弓，到2米距离的"草靶"训练，再到28米的标准距离行射，每一个阶段的递进过程都要花上好几个月甚至更久，随时都会让你对自己的身体感到陌生，然后和它展开更深层的对话。为了平缓均衡地开弓、气力充实地发射、准确利落地中靶，这其中最难应付的对手并不是别人，也不是靶子，而是射手自己。

和我们聊天的时候，Zoe正处于从2米靶到28米靶的过渡阶段。在常规训练之外，家里阳台落地玻璃门前的那片区域，是她经常用皮筋弓来练习的地方，可以借着玻璃的反射来检查动作。练习过程中"经常会被打回原形，发现练了半天还是错的，或者进步很慢"，她说，"不过，我在弓道这件事上给自己预留的时间还蛮多的，所以不会很急，可以一点点来"。也有过想放弃的时候，但熬过那个阶段就会找到一些新的乐趣。那种同好之间互相尊重、"抛下一些面具"去真诚交流的氛围，也是让Zoe和老韩情愿放弃不少娱乐时间，坚持下来的共同动力。用老韩的话来总结，这种感觉"比真实生活还要美好一点"。

1 客厅既是Zoe和老韩日常起居的地方，也是他们的摄影工作室"WOMO好时光"的拍摄空间。墙上挂的作品全都出自两人之手。

2 阳台四面透光，里面放着Zoe照顾的各种植物。

3 中间那幅给朋友画的肖像是老韩的大作。架子里放着不少黑胶唱片，拍照的时候，老韩会根据当时的情境来选择背景音乐。

来Summer&PPY的家坐坐

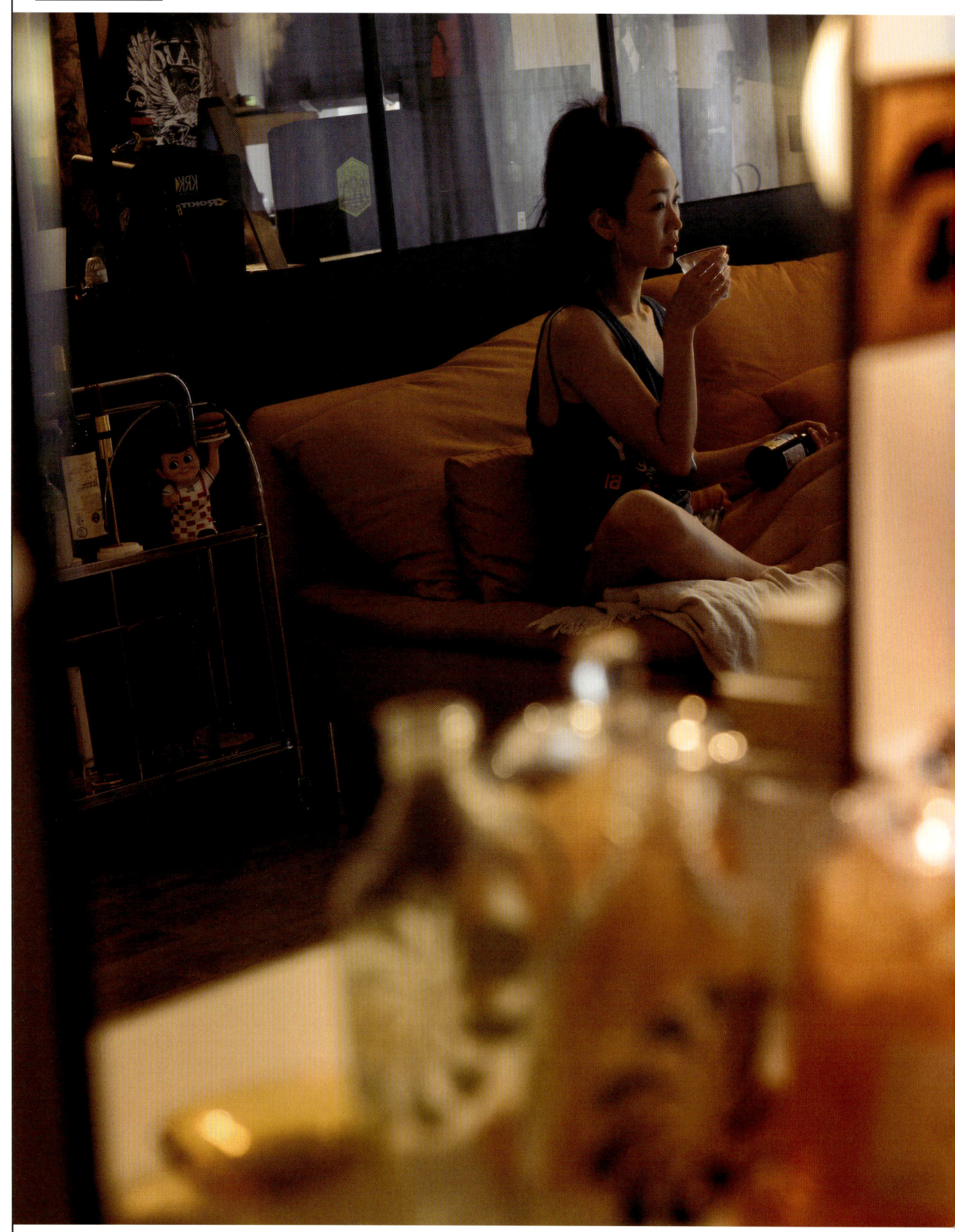

被明亮的橙色调和冷感黑包裹的家以及很美的女主人 Summer。

02 LIVING WITH MUSIC
(Summer&PPY: 容放幻想的摇滚之家)

采访 & 撰文（范竞予）
供图（里特设计）

Welcome to My Home

　　朋克、复古、迷幻，这间塞满了古灵精怪小玩意儿的家里，更为生动的倒还是一股子活生生的人气儿。这是退役空乘 Summer 和乐队吉他手 PPY 的家。没有多余的摆设，陈列大多也都是过往回忆，就像一场夏天的摇滚乐，在重重的生活中掀起热浪。PPY 比 Summer 大很多，两人都在四川绵阳长大，同样热爱摇滚乐，缘分起源于一间常去的 CD 店，一见钟情的浪漫情节在这对年轻人身上发挥得刚刚好。"他那时候已经开始做音乐，留了长头发嘛，所以辨识度很高，你很容易在这个小地方留意到这样一个人。"Summer 在成都读大学时，二人正式在一起，2018 年结婚，顺理成章地在这座"巴适"的城市安了家。

　　就像 Summer 说的那样，PPY 在外形上是不折不扣的摇滚风——肆意的长发，彩色的文身，用不完的精力，以及对世界狂吼的满腔激情。他所在的乐队——"童党乐队"，是成都当地的老牌乐队，学生时代成立，至今已有 20 余年。"童党"原是坏孩子聚在一起的故事，但"反叛"并不是 PPY 的态度，"相反，做好自己才会比较爽"，他说。与常识中玩摇滚的人追求刺激动荡、不安随性的生活不同，他戏称自己是个极度恋家的宅男，乐队成员个个也都是顾家的好男人。"我们就是一群热爱音乐的人，因为热爱聚在一起，因为热爱所以想把它做好。"这在对待音乐和生活的态度中是一致的。

"摇滚这一类型的音乐就是比较躁动,或许表达的是无关紧要的情绪,但就是此刻最真实的想法。"PPY给人很重的力量感,情绪化与认真劲顺着身体的每一根毛发散发出来,踏踏实实地敲击在黑色的琴房四壁。很难想象这样一个摇滚猛男,却在琴房里贴满了粉色的粘贴物。这一霓虹映照的赛博空间,既是工作室,也是他的琴房,空间不小,但四处收集来的乐器与游戏机却将这里塞得满满当当。用他的话来说,这更像是童年隐秘的天堂,为了实现小时候的梦想。"以前买不起,现在有了能力,就想用所有喜欢的东西将它填满。"电脑旁甚至还有一个摇杆游戏机,工作间隙侧身就可以打几把游戏放松一下。同样的占有欲还在他的文身上得以体现,"谁说文身非得对身体有啥意义,就是我喜欢,所以都想有,想让它像一层脱不下来的衣服"。PPY做所有事情的动力都源于热爱,不会刻意追求音乐灵感,"状态好,出歌效率就高,状态不好就练琴去磨合,不会逼着自己推进"。一切皆因喜欢而为之,自然而然就是最好的状态。PPY觉得自己最大的喜好就是爱吃。"别的乐队去巡演都变瘦,我们往往在回来的时候会胖一大圈。"Summer同样,不仅爱吃也爱做,厨房是她最常待的地方,透过琴房的玻璃隔断,刚好可以看到她的身影。

因为喜欢夏天就起名叫Summer,这个瘦小的女生,身上有一种明亮的气质。每天早晨起来的时候,她习惯到阳台和植物待在一起,享受这种富有生命力的状态,"这就好像我们的身体,很有韧性"。曾经的她是一名空乘,昼夜颠倒的工作节奏,对身体的消耗极大。"但仍然能坚持下来,所以我觉得身体有一种神奇的自然恢复的力量。"飞行之余,Summer还喜欢烘焙,在眼前这个全是黑色装点的厨房,一待就能待半天。"黑色很酷,能让我迅速安静下来,很独特。"同时,这也在色系上与琴房相呼应,在以橘色为主色调的家中,两者之间碰撞出一种奇特的平衡。因为家里有太多稀奇古怪的小物件,譬如,冰箱一侧贴满的,是Summer在飞行时从世界各地带回来的冰箱贴,二人与朋友的合影穿插其中,适当的重色就能很好地将这飘浮的气氛压下来,有一种真实的落地感。

空间随着主人的阅历一起成长,每一个摆件都在将房屋主人的故事娓娓道来。客厅原本放电视机的位置以一个DIY的置物架取代,上面摆满了二人经年细碎的回忆——学生时代的复古磁带机和CD,Summer在担任空乘期间获得的荣誉证书,PPY童党乐队的专辑,20世纪80、90年代的铁皮玩具,汽车模型以及泰国街边艺人画的两人画像等。东西都不贵,但这个简易的置物架却不输一列厚重的展示柜,生活的气息在其中愈浓。"我们都不

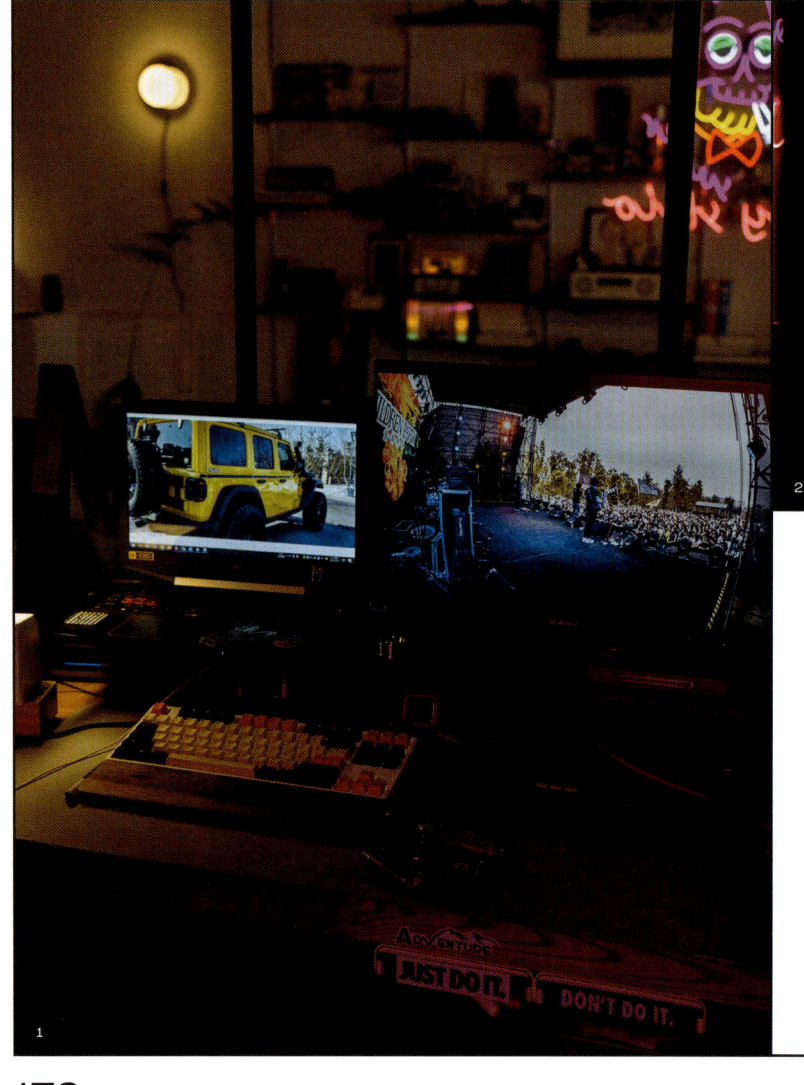

1 PPY的工作台。
2 摇杆游戏机。
3 两人自己动手制作的置物架。

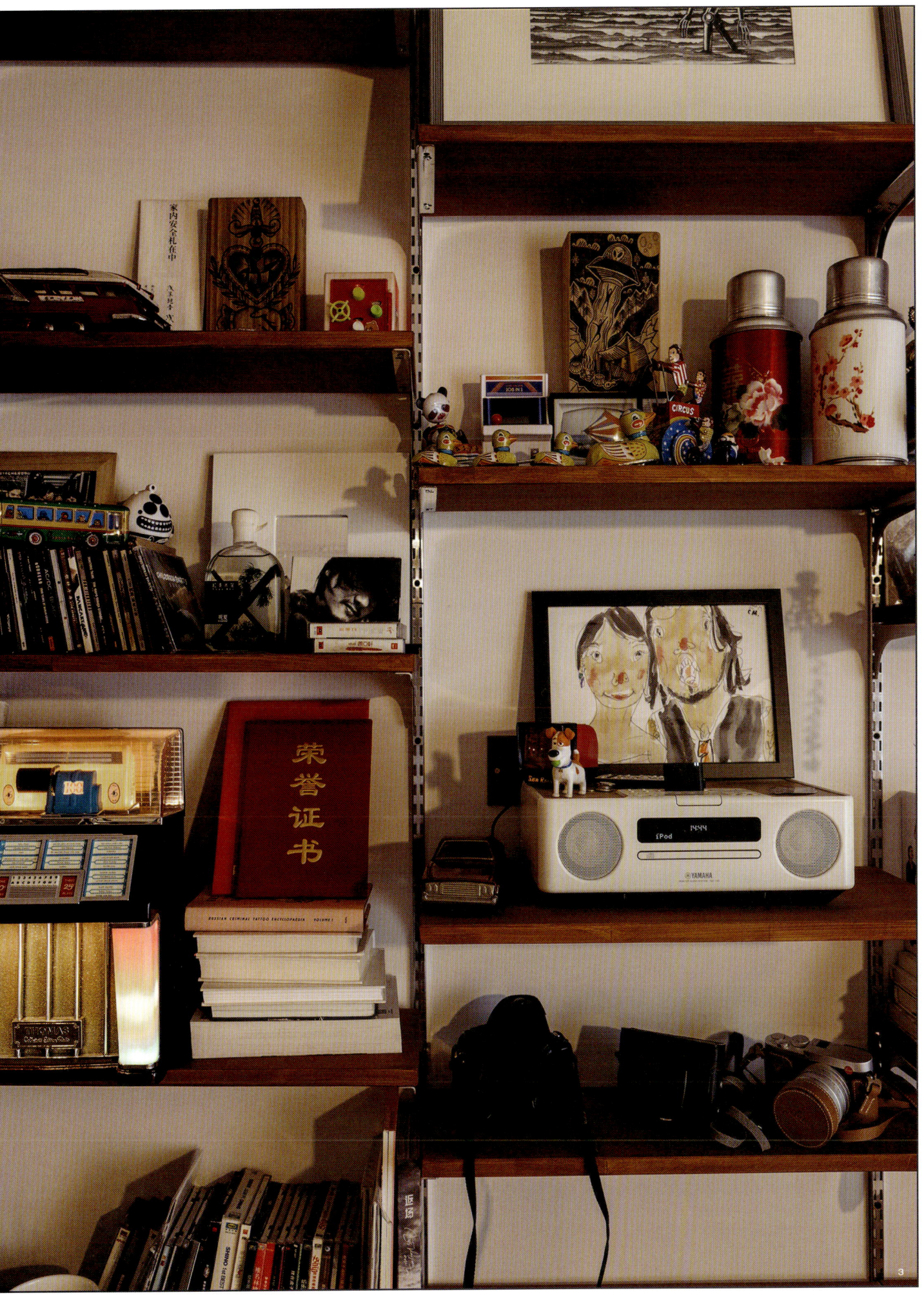

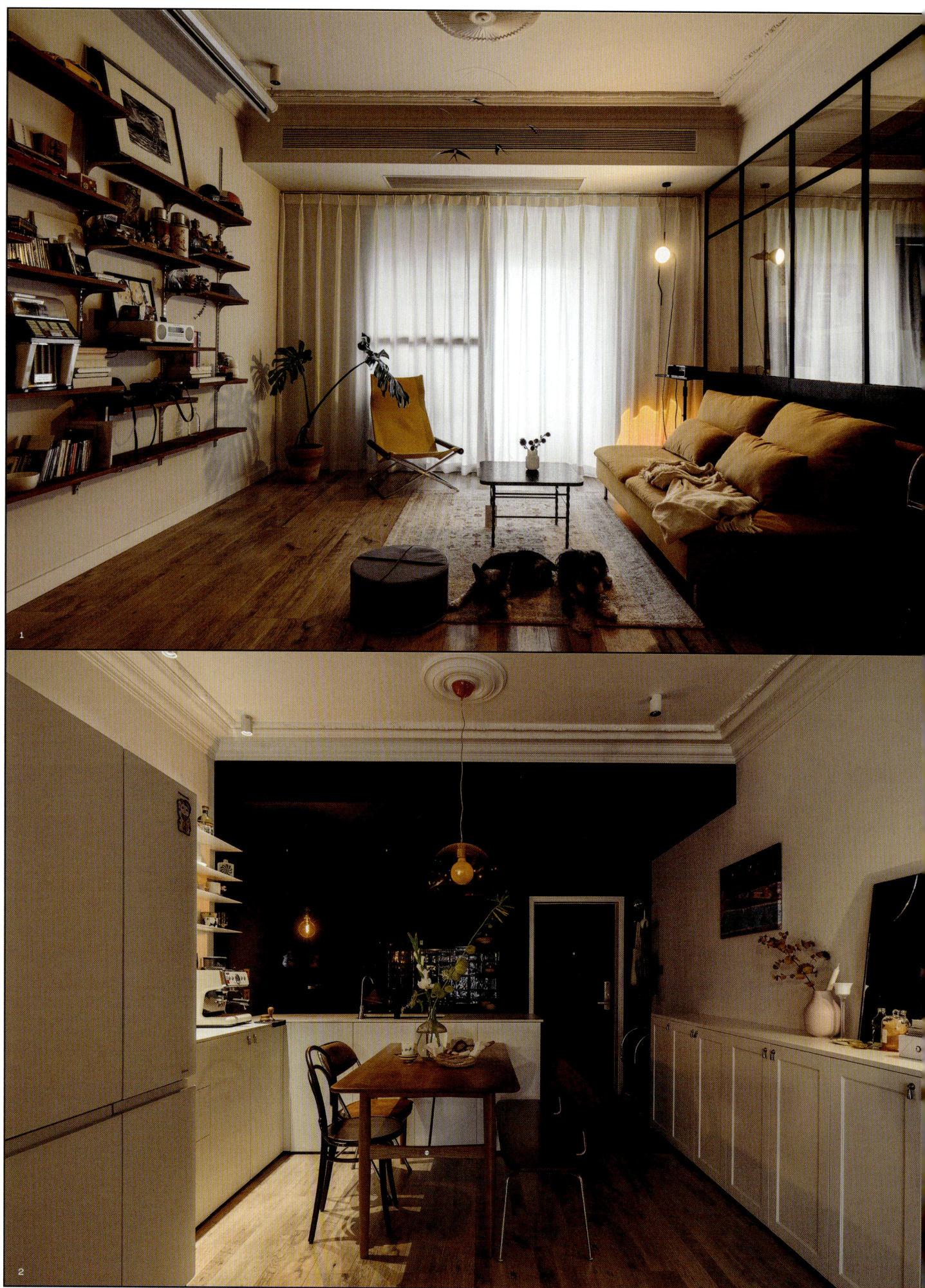

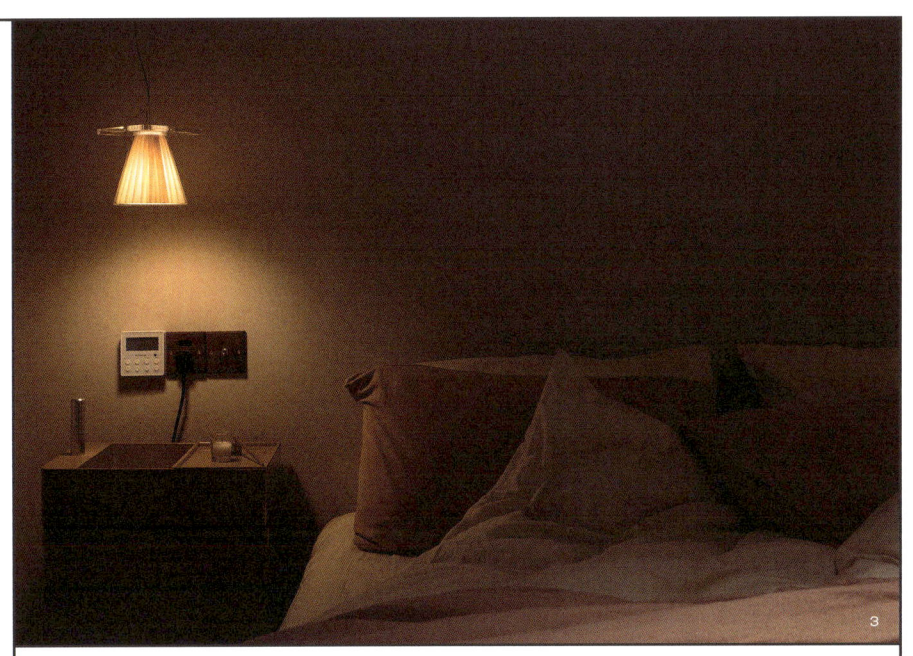

爱看电视,如果放一个在那里会太占地方,索性换成可以隐藏的幕布,偶尔窝在沙发里一起看个电影什么的。"

除了客厅,卧室也是两人最爱的空间。百叶窗打薄的朦胧光感,一张干净简单的床,没什么别的物件和装饰,在低饱和度的豆沙色中,暧昧的氛围形成助眠最好的养料。"我们睡觉的时间还蛮多的,所以遮光要好,空间也不能太局促。"因之前长期飞行的缘故,Summer 对睡眠环境有着自己的标准——卧室就是用来睡觉的"纯粹空间",从某种程度上来说,这里也是紧绷的身体与精神的避难所。

自由自在、简单舒适,是这个摇滚之家给人最直观的感受。所有小众的装饰在轻快的氛围中很好地找到了自己的位置,个性化的元素也与空间有着浑然天成的美感。"起初,我们喜欢温柔一点的,法式复古,后来又迷恋侘寂风,很有禅意。"初步设计中,二人想把一切自己喜欢的设计搬进来,但到了真正交房时,才发现风格的表达要受到房屋实际结构的限制。"某种标签或已知的模式也许是美的,但不一定适合我们。"与其如此,索性就让房子呈现出它本身最舒服、最自然的状态。"大家来了之后会觉得很奇特,很难说我们家属于哪一种风格,各种奇奇怪怪的元素在这里融合得很好。""包容性"是成都吸引他们的魅力所在,同样也是在生活中打磨出来的相处之道。

两人都是水瓶座,在自我上有着强烈共识。"你要明白,你们是两个独立又彼此不同的个体,在一起是因为彼此吸引,不能觉得因为在一起了所以就要强迫对方变成你想要的样子。"从最初的悸动到共同生活,在 20 多年的爱情长跑过程中,这段关系始终保持着如初恋般的心动。因为选择丁克,所以将原本的婴儿房改成衣帽间,卧室衣柜归 PPY,衣帽间则是 Summer 混搭的快乐天堂。不用争夺空间,也有足够的地方来释放和整理自己的情绪。

"这种在一起可以分享,又随时可以互不打扰的感觉很棒。"除了卧室,家里几乎所有地方都是开放的,空间就和他们二人的关系一样,各自独立但又紧密联系。因为多年陪伴的默契,两人变得越来越好,相处也越来越轻松;也因为相互的尊重与信任,家变得越来越重要,不单有满足居住的功能,更成了自我确认、互相滋养的情感共同体。"家是最私密、最值得信赖和依靠的地方,它包裹了主人所有的情绪,只有在家里才可以真正地为所欲为。"Summer 笑着说。

1 墙上的置物架可以很好地节省空间,而大面积镜子的使用则可以在视觉上起到延展空间的效果。
2 负责生产美味与爱的厨房。
3 对他们来说,会更偏爱昏暗的卧室光线。

自己下厨的日常饮食或许谈不上有多惊艳，却常常能在意想不到的时刻带来安慰。给自己一个暂时放下手机和平板的理由，在食物的烟火气里找回一些容易被忽略的生活之味。这一期，about 邀请 sunday morning club 带来两道简单又营养的居家料理，跟着她一起试试手吧！

P182

SECTION III
知味人间

Pan-Fried Salmon Fillet
香煎蜜汁三文鱼配藜麦沙拉

Eat

健康又好吃、简单易上手的日常料理，绝对是厨房新手的首选菜单。

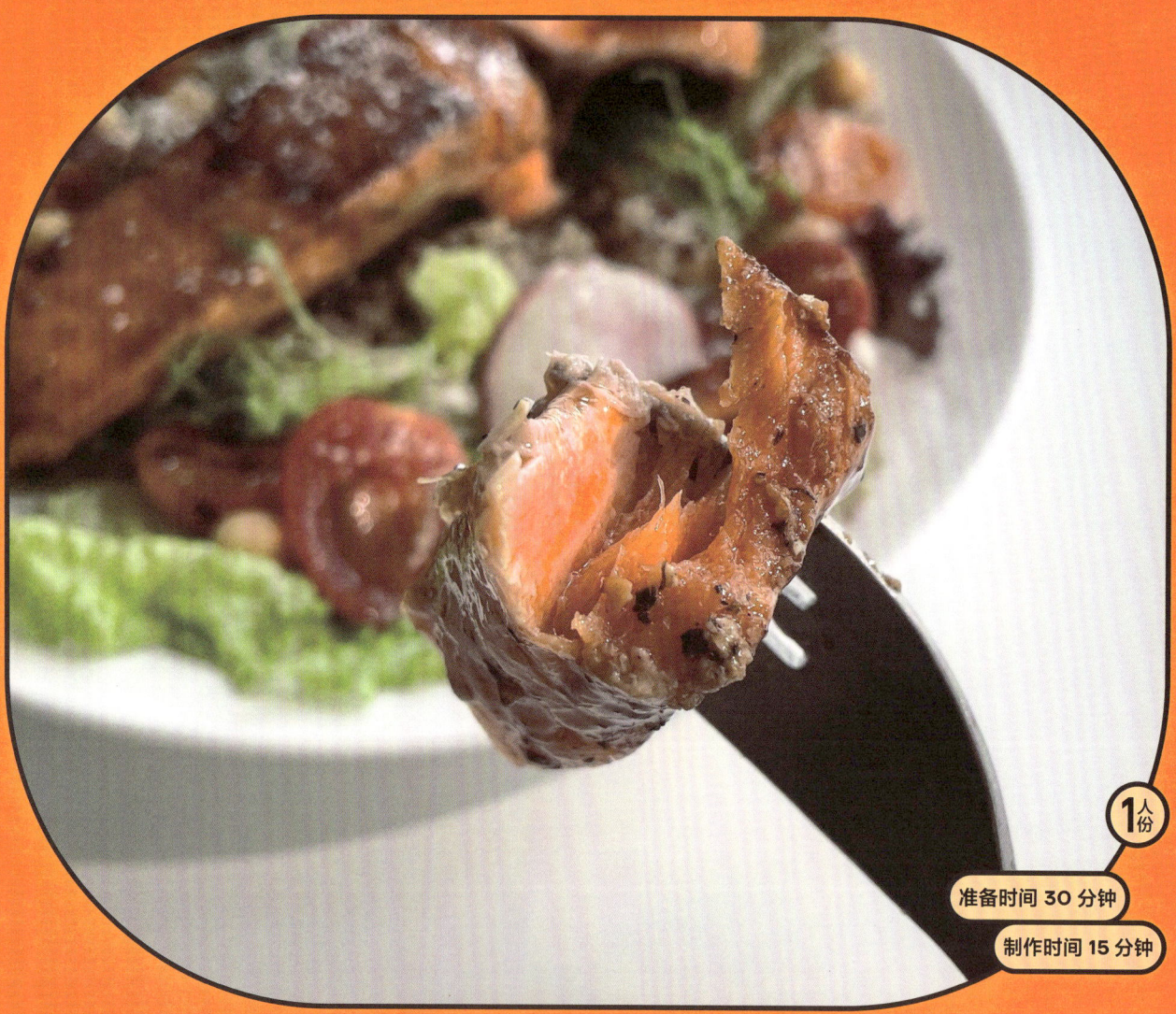

1人份

准备时间 30 分钟
制作时间 15 分钟

BON APPÉTIT

三文鱼含有 Ω-3 不饱和脂肪酸等多种营养成分，是优质食物的代表选手。
薄油快煎的做法既能留住更多营养，又能保证好口味。
再配上一份富含膳食纤维、升糖指数较低的藜麦沙拉，就是营养丰富的美味一餐。

材料 MATERIAL

❶ 香煎蜜汁三文鱼

三文鱼	125 克
黑胡椒	适量
酱油	15 毫升
蚝油	15 毫升
蜂蜜	5 毫升

❷ 藜麦饭

藜麦	50 克
水	100 毫升

❸ 沙拉

综合生菜	50 克
蒜、小番茄、鹰嘴豆、盐、黑胡椒	适量
橄榄油	适量

步骤 STEP

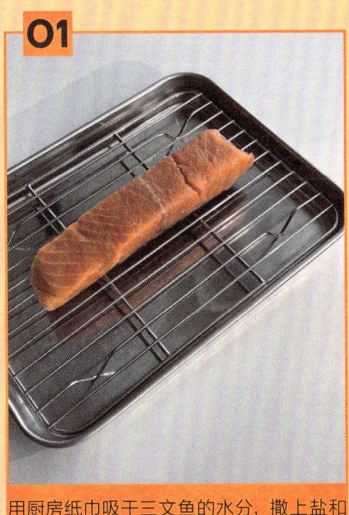

01 用厨房纸巾吸干三文鱼的水分,撒上盐和黑胡椒调味,腌制 30 分钟。

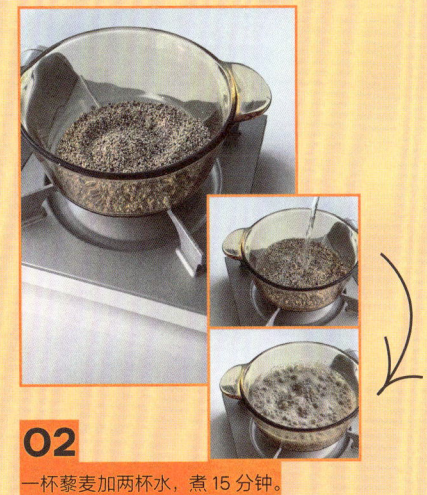

02 一杯藜麦加两杯水,煮 15 分钟。

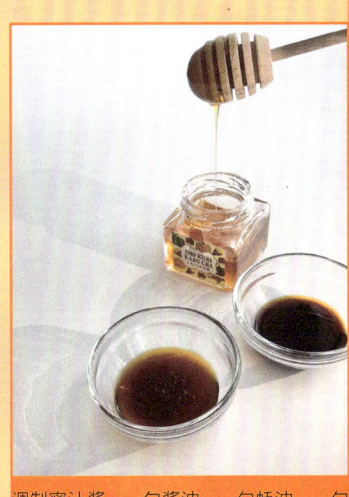

03 调制蜜汁酱:一勺酱油,一勺蚝油,一勺蜂蜜。

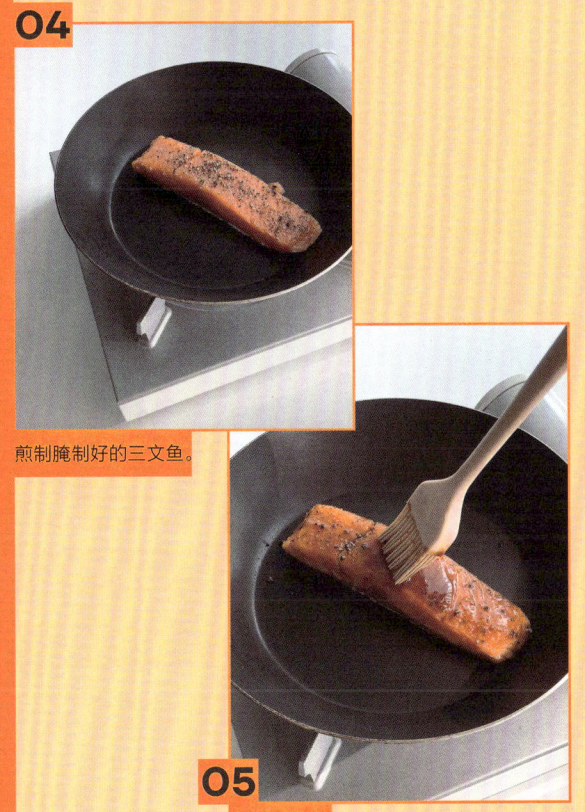

04 煎制腌制好的三文鱼。

05 刷上蜜汁酱。

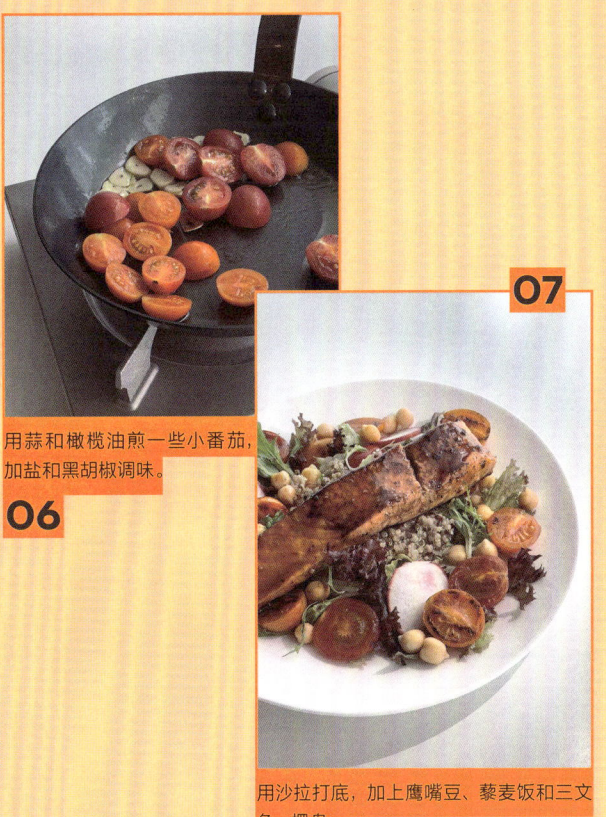

06 用蒜和橄榄油煎一些小番茄,加盐和黑胡椒调味。

07 用沙拉打底,加上鹰嘴豆、藜麦饭和三文鱼,摆盘。

Cinnamon Baked Apples
黄油肉桂烤苹果

Sweet

温暖香甜的食物总能让人胃口大开，
身心同时获得满足。

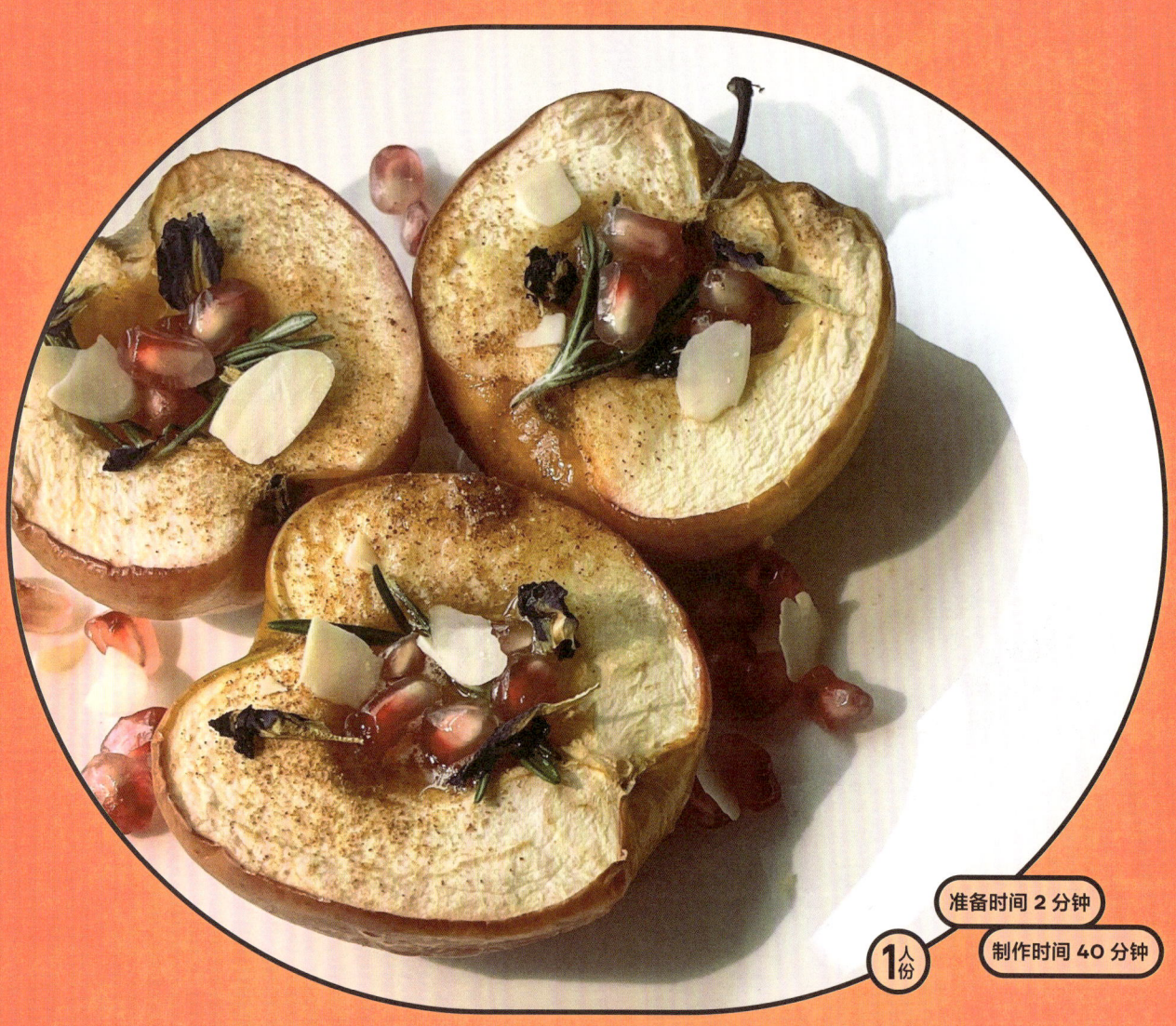

1人份　准备时间 2 分钟　制作时间 40 分钟

BON APPÉTIT

黄油肉桂烤苹果，谁能拒绝这份酥软可口的邀请呢？
在沙发上等待烘烤完成的时间里，浓浓的肉桂香气已经提前占领了整个房间。
最后加入的迷迭香和石榴粒，在丰富口感的同时，让视觉的趣味继续延伸，愉悦感满分。

材料 MATERIAL

❶ 苹果 2个　❷ 黄油 6克　❸ 肉桂粉 适量　❹ 迷迭香 1棵　❺ 石榴粒 适量
　蝶豆花 适量
　孕妇、经期和近期需要动手术的人群要避免食用。
　杏仁片 适量

步骤 STEP

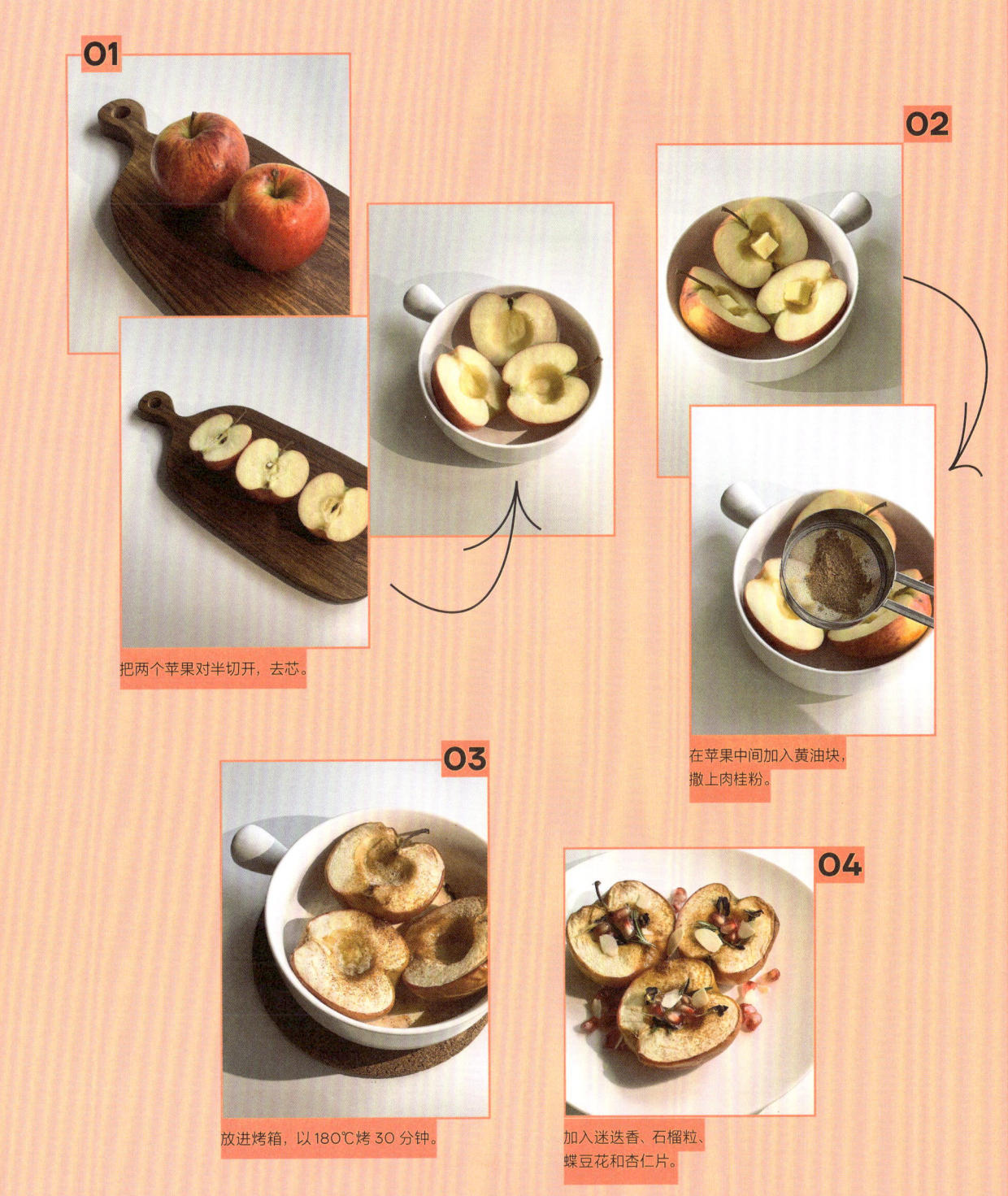

01 把两个苹果对半切开，去芯。

02 在苹果中间加入黄油块，撒上肉桂粉。

03 放进烤箱，以180℃烤30分钟。

04 加入迷迭香、石榴粒、蝶豆花和杏仁片。

SECTION III
一起漫步

P188

193

LISHUI SUICHANG
丽水遂昌：
与自然亲近的最好方式

（从南尖岩到仙侠湖，丽水市的遂昌县藏着无数让人惊叹的自然风光。这座秘境之城位于浙江西南，山水交错，繁星满天，是露营爱好者的"宝藏之地"；丰富的水资源形成仙境般的湖区，催动着户外运动者的肾上腺素；稀缺的萤石矿滋养出独特的温泉水质，适合给自己安排一次治愈身心的温泉之旅。"山也清，水也清，人在山阴道上行，春云处处生"，乃时任遂昌知县的汤显祖对它的描述。由于地理位置偏僻，遂昌的一切还保留着非常原始和古朴的自然气息。云海、梯田、茶园、绿道，让人忍不住想要放慢节奏，一探究竟。不如亲自上山入水，用身体去感受自然的强大能量，想要真正体验遂昌的理想生活。）

浙江省丽水市遂昌县石笋头村60号

DAY 1 ROUTE

南尖岩

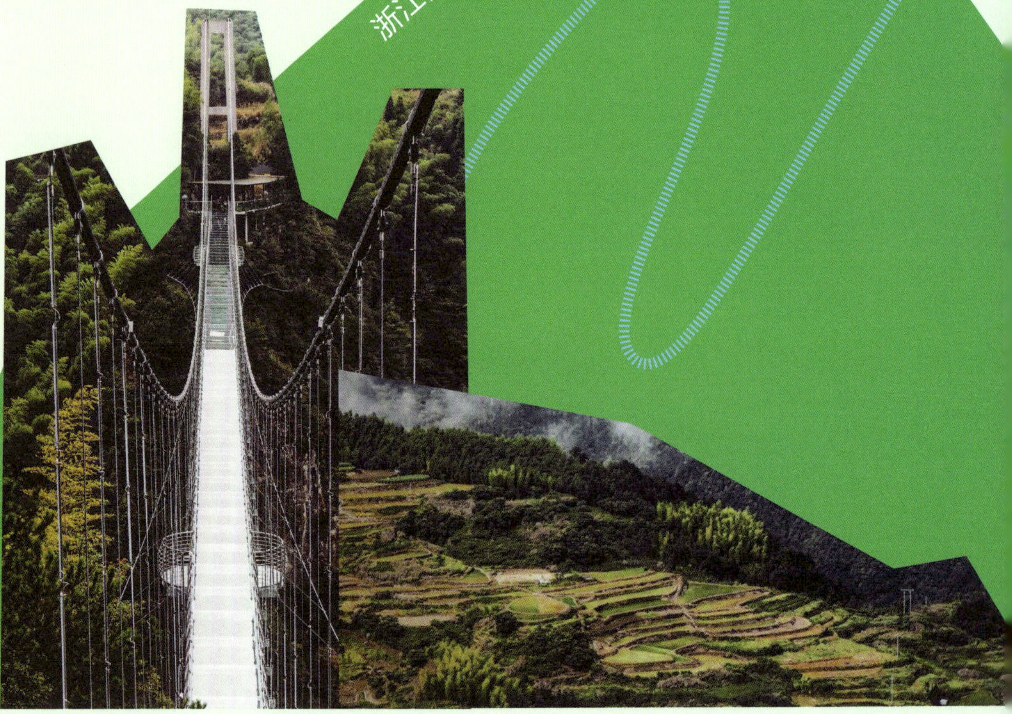

SPOT 01

南尖岩景区

南尖岩位于遂昌西南部，距离县城50公里，主峰海拔1600多米。景区面积并不大，却能一次性收获好几种自然风貌：沿着石阶登上高处，早晨的雾气和山势相遇，形成了翻卷不停的磅礴云海，据说一年中有约200天都能看到；朝着脚下远望，层层叠叠的梯田沿着山体蜿蜒而下，秋天时田地由绿变黄，和天空彼此映衬；在山间湿润的空气里行走，还会经过一大片竹海。这里有奇峰怪石、飞瀑流泉、高山湿地，运气好的话，还能看到长虹、雾凇、冰挂等天象景观。这一切，都让南尖岩成了备受欢迎的国家一级摄影基地、联合国教科文组织的"国际摄影创作基地"。登山至一半，你还会遇上一段悬空的全玻璃栈道，在海拔1400米的高度环绕着文笔峰的峭壁而建，全长100米。走在栈道上，耳边是呼啸而过的山风，脚下是茂密的树林和山石……是时候给久居城市的身体重新提提神了！

撰文 李婧聿　编辑 Tanya　供图 @PEIPEI_FENG、@遂昌旅游、@三七、@猪家脚在上海、@沈奕铭、@hello~车小丹

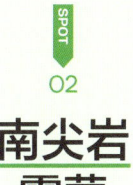

SPOT 02 南尖岩露营

看过了无边梯田和云海美景，等到夜幕降临后，可以在山顶的南尖岩山庄把露营装备捣鼓起来，在帐篷里度过一个山中奇妙夜。南尖岩被认为是江南七大最美露营地之一，原因便是远离城市光害。另外，高达83.47%的森林覆盖率也让这片土地的空气质量高出世界清新空气标准6倍以上，可以说这里是一个纯粹的天然氧吧。宁静的山峰之上，抬头是漫天的星海，耳边是此起彼伏的虫鸣，如果天气够好，或许还有机会看到流星。和三五好友一起围坐在篝火旁，点上烟花，烤着食物，一旁放着喜欢的音乐，这便是生活最美的样子。第二天一早，还有可能直接拍到日照金山的壮观景色。

露营地可选在南尖岩山顶山庄的停车坪附近，靠近酒店和农家（露营装备需自备）。

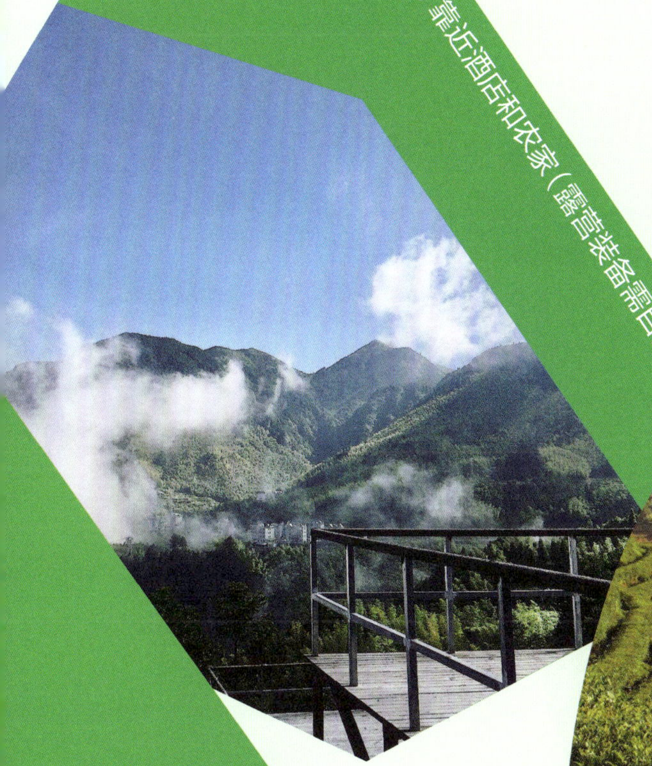

DAY 2 ROUTE 湖山乡仙侠湖周边

01—02	290米	步行5分钟
02—03	130米	步行2分钟
03—04	170米	步行2分钟

丽水市遂昌县湖山乡红星坪村仙侠湖

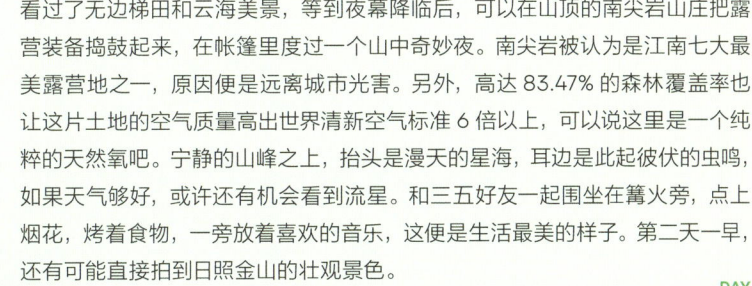

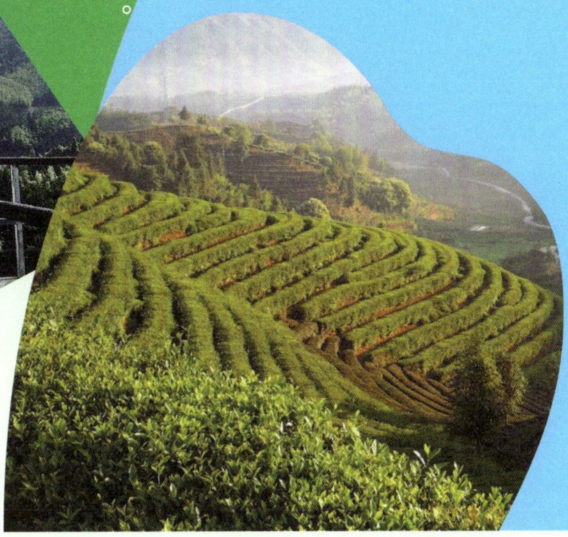

SPOT 01 环湖绿道骑行

除了山，遂昌还有迷人的湖。在湖区旁停留，心就自然而然安静下来。遂昌最出名的湖叫作仙侠湖，位于湖山乡红星坪村，水域面积17平方公里，俯瞰湖面，就像是一块翡翠镶嵌在大山深处。骑行是感受湖区最好的方式。仙侠湖环湖绿道分为两个环线，内环线全长约21公里，外环线全长约43.4公里。绿道沿途既有低丘缓坡，也有峭壁峡谷，满眼都是山水之间的天然好景色。如果在2~6月之间前来，还能偶遇大片大片的紫云英花海。

如果担心骑行时间过长，湖山茶园里700米长的绿道也是很不错的选择。骑行茶园间，眼前是成片的茶树，远处是连绵千里的田间阡陌，鼻尖时不时飘来清新的茶香味，路过正在采摘嫩芽的茶农和前来写生的画家，享受着如此悠闲的生活。即使不选择骑行，在这些美景中散散步也不错，或是到湖山码头乘船，感受仙侠湖无处不在的治愈力。

SPOT 02 仙侠湖水上运动中心

仙侠湖的绝佳水质和环境，都为水上运动提供了非常好的条件。这里还有专业教练可以带你潜入清澈的湖水，和水下成片的鱼儿打个照面。而皮划艇作为一种新兴的水上运动，也已经成为众多户外爱好者的首选。来这里，推荐你尝试近年来风靡世界的SUP桨板（Stand Up Paddle）运动。它最初来自美国夏威夷，是一种站在冲浪板上划桨前进的运动。冲浪必须在有浪的情况下才能进行，但桨板冲浪即使在完全无浪的情况下，也可以通过划桨来加速，更加轻松自由。这项运动在国外受到很多专业冲浪选手的追捧，即使是新手玩家，也比较容易在桨板冲浪中掌握平衡，基本都能快速上手。想象一下，驾着"一叶扁舟"游走于青山绿水间，是不是有一种武侠小说里"凌波微步"的感觉？

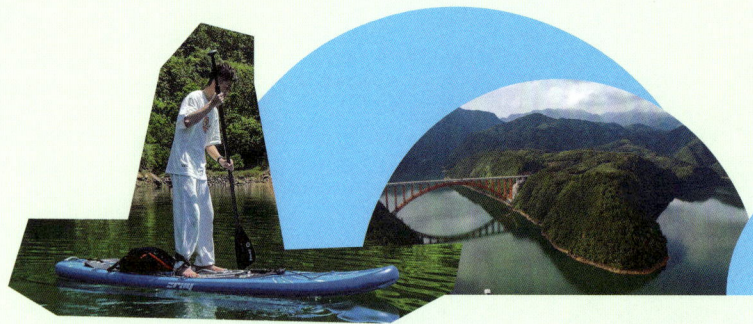

丽水市遂昌县湖山乡红星坪村23号

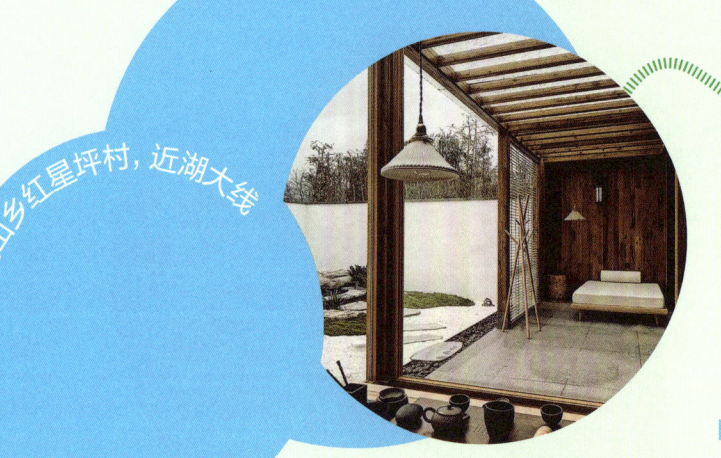

遂昌县湖山乡红星坪村，近湖大线

SPOT 03 红星坪温泉

水上项目玩累了，还可以泡个温泉来放松。沿湖道走几步就是红星坪村的度假区域，这里远近闻名，特别之处在于温泉。温泉水引自2公里外湖山萤石矿的矿底400米处，是罕见的具有医疗级偏硅酸含氟萤石矿的天然温泉，出水温度41℃左右，和日本的北海道、箱根一样，有着极高的美容养颜功效，被称为"美人汤"。这里三面背水，一面环山，四周是郁郁葱葱的山林，泡汤的环境就在山川和树木之间，再舒服不过了。这里还有华东唯一的含盐浴温泉，建议要来泡一泡这里独有的盐浴哦！

泡汤之余，还可以尝尝遂昌最具代表性的"风炉"宴，它堪称"火锅界的山野之王"，用荤素搭配、时令组合，演绎出一道道1+1>2的味蕾与视觉双重体验。还有上过《舌尖上的中国1》的冬笋、仙侠湖里的有机胖头鱼。无论是猛烈直接的辣、依时令而食的鲜，还是五彩缤纷的甜……统统都能在这里尝个够。

GUANGZHOU
广州：
点亮"五感"的
身心漫游

（一直在快节奏运作的身体，时不时需要一些释放压力的出口。"躺平"虽然轻松，却未必是最好的休息。放下手机，出门去唤醒已经迟钝了的各种感官，或许是让身体完成自我更新的一个好机会。从暗香涌动的气味工作室，到挑战身体控制力的室内蹦极，再到舒压助眠的声音疗愈，释放五感、探索身体感受力的一天，现在就上路吧！）

广州市越秀区恤孤院路二横路6号102

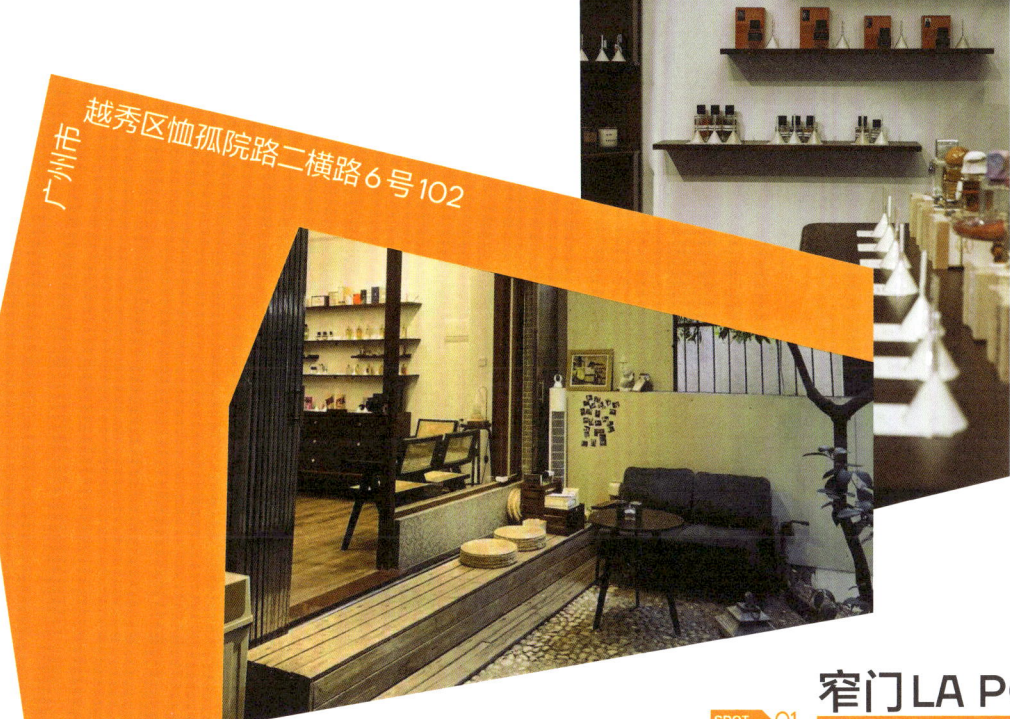

SPOT 01

窄门 LA PORTE 气味工作室

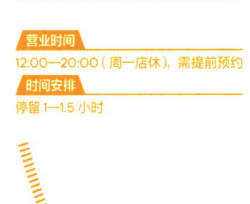

营业时间
12:00—20:00（周一店休），需提前预约

时间安排
停留1—1.5小时

这趟闲逛广州的身体之旅，从鼻尖引发的奇妙感官效应开始。店如其名，这家名叫"窄门 LA PORTE"的气味工作室就位于广州东山口一条窄窄的巷子里，门面很低调，可别错过写着店名的灯箱招牌。沿着庭院里绿植点缀的鹅卵石路走进店内，迎接你的将是一个由木质家具装点的香气小宇宙，安静、小巧又舒适。墙上的一面镜框里散落着许多书页，它们来自法国作家安德烈·纪德（André Gide）的小说《窄门》（*La porte étroite*），也就是这家店名字的来源。比起相对大众化的"商业香"，这里陈列的香水更倾向于个性鲜明的"沙龙香"，比如 Frederic Malle、Byredo、Amouage、Le Galion、Frapin、Zoologist、Xerjoff……每一种香气都有独特的身世，你可以跟着店员的介绍，慢慢寻找最适合自己的那一款。当然，店里也少不了各式香熏来助兴，有蜡烛、晶石和藤条无火香熏可选，进一步拓展了感官的空间维度。如果现成的香水还不够满足你的好奇心，不如试试这里的自助调香体验。在长桌边坐下，仔细挑选几种喜欢的气味，把它们依次滴在晶石上，感受不同的香气彼此之间复杂而微妙的协同作用——最后的结果可能完全出乎你的预料！

撰文&编辑 Tanya
供图 @liz924、@一枚阿黄、@Bella、@E小姐姐、@徐星星、@MIOBABY

SPOT 02

O₂ Bungee Workout
室内蹦极

← 2.3km → 骑行 13min

营业时间
10:30—22:00

时间安排
停留 1 小时

厌倦了枯燥无聊的健身项目？室内蹦极或许是个不太一样的尝试。这是一种在类似高空弹力绳的保护下，通过弹性拉力来完成的全身有氧运动，集合了健身、舞蹈、健美操等多种元素，也是 HIIT 高强度间歇训练的一种形式。借着弹力绳"反地心引力"的作用，可以实现许多平时无法做到的体式，体验"平地起飞"的畅快和全身张弛的美感。在身体对抗弹力的过程中，用更有趣的方式达到耐力、核心、平衡的全方位训练。这家 O₂ Bungee Workout 是广州第一家室内蹦极工作室，位于 289 艺术 PARK 创意园区内，近乎纯白的训练空间宽敞明亮，连带着心情也随之变得轻松雀跃。这里的主要课程分为基础课程、Bungee Fit（60 分钟）和 Bungee Workout（75 分钟）三种。如果还不熟悉这项运动，可以先从一节 60 分钟的新手体验课起步，包括课前热身、正式训练和课后拉伸。跟着音乐节奏，在教练的指导下尽情挥汗，解压又燃脂的感觉真是再好不过啦！

广州市越秀区广州大道中 289 号，289 艺术 PARK 印报楼 2 楼 217 室

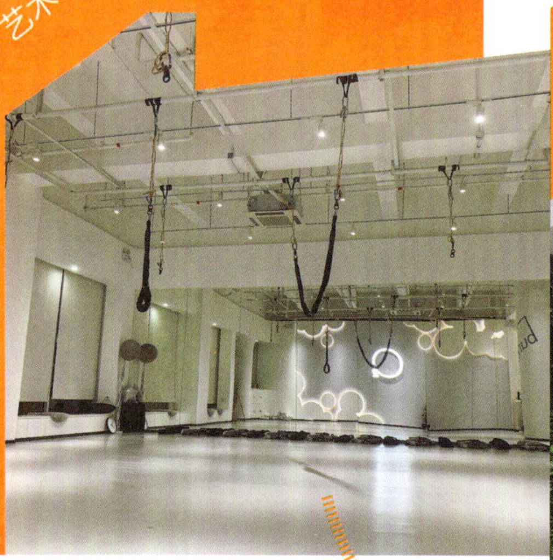

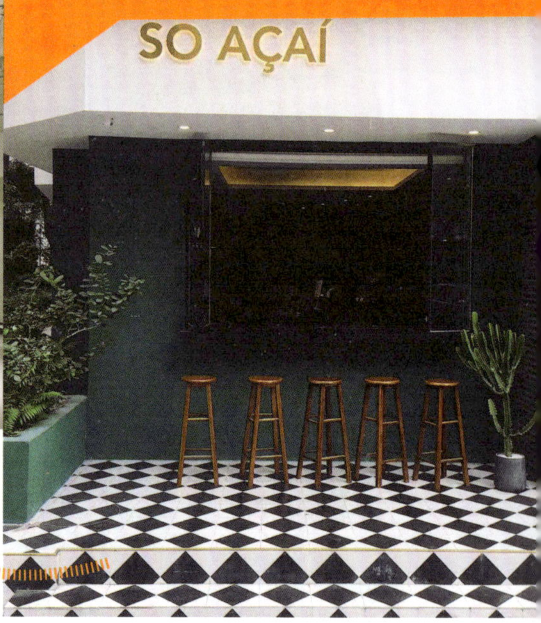

← 4km → 骑行 20min

SPOT 03 SO AÇAÍ 绿色轻食

运动之后，是时候吃点东西补充能量了。从 O₂ Bungee Workout 出发，朝着西北方向骑行约 20 分钟，就会来到当地生活气息和小众品位交杂并存的华康街。这是一家藏在居民区里的绿色轻食店，大面积的墨绿色墙面搭配黑白棋盘格地砖，充满复古风味；店内的植物装饰无处不在，带来了关于热带的各种联想。店名中的 AÇAÍ 是一种来自南美雨林的莓果，也叫巴西莓，它的果皮和果肉富含维生素和其他营养物质，近几年常常作为健康食材而受到不少关注。这家 SO AÇAÍ 就是以 AÇAÍ Bowl 果昔碗和冰沙为招牌，还提供各种健康零食，试图调和"嘴馋"与"发胖"之间的冲突。果昔碗以新鲜果昔做底，再铺上整齐的谷物、坚果和切片水果，满满一碗不仅看上去诱人，还集合了多种营养，当作午餐或下午茶点心都合适。

营业时间
10:30—20:30

时间安排
停留 1—1.5 小时

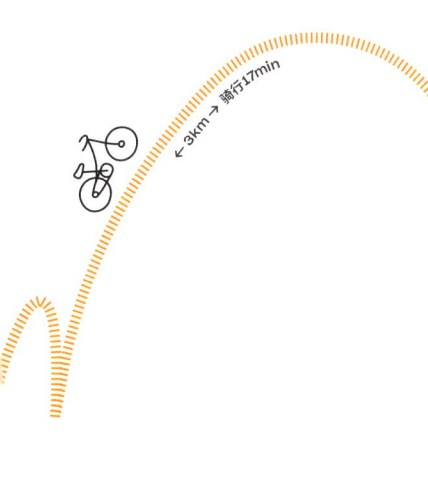

←3km→骑行17min

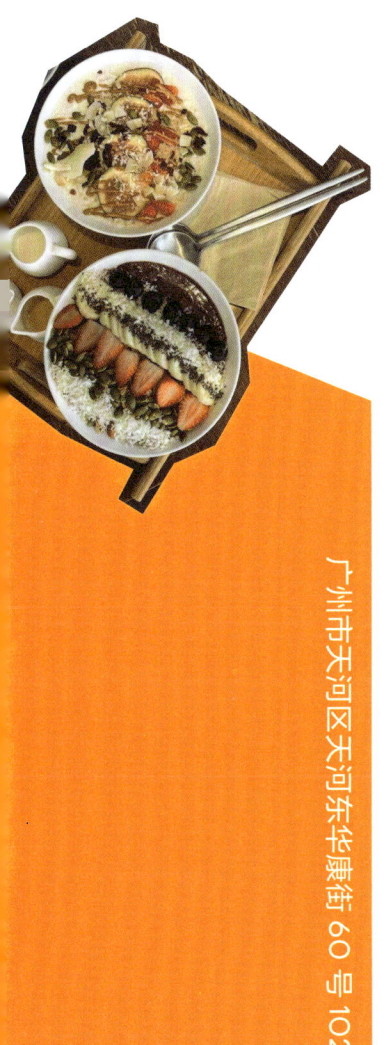

广州市天河区天华华康街60号102

广州市天河区珠江新城兴民路222号天汇广场 igc 负一层 B128

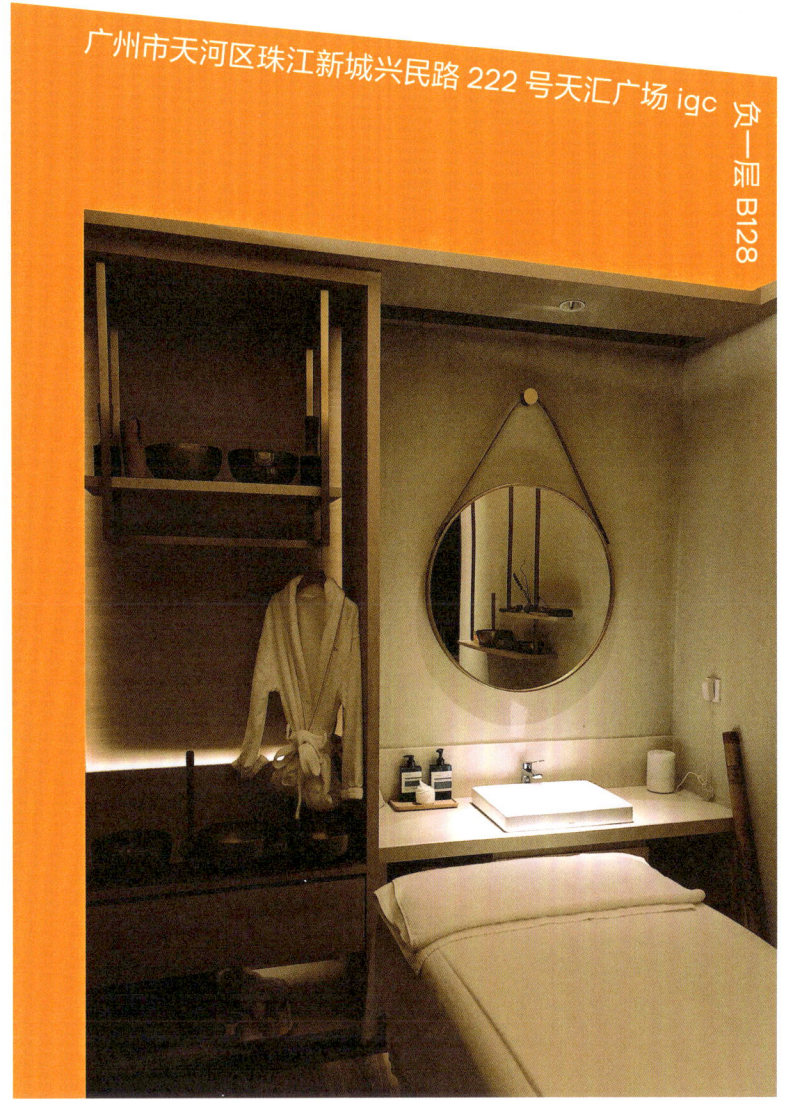

营业时间
10:00—22:00，建议预约

时间安排
音疗15分钟，加上SPA套餐共60分钟

SPOT
04

8SPA 颂钵音疗

这一路逛下来，好像觉得有点儿累了。这趟旅程的尾声，不如就留给安抚身心的"颂钵音疗"吧。颂钵是一种手工打造的乐器，源于喜马拉雅山区，它的振动频率稳定而沉厚，据说可以和人体产生共振，平复身体中不稳定的频率和躁动的情绪，因而常常被用作声音治疗的一种工具。轻敲不同大小的颂钵，让脑电波随之自然而然地舒缓下来，帮助你在放松的状态下更好地进入睡眠。颂钵音疗作为一种"音波共振自然疗法"，没有侵入性，也不会造成伤害，渐渐成为当代人乐意尝试的疗愈体验。在这家8SPA，颂钵音疗正是其中口碑最好的项目之一。舒缓的音乐在暖色调的空间里成了让人安心的背景声，更接近自然生态的室内装饰和香熏把心理节奏也一起放慢了。理疗师会根据需要放松的不同身体部位，调整敲击颂钵的力度和频率，再加上按摩的辅助，让压力下紧绷的身体重新找回自己的节律。单独的颂钵音疗只需15分钟左右，也可以选择加上配套的SPA套餐，来一次60分钟的彻底放松。

P196

SECTION IV

精神食粮　　编辑手选
编辑二三事　主编的话

205

MOVIE 电影

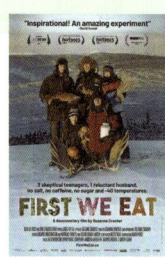

《首先解决温饱问题》(First We Eat)
年代 / 2021　　导演 / [加] 苏珊妮·克罗克

简介

在商品社会，自然、食物与人类的关系究竟是怎样的？加拿大北部小镇育空，纪录片导演苏珊妮·克罗克（Suzanne Crocker）一家五口开展了一项生活实验：一年不吃商店里购买的食物，靠自己种植和狩猎的食物维生。实验的难度不仅在于食物制造本身，零下40℃的极寒环境、怀疑实验的叛逆孩子、顽固的丈夫都可能使挑战失败。但结果证明，即使在一望无垠的积雪下，依然可以找到生活下去的方式。

推荐理由

"生存挑战"这一命题让向往田园生活的人有更清醒的认知。自然界的食物原材料虽多，但人类对于调味品、咖啡因、脂肪的依赖却超乎想象。辛勤的农耕和无添加的饮食让一家五口更了解食物和生命的本质，体格变得更为健壮。换作是你，你愿意接受挑战吗？

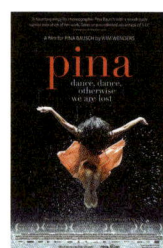

《皮娜》(Pina)
年代 / 2011　　导演 / [德] 维姆·文德斯

简介

这是德国导演维姆·文德斯（Wim Wenders）献给舞蹈家皮娜·鲍什（Pina Bausch）的动人挽歌。皮娜是德国最具影响力的现代舞编舞者之一，生前也是文德斯的至交好友。在皮娜·鲍什舞蹈剧场所在的城市乌普塔尔，文德斯用3D技术呈现了皮娜的《穆勒咖啡馆》《春之祭》《月圆》等代表作，这些作品和这座城市的工业景观产生了奇妙的反应，展现出超越想象的身体之美和情感能量。

推荐理由

这部电影既是对皮娜舞蹈人生的记录，也是文德斯运用视听语言进行的又一次创造。皮娜的肢体和律动不需要多余的解释，对舞蹈的纯粹向往透过屏幕直击人心。

BOOK 书

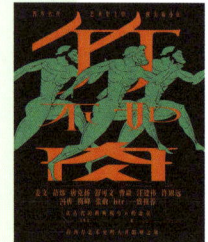

《竹不如肉：西方古代艺术史上的权力和身体》
年代 / 2020　　作者 / 张宇凌
出版社 / 中信出版集团

简介

"丝不如竹，竹不如肉"，本来是一句对人声歌唱的赞词，用在这里刚好点出了整本书的主题：从自然存在的身体开始，换个角度解读西方艺术中的人类文明。作者张宇凌将带你踏上一段穿梭古今的艺术之旅，妙趣无穷，令人眼界大开——古希腊运动馆里的香精油勾画出了什么样的身体范本？被审判的耶稣和《憨豆先生》的插曲又有什么关系？在这些意想不到的关联中，你将重新认识艺术史上的一系列名作，以及它们背后的文化根源。

推荐理由

别被看似枯燥的副标题吓退了，这本书绝不是掉书袋式的催眠读物。在生动幽默的叙述之下，是作者细致冷静的观察——艺术和身体、权力和美感、历史和人性，千言万语说不尽的话题，被四两拨千斤地融合在一起。

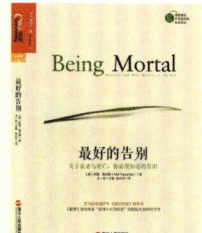

《最好的告别：关于衰老与死亡，你必须知道的常识》
年代 / 2015　　作者 / [美] 阿图·葛文德
出版社 / 浙江人民出版社

简介

变老意味着什么？当衰老和病痛让原本轻松的日常生活变成了负担，当我们无法再像以前一样自由支配自己的身体，什么样的困境在等着我们？这本书将带你直面大多数人难以面对却又无法回避的命题——衰老与死亡。作者阿图·葛文德（Atul Gawande）是哈佛医学院教授，也是美国白宫的健康政策顾问，他在书中把目光投向了现代医疗系统的局限，并通过多位老人晚年的真实经历，探讨人们究竟该如何有尊严地活到生命的最后一刻。

推荐理由

衰老，是身体零件一系列缓慢的失控，虽然现代医学延缓了身体彻底失灵的进程，但丢失了质量和尊严的"长寿"，是否真的那么值得向往？试着思考一下这个问题，对年轻人来说并不会为时过早。

MUSIC 音乐

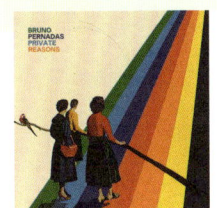

《私人原因》(Private Reasons) 布鲁诺·佩纳达斯
年代 / 2021　　类型 / 前卫流行 & 迷幻流行

简介

这是葡萄牙音乐人布鲁诺·佩纳达斯(Bruno Pernadas)的第四张专辑，也是他迄今为止最有野心、惊喜最多的作品，用轻快多变的元素创造出一个迷幻流行风格的百宝箱。在开场曲《Family Vows》的愉悦氛围里，你会觉得好像所有糟心事都可以放下了。接下来，从爵士元素到现代古典，甚至韩国女声 Minji Kim 的 solo 献唱，都在佩纳达斯的手中变换自如。整张专辑让人想起（已经久违了的）异国度假旅行，听起来有一丝熟悉，但细节里又装满了对当代音乐手法的新鲜探索。

推荐理由

一张适合假期和旅途的专辑，它的音乐好像在怂恿你，趁着午后阳光正好，出去兜兜风散散步，去发现一些以前从来没注意过的东西。

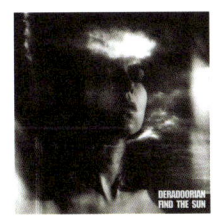

《发现太阳》(Find the Sun) 德拉杜里安
年代 / 2020　　类型 / 迷幻摇滚

简介

德拉杜里安对心理学、神经科学和天文学一直都很感兴趣，在《发现太阳》的创作期间，她接受了一次为期 10 天的内观冥想治疗，并把这段经历形容为改变生命的体验，由此对自己的身体、恐惧和焦虑有了新的理解。这一切，给这张专辑带来了更多的内省倾向，也让这些音乐成了她自我发现的记录。专辑中，人声、合成器效果、吉他、鼓和长笛共同构成了神秘而带有原始意味的气质，黑暗而迷人。

推荐理由

知道安杰尔·德拉杜里安(Angel Deradoorian)的人，可能更熟悉她作为"肮脏计划"(Dirty Projectors)乐队成员的身份。从乐队单飞之后，她以"德拉杜里安"为名，尝试了更大胆的音乐探索。《发现太阳》是一次在黑暗中的深潜，既勇敢又真诚。

DRAMA 戏剧

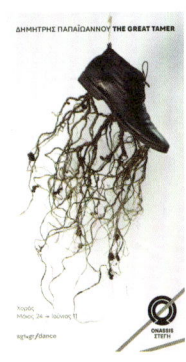

《伟大驯服者》(The Great Tamer)
首演 / 2017　　导演 / [希腊] 迪米特里斯·帕派约安努

简介

2004 年雅典奥运会的开闭幕式演出，让艺术总监帕派约安努的名字第一次走进了全球大众的视线。他的这部《伟大驯服者》在 2017 年首演，剧名中的"驯服者"指的就是时间，时间终将驯服生命。在刻意放慢的《蓝色多瑙河》伴奏下，舞者们用身体重新演绎了伦勃朗、波提切利、格列柯等众多艺术巨匠的作品，像是在重新推演人类文明，也表达了生而为人的脆弱、孤独、喜悦和满足。

推荐理由

帕派约安努不仅擅长用身体来传达强烈而微妙的情绪，对于幻象般的舞台视觉也有着强大的把控力。《伟大驯服者》一边带给你前所未有的诗意，一边又让人忍不住绷紧了神经，产生了"着了魔一样的体验"。

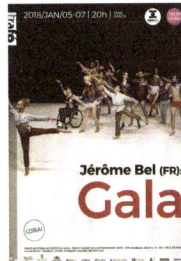

《盛会》(Gala)
首演 / 2015　　导演 / [法] 杰罗姆·贝尔

简介

这是杰罗姆·贝尔(Jérôme Bel)邀请公众一起参与的剧场作品，已经在全球将近 60 个城市演出，并在 2020 年巡演至上海西岸美术馆。在动作流畅的专业舞者之外，《盛会》中更多的是来自不同职业、年龄、性别的业余表演者，他们带着各自对舞蹈的理解和个人情绪，一起舞动身体。虽然以传统的舞台标准来看，这些动作完全不够格，但正因为没有专业训练的限制，他们可以毫无负担地解放身体，去挑战高高在上的"舞台"。说到底，舞蹈本身不就应该是自发且平等的吗？

推荐理由

《盛会》巡演时，通常会在当地招募表演者，邀请业余演员、孩子以及智力和身体障碍者一起参加。不必再用"跳得好"或"跳得不好"来评判他们，这些舞蹈本身就有一种天然的感染力，和日常生活一样亲切，带着观众一起有哭有笑地看完全场。

撰文　Tanya&Carrie　　编辑　Tanya

EDITOR'S VOICE
编辑二三事

设计原则如下：
1. 尽可能锻炼到全身，简单易学、老少皆宜。
2. 随时随地都能进行，搭配音乐，效果更佳。
3. 动作好玩、好做、非专业，勿挑刺儿。
4. 编辑部集体试跳，安全指数 up up。
5. 不必严格抠动作，可即兴发挥，开心最重要！

本套快乐体操共有 5 部分：热身、肩臂、腰部、腿部、全身运动。
每部分均有 4 个 8 拍，为 1 组，
热身动作做 2 组，其余每组做 3 遍，
整套下来只需要 5 分钟左右！

所以别再找借口偷懒啦，快快叫上你的家人、朋友，
一起跟 about 编辑部跳起来吧！

CHAPTER 1 热身

首先，让我们一起放松心情，找上一块空地，换一套舒适的衣服和鞋子，切勿偷懒穿拖鞋哦。

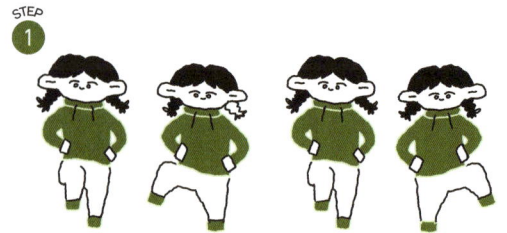

第一个 8 拍，双手叉腰，肩部环绕的同时，【1234】抬起左腿，从正前方绕至侧腰，重复两次；【5678】换到另一边，动作不变。

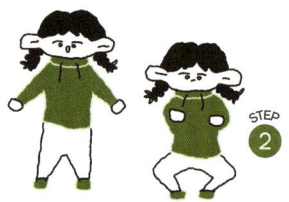

接下来是深蹲，【22】下蹲，【34】起立；【5678】将动作连贯起来，激活一下臀腿的肌肉，也让我们的膝盖醒醒神儿。

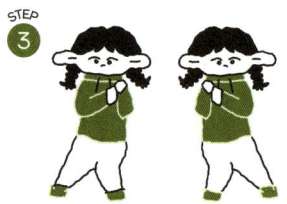

第三个 8 拍，活动一下手腕和脚踝，【3234】左脚绕环；【5678】换右脚，同时一直保持手腕的环绕。

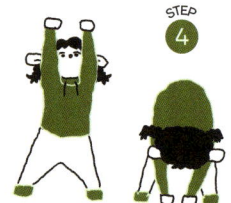

最后一个 8 拍，顶天立地势，【4234】踮起脚尖，感受自己被向上提起，"支棱"起来；【5678】缓缓俯身向下，手掌尽量去碰触地面。

CHAPTER 2 肩臂

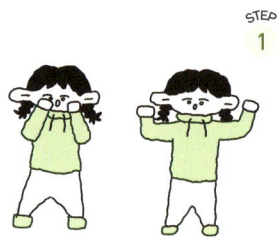

第一个 8 拍，双手握拳，小臂与地面垂直，【12】向左右两侧张开，【34】回归眼前；【5678】将开合动作连贯起来，感受肩胛骨的挤压。

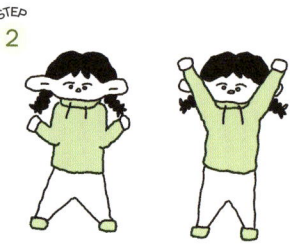

第二个 8 拍，想象自己正在举起一个隐形的杠铃，【22】胳膊于左右两侧张开，【34】向上伸展，举过头顶；【5678】重复上下运动，大力出奇迹！

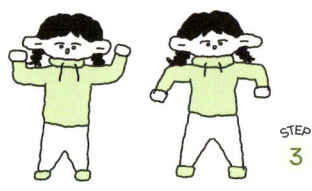

【32】双臂张开，与肩平行稳住，【34】以肘关节为轴小臂上下运动；【5678】动作连贯，再来一遍，好像一只纵向摆臂的招财猫。

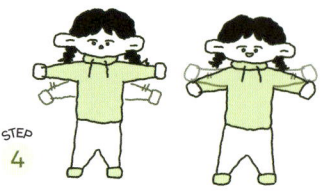

最后一个 8 拍，有两个动作，先来个大鹏振翅，【4234】由大臂带动小臂，胳膊伸直向上下震动，动作要慢；【5678】胳膊与肩平行，左右尽量向远方伸展，顺、逆时针各转一圈。

CHAPTER 4 腿部

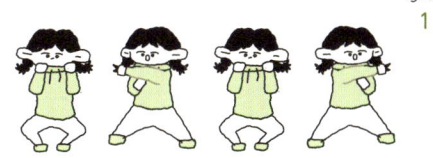

STEP 1

第一个 8 拍,【12】深蹲,双手握拳在视线前方呈防御姿态;【34】起身转体、蹬腿,嘿!打出右拳;【5678】反方向再来一遍。

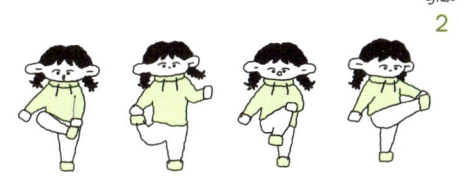

STEP 2

【22】左腿向内回勾,用右手去触摸对侧脚面,像是在踢毽子;【34】左手同侧脚跟,可以加点小跳或扭扭腰;【56】垂直抬起左腿,用右手碰左边膝盖;【78】再勾起左脚踢出,右手尽量去够左脚尖。

第三个 8 拍,换右腿再来一遍。

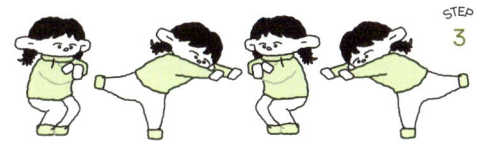

STEP 3

最后一个 8 拍,【42】双手抱臂,下蹲,想象屁股下方有一把椅子在等着自己;【34】身体前倾,缓缓抬起右腿,手臂伸出向前延展,左腿微屈,掌心冲地;【56】继续下蹲;【78】抬起左腿。

CHAPTER 3 腰部

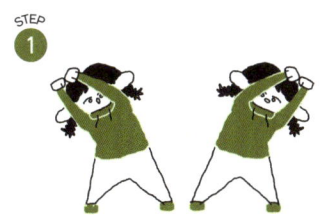

STEP 1

第一个 8 拍,双臂伸直举过头顶,【1234】向左边摇摆;【5678】向右边,可以顺势轻轻向下震动,想象自己是家门口的小猫在伸懒腰。

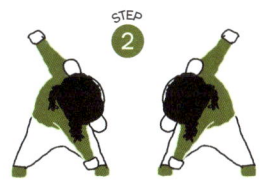

STEP 2

接下来,双脚呈八字打开,身体下弯,【2234】左手手指碰对侧脚尖,右臂举过头顶,脸朝右,眼睛向手掌看去;【5678】换向另一边。也可以将动作连贯起来,想象自己是一只打出了龙卷风拳的长臂猿。

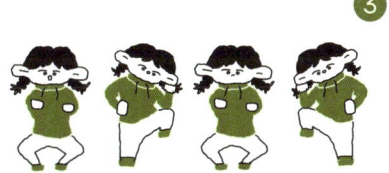

STEP 3

第三个 8 拍以深蹲开始,【3234】右手叉腰,抬起左腿,用手肘去碰触同侧膝盖;【5678】再重复一遍。

最后一个 8 拍,换到另一侧重复动作,想象自己的腰部是个核桃夹,还可以挥一挥手说"嗨"。

CHAPTER 5 全身

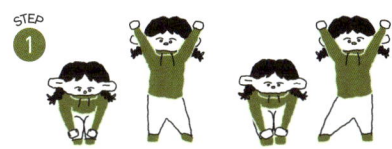

STEP 1

第一个 8 拍,【12】弯腰下蹲,双手环抱膝盖;【34】双臂向上伸展,右腿向外伸直,脚尖点地;【5678】换左边腿。

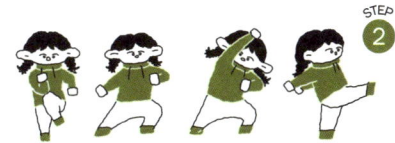

STEP 2

第二个 8 拍,【22】用左手手肘碰触对侧膝盖,想象自己的身体是一根天津大麻花;【34】右腿借势向外迈出一大步;【56】"超人式"立定,右臂向外伸张,拉伸左侧腰部;【78】右腿站直,双臂向后,踢出左腿。

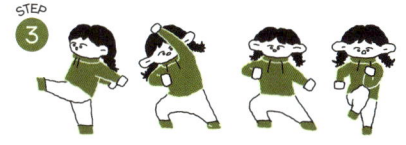

STEP 3

第三个 8 拍,抬左腿,向左迈大步,拉伸右侧腰部,踢右边腿,啊,舒坦。

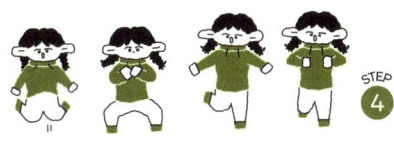

STEP 4

最后一个 8 拍,【4234】双手做扩胸运动的同时,左右腿配合律动,向后抬起,去踢自己的屁股,面带微笑;【5678】双臂在胸前交叉,深深下蹲,像是一根弹簧被往下压,然后铆足了劲,奋起向上一跳,目标就是你家的天花板!

这套体操就完成啦!怎么样,有没有变得开心了一点?可以小走两圈让你的心脏平复一下,擦擦汗,去补充点儿能量。

以上,about 编辑部祝大家身心健康、工作顺利!

撰文	插画	编辑
范竞予	1zchai	黄莉

199

我们的身体 24 小时运转不停，除了日常必备休息和运动之外，总有一些生活好物能抚慰我们，为身心带来微小却无法忽略的快乐。来看看《about 关于》的成员们都挑出了哪些好货。

产地	使用者
日本	Jonna

感受 全手工制成的毛毡小羊，低饱和的色彩可爱又温暖，放在床头一点都不扎眼。用的时候只要把香薰精油的瓶子旋进底座，倒置两三秒，精油的香气接触毛毡即可温柔地散发香味。非常建议搭配草本类型的精油，很容易安抚神经，让劳累一天的我进入休息状态。（aroma）

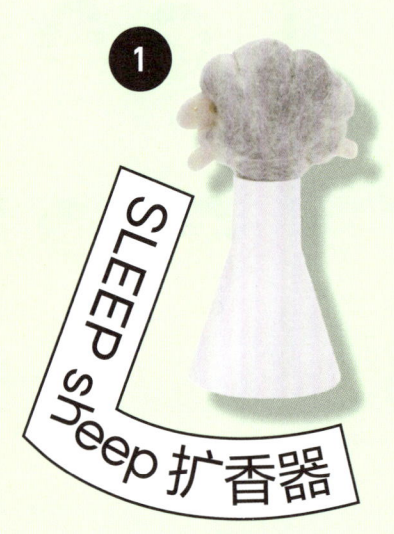

1 SLEEP sheep 扩香器

产地	使用者
美国	熠熠

感受 因为颈椎不好，找了很久的人体工学枕头，中间低两边高，弧度正好贴合肩膀和脖子，头部也能完全被支撑住，躺在上面无论仰睡、侧睡，整条颈椎都能被照顾到。枕头慢回弹，有一定的承托力，不会软趴趴，使得整颗头陷下去，各种姿势下都能保持呼吸顺畅，再也不会早起脖子酸痛了。（tempur）

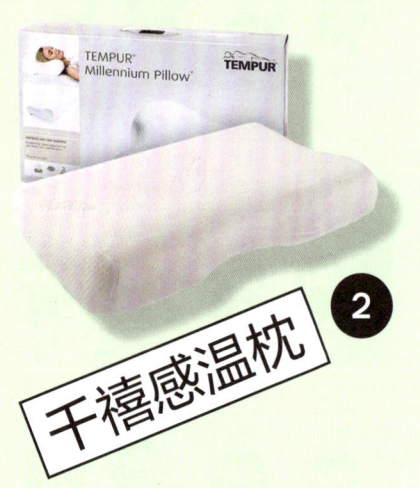

2 千禧感温枕

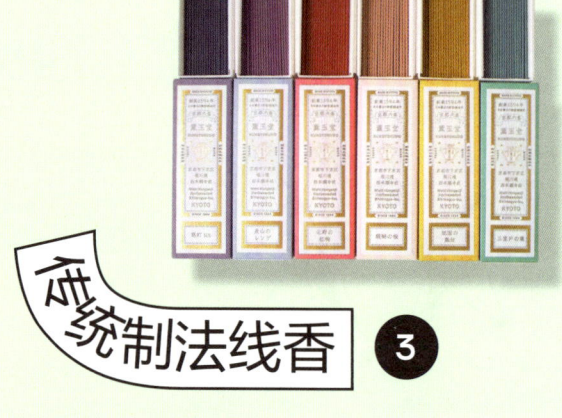

3 传统制法线香

产地	使用者
日本	Miki

感受 很符合我期待的一款线香。燃烧起来的味道古朴温柔，让人似乎瞬间置身于充满历史气息的京都。气味不会太浓或刺激到鼻腔，只是柔柔地包围着我，安抚着我。（薰玉堂）

EDITOR'S PICK 编辑手选

Color Sticks 创意筷子（6双装）

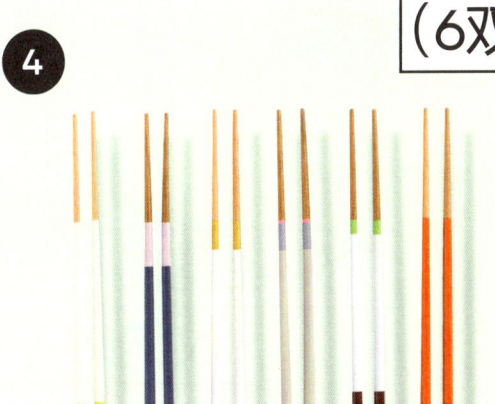

❹

产地	使用者
丹麦	Chun

感受 每次把筷子摆出来，整个餐桌的气氛一下子就被点亮了。都是传统的亚洲色彩，却组合成简单轻快的风格，据说灵感是来自设计师的几次日本之行。材质也有玄机：6双筷子里，3双竹质，另3双是欧洲水青冈（一种大型树种），使用起来食物好像也变得各有风味。（HAY）

产地	使用者
法国	黑子

感受 疫情居家期间终于下手了这台健身自行车。整体车身精简小巧，放在房间里不会太突兀；踩起来就能发电，不用接电源，省去找插座的麻烦；使用时没有多余的机械噪音，不怕打扰到工作中的伴侣。握把处有心率监测功能，会和其他运动数据一起显示在智能屏幕上，也可以连接配套APP跟着教程运动。面板上方的支架可以放手机和平板，边运动边看剧也没问题。（迪卡侬）

❺

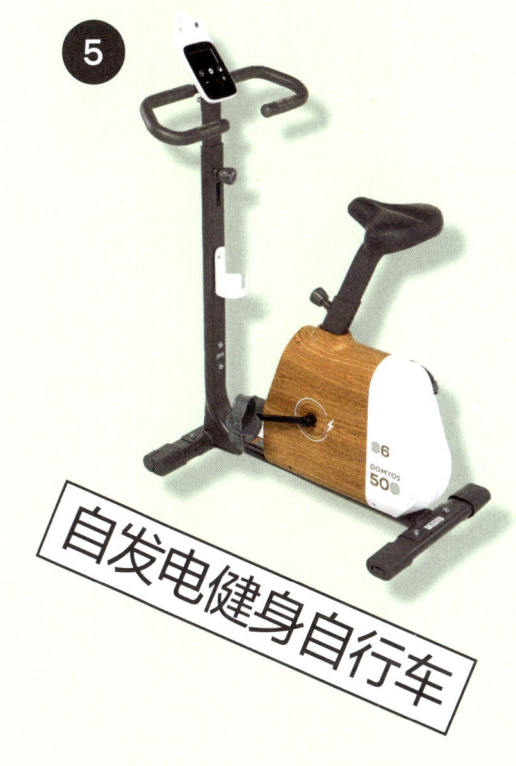

自发电健身自行车

颈椎按摩仪

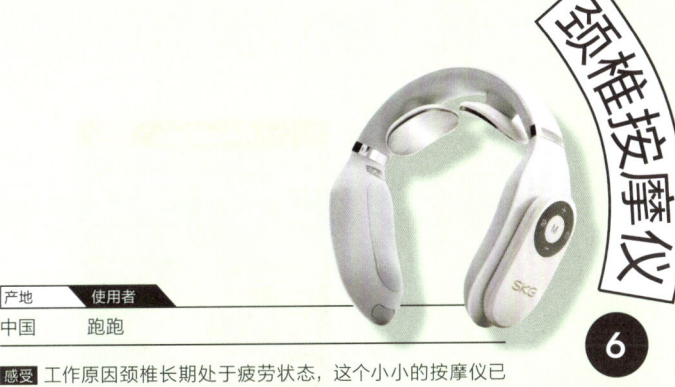

❻

产地	使用者
中国	跑跑

感受 工作原因颈椎长期处于疲劳状态，这个小小的按摩仪已经成为我的办公室必备单品了。工作时可以用模拟人手的推揉按摩来缓解疲劳，午休间隙则用脉冲模式深度放松，冬天还有热灸模式，从脖子到脑袋都暖呼呼的。还可以连接APP调节模式和档数，不怕瞎按弄坏啦！（SKG）

❼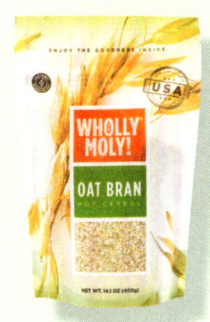

燕麦麸皮

产地	使用者
美国	Gil

感受 燕麦麸皮其实就是包裹燕麦的外层谷皮，包含了燕麦中约95%的水溶性膳食纤维，对改善肠道有很大的帮助。较燕麦来说，麸皮有着更高含量的蛋白质，饱腹感更强，很适合减脂期的伙伴们食用。WHOLLY MOLY! 燕麦麸皮吃法超多，热水直接冲泡，就像小米粥上漂的那层米油的味道，还可以加入牛奶、豆浆、椰奶等，或制作成网上超火的"超模隔夜燕麦"都是不错的选择。（WHOLLY MOLY!）

201

产地	使用者
中国	空山

感受 第一眼就被这个收纳袋的颜值吸引了。在寻找户外装备的时候，我更倾向于醒目的选择，它的红蓝撞色设计亮眼又和谐。袋子是防水的，结实又耐磨，用来装地图、笔记本或者随身小物都可以。我最喜欢的还有拉链上的伞绳和搭扣设计，可以把袋子随手挂起来，超级方便。（NTMY）

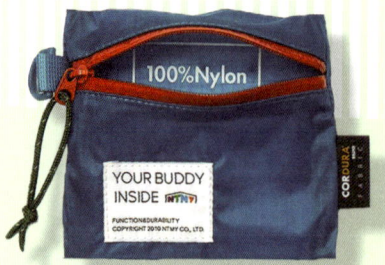

⑧ 户外轻量化收纳袋

不锈钢保温壶 503 mL

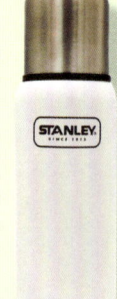

⑨

产地	使用者
美国	Landy

感受 这款保温杯有效保温和保冷时间高达 15 小时，能满足日常出行需要。之前我比较担心会有漏水问题，但由于它的瓶口有防漏旋转密封塞，所以放在包里完全没有问题。它的大小和外观也挺适合背出门，我还选配了手工皮带，杯子又变成了我出行搭配的新单品。（STANLEY）

⑩ 温感肩颈膏药

产地	使用者
日本	小李

感受 我不太喜欢传统膏药的刺鼻草药味，这款膏药的味道是薄荷香，闻起来很清新治愈。膏药贴的质地柔软，所以贴上去之后并不会有紧绷的感觉，活动基本不会受到影响。见效很快，感觉得到膏药的渗透力，很快缓解了肩痛腰痛。最神奇的是，撕掉这款膏药的瞬间，竟然不会有传统膏药那种汗毛连根拔起的痛。（久光制药）

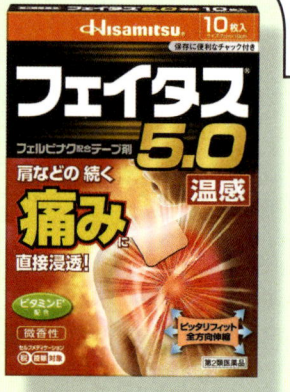

⑪

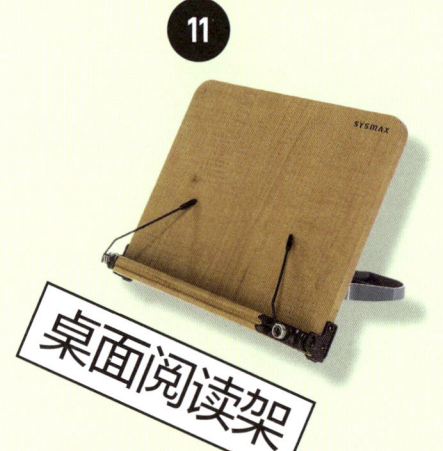

桌面阅读架

产地	使用者
韩国	家家

感受 这款书架的设计整体简单而温和，调整角度的档位高达 13 个，日常的阅读完全够用了。有很多细节：底部设计了防滑脚垫，整个阅读架很稳固；书夹的橡胶小圆头不会划伤书；书夹的力度很合适，不好摊开的书也能够轻松阅读，还不会有压痕，这些贴心的设计很能打动我。（SYSMAX）

EDITOR'S PICK 编辑手选

1/10000

CHAOS TALK
主编的话（ 在 世界中的 我的身体 ）

我的眼睛没有近视，但是却看不清很多事物。向外，看不清复杂的人际关系，向内，也看不清自己的情绪感知。

我的耳朵没有听力障碍，但是很难听进和自己相反的观点，却又在用力探寻、捕捉那些对自己其实无关紧要的细节。

你说我和自己的身体是在一起的，但是当我在享受垃圾食品的快乐时刻，是不会去回想努力锻炼身体消耗脂肪时的痛苦的。

你说我和自己的身体是分离的，但是当我将音量调到最大时，会不知不觉大幅削弱对自己运行速度的感知，然后产生巨大偏差。

我们好像是了解我们的身体的，我们其实是不了解我们的身体的，我们是需要更加了解我们的身体的。

在汪民安老师的《身体、空间与后现代性》中有这样的一段描述：

"身体永远是冲创性的，永远要外溢扩张，永远要冲出自己的领域；身体的特征就是要非空间化，非固定化，非辖域化；身体的本质就是要游牧，就是要在无边无际的高原上狂奔。在这个意义上，身体和密闭的空间永远处于一种对立状态，身体总是要突破禁锢自己的空间。只有相互对峙的两种身体之力达到临时的平衡，只有两种身体经过盘算后的相互踌躇，只有它们各自的空间暂时能够承受身体之力撞击的时候，身体的空间界限才能保持相对的稳定。"

前面说的还只是我与自己身体的关系，对这个关系的感知和理解已经很难了，更不用说我自己的身体和这个世界的关系了，这不仅关于空间，也关乎时间。

如果说今天手机已经成为身体在空间和时间里的延展，那么我们还有哪些延展？如果说自己的身体在世界里是孤独的，那么有哪些延展能够让自己有自然的外延？在外延上和世界去交互，从世界里获得回声和反馈。我们的延展不能停留在手机，我们要把自己的身体更多地交给这个世界。

身体如同生活，我们可以通过味蕾感受生活的甜美，我们也会通过疾病感受生活的痛苦。

身体和生活追求节奏的同步，生活快了，身体会跟不上；生活慢了，情绪也会找你谈话。

我们要一边观察身体的样貌，一边倾听生活的声音。我们要对身体在生活中各个维度的来源和影响加以区分和感知，不能简单地只把它当作一个结果，而是要到源头去改变。

愿我们都能真诚地面对自己的身体,
让身体在世界中、在生活中找到自然的位置、
舒服的位置。

图书在版编目（CIP）数据

出发吧！了不起的身体旅行. 2 / 小红书编. -- 北京：北京联合出版公司, 2022.8（2025.6重印）
（about关于）
ISBN 978-7-5596-6413-6

Ⅰ.①出… Ⅱ.①小… Ⅲ.①人体生理学－普及读物 Ⅳ.①R33-49

中国版本图书馆CIP数据核字(2022)第131634号

本书中文简体版权归属于银杏树下（北京）图书有限责任公司。

免责声明

本书所列产品均为受访者与编者的私人物品，包含个人想法，目的是就章节所述的主题提供翔实的素材。受访者、编者和出版商不会在书中提供产品推荐等各类型的商业服务。

在试用书中所列产品前，请根据自身实际情况选择。受访者、编者和出版商明确表示，对于因使用或应用本书内容而直接或间接产生的相关责任、损失或风险，不承担共同或个别责任。

about 关于：出发吧！了不起的身体旅行

编　　者：小红书
选题策划：后浪出版公司
出 品 人：赵红仕
出版统筹：吴兴元
责任编辑：刘　凯
特约编辑：俞凌波
营销推广：ONEBOOK

北京联合出版公司出版
（北京市西城区德外大街83号楼9层　100088）
天津裕同印刷有限公司　新华书店经销
字数343千字　889毫米×1194毫米　1/16　13.25印张
2022年8月第1版　2025年6月第6次印刷
ISBN 978-7-5596-6413-6
定价：88.00元

后浪出版咨询(北京)有限责任公司　版权所有，侵权必究
投诉信箱：editor@hinabook.com　fawu@hinabook.com
未经书面许可，不得以任何方式转载、复制、翻印本书部分或全部内容
本书若有印、装质量问题，请与本公司联系调换，电话010-64072833

TYPE	我们拥有共同的身体
TIME	2022

撰文&编辑	黄莉
插画	字母

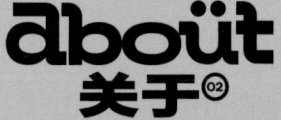

TYPE 我们拥有共同的身体

TIME 2022

序号	项目	PAGE NUMBER
01	#关于体检	1-2
02	# Tips for girls	3-4
03	# Tips for boys	5
04	#假如你害怕去医院	6
05	#神奇的身体	7-12

aboüt
关于 02

about #PHYSICAL EXAMINATION 关于体检

项目

#关于体检

如果你是年满20周岁的年轻人,身体自觉比较健康,且没有家族遗传病史,建议可以以两年为周期进行基础项目检查,包括身高、体重、血压、五官科、口腔、彩超、胸片、化验(血常规、尿常规、粪便常规、血脂、血糖、肝功能等)。有性生活的女性可以每一到两年进行一次妇科健康体检,包括乳房检查、HPV 筛查、盆腔检查(外阴、阴道、子宫颈、子宫和卵巢)等。

如果你本身有某些长期不良生活习惯或个人既往病史、家族遗传病史,可以在基础体检之外,根据自身需要另做专项筛查,不要盲目跟风选贵的体检套餐。如果体检结果中有指标异常或明显病变,需遵医嘱再做细化检查或定期复检。通常来说,体检报告里单个指标异常意味着存在风险,但不一定和特定疾病有直接因果关系,体检的主要目的是预防,出现问题无须过度紧张,当然也不能掉以轻心或置之不理哦!

	需重点关注	专项筛查项目
酗酒	肝脏、肠胃病变	肝脏彩超检查、酒精基因检测、胃肠镜、消化道肿瘤标志物等
抽烟或长期暴露在二手烟环境中/慢性呼吸系统疾病,如慢阻肺、哮喘、支气管扩张等	肺脏健康	胸部低剂量螺旋CT扫描、抽血查肺癌肿瘤标志物、肺功能检查
久坐族	肩颈、脊椎健康	颈部和腰部椎间盘MR检查
长期在噪音环境内工作	听觉	电测听检查
长期夜班	心理健康	心理健康检查
常恶心反胃、腹部阴痛/慢性胃炎	消化系统	幽门螺旋杆菌检测、腹部彩超、胃镜等
长期不运动/偏食	骨质疏松症	骨密度检查
肥胖、打鼾	心肺、血压	肺功能检查、血糖、血脂、咽喉部内镜检查
性伴侣比较多/性生活频繁	HPV、HIV	HPV筛查、HIV检测、梅毒螺旋体抗体检测
高血压/吸烟/糖尿病/高脂血症/肥胖	心脑血管疾病	
女性/碘缺乏、碘过量/精神压力大/遗传	甲状腺结节	甲状腺超声检查、甲状腺功能
妊娠期妇女	甲状腺疾病、血糖异常	甲状腺功能检测、血糖
家族有癌症史	对应癌症	对应肿瘤标志物

项目 # 关于体检

(Q) 体检时要求空腹抽血检查,那怎么样才算空腹呢?

(A) 根据国家卫生健康委员会指导要求,空腹抽血应该安排在上午 7:00~9:00,至少禁食 8 小时,以 12~14 小时为宜,但不建议超过 16 小时。需要空腹采血的项目包括糖代谢、血脂、血液流变学检查、骨代谢标志物、血小板聚集率等。空腹情况下可以少量饮水(不能是咖啡、茶及其他饮料),比如 100 毫升以内,但到达医院后不要再喝水。特殊情况,如长期服药人群,需具体详询医生,通常不可贸然停药。

(Q) 体检报告中出现肿瘤标志物异常,要紧吗?

(A) 目前发现的肿瘤标志物有 80 余种,但没有任何一种肿瘤标志物为某一种肿瘤专有,肿瘤标志物的升高也不一定意味着会出现恶性肿瘤,通常还需要结合其他检查来进行最终的病理结果确认。但同时需要注意的是,肿瘤标志物检测正常也无法完全排除恶性肿瘤的可能性。

(Q) 身边有长辈年年体检都健康,却在数月后查出癌症是怎么回事?

(A) 普通体检主要适用于广泛性人群,从肿瘤筛查的角度来说针对性不够,因此体检并非万能,更不能代替肿瘤筛查。如有需要,应前往肿瘤专科医院或综合性医院的肿瘤专科门诊,让医生根据具体情况安排检查并解读结果。

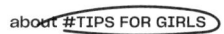

项目 # Tips for girls

(Q) 痛经怎么办？怎么减轻痛感？

(A) 痛经可分为原发性痛经和继发性痛经，前者通常从青春期开始，每次来月经都有痛感（但没有那么严重），也不伴随其他症状，多数情况属于原发性痛经；后者主要是由于妇科脏器疾病造成的，比如子宫内膜异位症、子宫肌腺症与肌瘤，如果痛感会随着月经周期逐渐加深，或者出现其他异常，如生理期过长或经血过多，最好去医院检查一下。

原发性痛经的治疗通常靠药物缓解，使用非甾体抗炎药，比如常见的布洛芬与阿司匹林，月经较规律的女性在月经来临前 24 小时服用最好，也可以服用短效口服避孕药（需经专业医生评估），对身体的副作用都比较小；针对继发性痛经则需要对症下药。

(Q) 月经怎么样算正常？不正常的表现有哪些？

(A) 一般月经周期 21~35 天，月经期 3~7 天都是正常的。如果出现月经量减少，有可能是高泌乳素血症、卵巢早衰、子宫内膜受损、宫腔感染、甲状腺疾病等的表现，应引起重视；其他异常表现包括月经规律但周期变短或延长、流血时间长持续"不干净"、颜色过深或过浅或成块或质稀、月经量过多等。

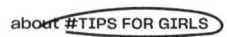

项目 # Tips for girls

(Q) 子宫肌瘤是肿瘤吗？卵巢囊肿严重吗？

(A) 子宫肌瘤是一种非常常见的女性疾病，发病率较高，但大部分都是良性肿瘤，没有明显症状，每年定期复检即可。治疗方法通常和它的位置有关，如果是黏膜下肌瘤，会影响月经甚至受孕、生育，需要手术治疗介入。

卵巢囊肿也在女性体检报告中高频出现，它其实本身并不是病，只是作为一种描述性诊断，大致可分为生理性和病理性两类。生理性不需过于担心，病理性则很有可能是由一些原发性疾病引起，比如子宫内膜异位症与盆腔炎，需要进行后续检查与治疗。

女性疾病里的三大杀手

❶ **宫颈癌**   可以早期打 HPV 疫苗进行预防，并定期做宫颈细胞学筛查。

❷ **子宫内膜癌**   多发于绝经后的女性，典型症状为绝经后阴道流血。大部分子宫内膜癌早期症状很明显且发展缓慢，因此早诊早治很有用。

❸ **卵巢癌**   由于早期时常无症状，通常发现时已经是晚期，致死率较高。检查手段包括超声、CT（电子计算机断层扫描）或 MRI（磁共振成像）和肿瘤标志物（如肿瘤抗原 CA125）。

项目 # Tips for boys

(Q) 男生要如何保护自己的前列腺？前列腺钙化是什么意思？

(A) 冬春两季是前列腺疾病的高发季节，由于低温和活动减少，病灶部位肌肉紧张、血管收缩、血液循环减慢，前列腺的充血与水肿加重。日常生活中，应该要注意多饮水，不要憋尿，忌烟酒与辛辣食物，做好局部保暖工作，避免久坐和长时间骑行等。

前列腺钙化（前列腺结石），是一种常见的组织改变或在前列腺导管腔内形成的小结石，不是一种具体的病症，通常也不伴随其他并发症。在年轻人中，前列腺炎症和感染是最常见的原因。如果有另外的症状，需要医生具体根据情况制定治疗策略。

此外，如果在体检报告中出现 PSA（前列腺特异性抗原）升高，也不必惊慌。它可能是由于慢／急性炎症和一些临床操作（如直肠指检、膀胱镜检）导致的。可选择隔期复查，或进行直肠超声检查。但如果升高幅度较大，比如升高了数十倍，应尽快到医院进一步检查，明确有无前列腺肿瘤。

(Q) 男性不育只能选择"试管婴儿"吗？

(A) 实际上，有高达 80%~90% 的 ~ 男性不育症都可治愈，而采用试管婴儿及其他辅助生殖技术，通常意味着女性要比男性承受更大的生理痛苦。为了配偶和下一代的健康，建议首选药物或手术等常规治疗方法来进行自然生育。

常见的引发男性不育的疾病包括精索静脉曲张、生殖道感染、输精管或附睾梗阻等，以目前的医疗技术、相关的治疗方式和效果来看，多数都是相当可控的哦。

about #HOW TO OVERCOME A FEAR OF THE HOSPITAL 假如你害怕去医院

项目 #假如你害怕去医院

对很多人来说,去医院的经历总是很不愉快,开口向医生描述症状也是一件非常困难的事情,尤其是涉及痛感、生殖器官和破坏"体面"的隐疾,或者是潜意识里觉得"病"是小事,会自己好的,觉得没有必要讲得很清楚。但实际上,术业有专攻,对医生来说,很多给你日常生活带来困扰的麻烦,医生治疗起来会很快;另一方面,许多令人感到难为情的病况,比如口腔问题、掉发、狐臭、痔疮、阴道炎,很多人都有,是很普遍的,医生也检查、治疗过很多很多次,请放宽心哦!希望我们都可以拥有健健康康的身体!每一天也都会比前一天更爱生活,更爱自己!

#神奇的身体

项目

大胆展开一些想象：如果把全世界近80亿人口汇聚成一个人，会是什么样的？如果把视线无限拉近去观察一个具体的人，又会是什么样？在这本小小的册子里，我们试着以完全扁平、相对微观的视角去看待我们的身体，眼、鼻、耳、口、足。它们自身具有丰富的形态，比如眼睛有杏眼、柳叶眼、小鹿眼、桃花眼、睡凤眼之分；比如脚可以像树一样长成瘦削、紧绷的样子，也可以像团白云小巧圆润；比如偶尔看到一张喜欢的唇的照片，联想起红酒杯。通过对身体细节的观看，我们可能会获得一种暂且摆脱焦虑的愉悦，或者干脆沉浸在再发现与思考的吸引力之中。

你关注自己的身体吗？你会为它们仍在平稳运行感到幸运吗？当你的目光由上及下、由外及内落在身体上，会触发什么样的感受呢？请尽情挥洒你的想象吧！当然，在今后的生命中，也请更好地照顾它们，身体是很神奇、很可爱但又很脆弱的呀！

about #THE MAGIC

建议 少用指甲抠鼻屎，擤鼻涕也不要用尽"洪荒

部位
(1) 鼻

建议 正规的烫发染发
不影响毛囊生长。
不会加重脱发，
但影响发质。

部位
(3) 发

建议

建议 朝流变变变。冲动纹眉易滋生后悔。

部位

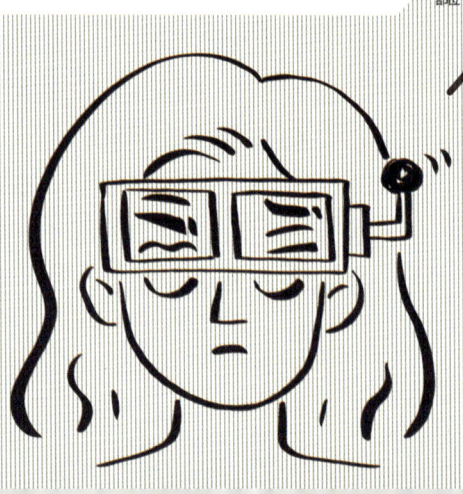

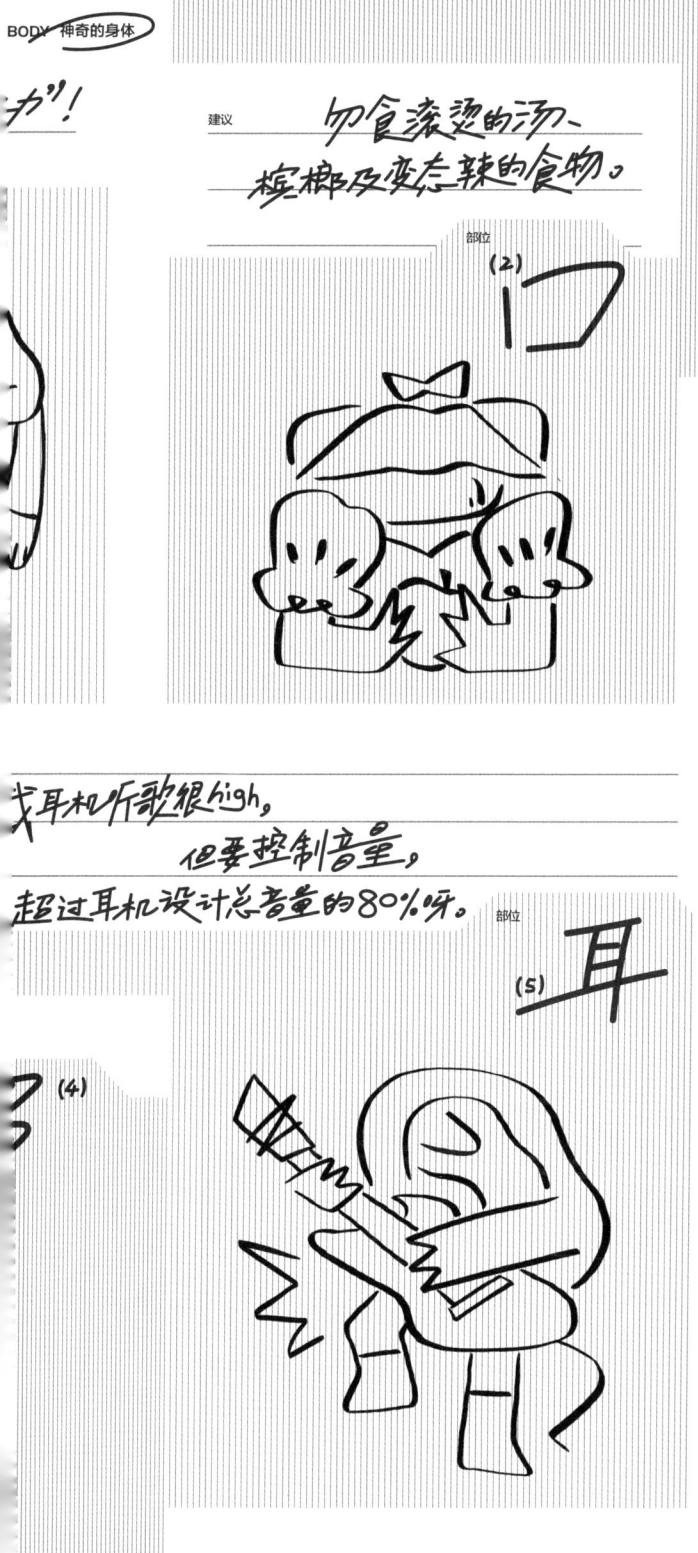

建议 女生不要乱给乳房按摩！
也没有任何研究表明按摩乳房能
治疗乳腺增生、丰乳，
防止"下垂"……

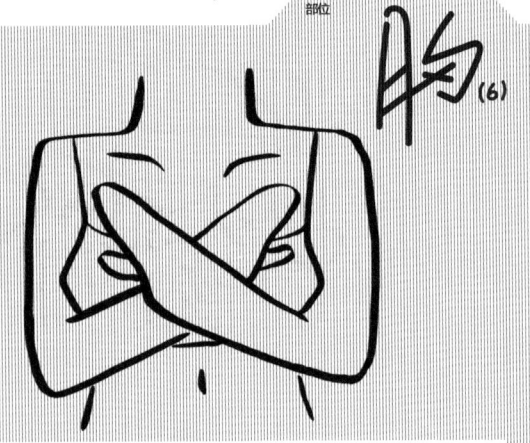

部位 胸 (6)

建议 成年人的胃囊
大小不一样，
但胃容量却是一样的。

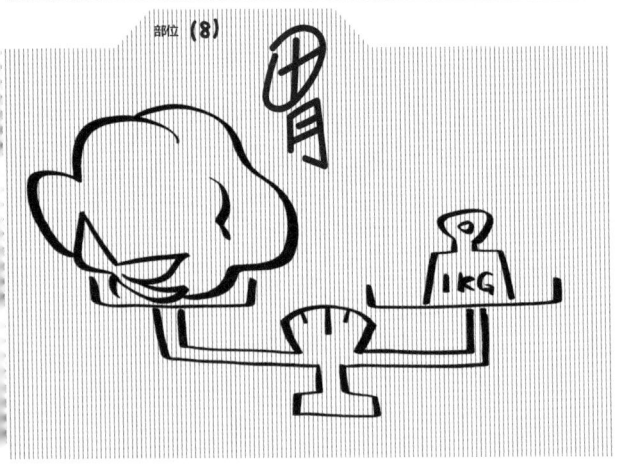

部位 (8) 胃

神奇的身体

建议

左右手同时并用
不会提升大脑功能，
还很可能弊大于利。

部位 (7)

手

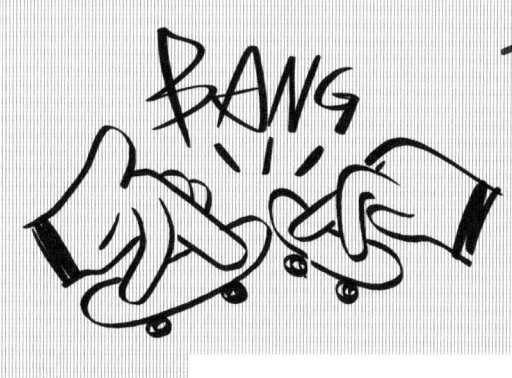

建议

当你过度悲伤的时候，
心会绞着痛是真的。

部位 (10)

心

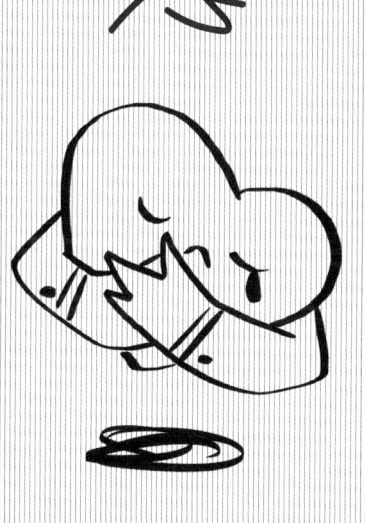

咸鱼眼不能明目，
不如多让眼睛
放松休息。

部位 (9)

眼

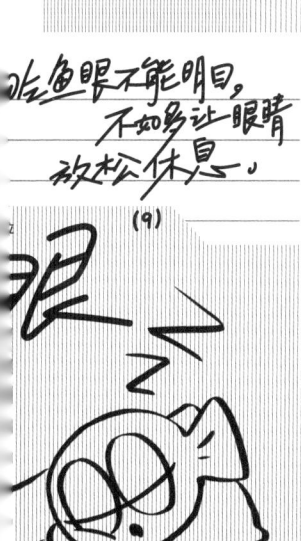

about #THE MAGICAL BODY 神奇的身体

建议　超重运动和过快运动很容易让膝盖受伤。

部位 (11) 膝

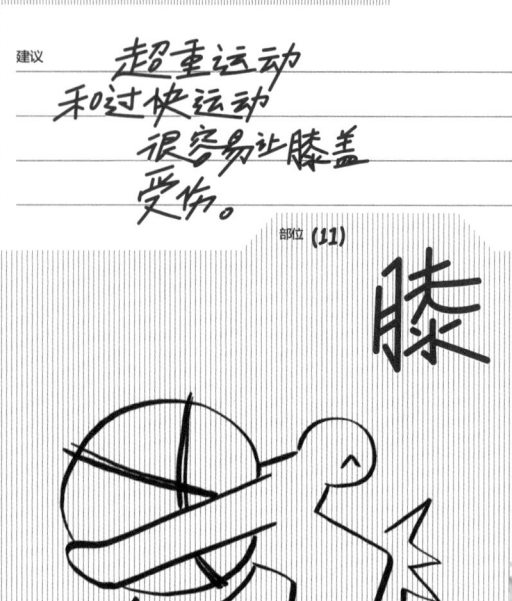

建议　崴脚后48小时内使用红花油或膏药会让肿胀更严重。

部位 (12) 脚

#LIFESTYLES OF YOUNG ADULTS
职场人生活方式图鉴

撰文　　　　　　　插画
about编辑部　　　赵钰滢

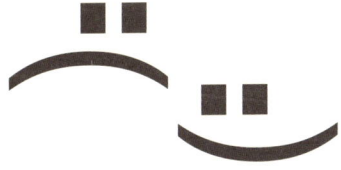

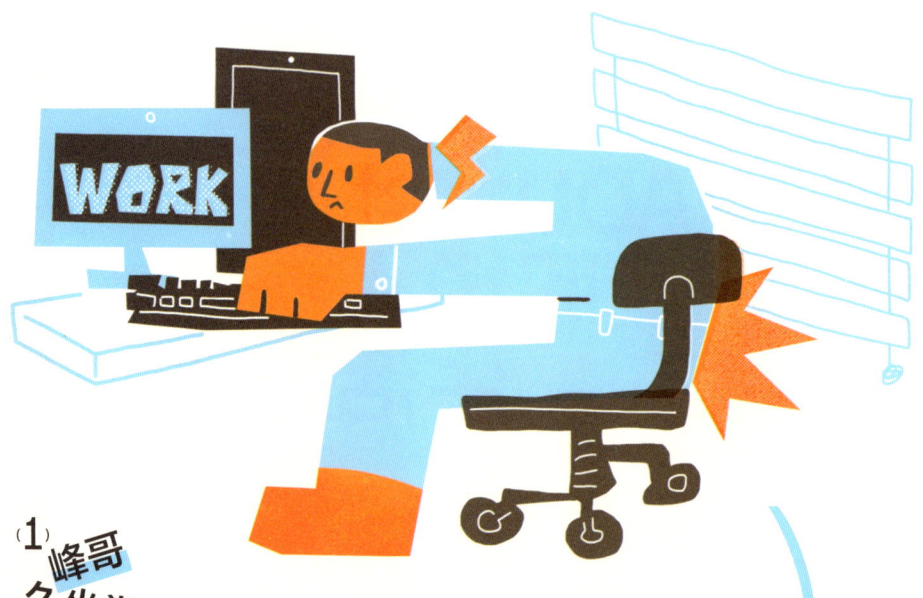

(1) 峰哥 久坐党

大学毕业之后，峰哥入职大厂，成为一名朝十晚九的算法工程师。天性不善言辞，代码就是他与世界对话的途径。经常一屁股坐下来就是半天。公司管餐，峰哥对食物的需求很质朴，有的吃、能吃饱就行，很少考虑重油、多荤、少蔬菜的问题。周末主要吃外卖，点的永远是那几家，"再来一单"是他最熟悉的操作。

最近，他发现自己容易头晕，肩颈和腰背总是僵硬，有时候坐骨会疼上好几天。体检后报告显示他胆固醇超标，且有轻度脂肪肝的倾向，可令他困惑的是，他看起来并不胖呀。

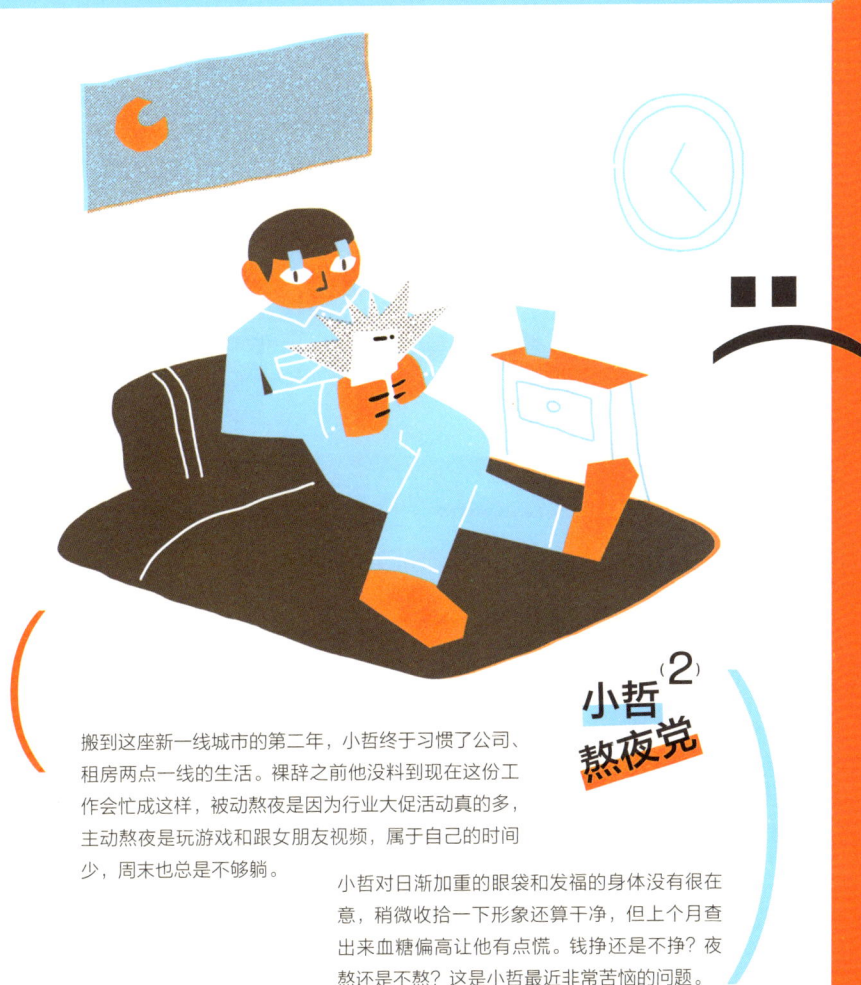

小哲 (2) 熬夜党

搬到这座新一线城市的第二年,小哲终于习惯了公司、租房两点一线的生活。裸辞之前他没料到现在这份工作会忙成这样,被动熬夜是因为行业大促活动真的多,主动熬夜是玩游戏和跟女朋友视频,属于自己的时间少,周末也总是不够躺。

小哲对日渐加重的眼袋和发福的身体没有很在意,稍微收拾一下形象还算干净,但上个月查出来血糖偏高让他有点慌。钱挣还是不挣?夜熬还是不熬?这是小哲最近非常苦恼的问题。

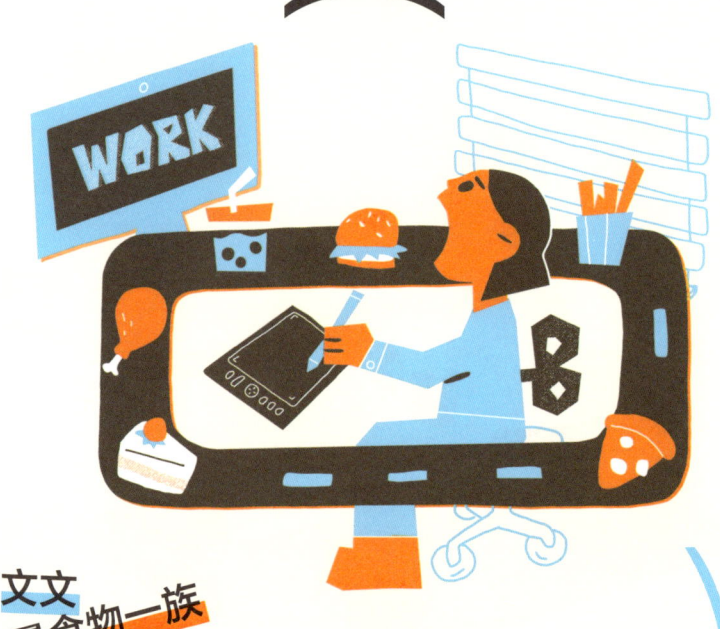

③ 文文
高热量食物一族

刚入社会的文文,还在学习如何从坐班设计师的日常中找到乐子。设计稿翻来覆去通不过的时候,昏昏欲睡又找不到人聊天的时候,让嘴巴忙起来似乎是一种快乐又解压的捷径。

不知是遗传基因加持,还是年纪轻代谢快,很少运动的文文好像是吃多少都胖不起来的类型,这给了她一些额外特权——她是办公室里敢于挑战"全糖"奶茶的稀有选手,抽屉里常备测评榜单上的高分零食,下单炸鸡薯条的时候也不太需要思前想后。文文自称"口感至上派",毕竟生活已经够平淡了,为什么还要让自己吃得不痛快?

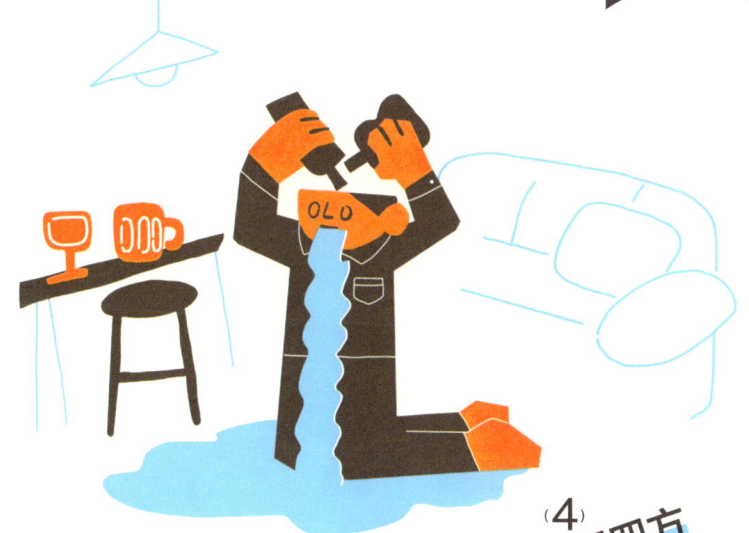

(4) 粥四方
酒精依赖者

什么时候开始爱上喝酒的？粥四方记不清了。他只是觉得，喝了酒的自己状态最好，神气十足，侃侃而谈，白天在公司里打电话拉客户的疲惫，也随之一扫而空。他每周至少两三天要和朋友攒上酒局，忙的时候一个人喝也行，总之没有四五杯下肚，这一天就不算圆满。

喝酒时间长了，他还学会了在家里酿啤酒，揣摩酵母和糖分的比例，研究原料和口感的关系，这些不失为酒精之外的连锁乐趣。最近，他发现自己好像有点啤酒肚了，但想想平时也会健身，继续做个"逍遥酒仙"，应该没什么大问题吧。

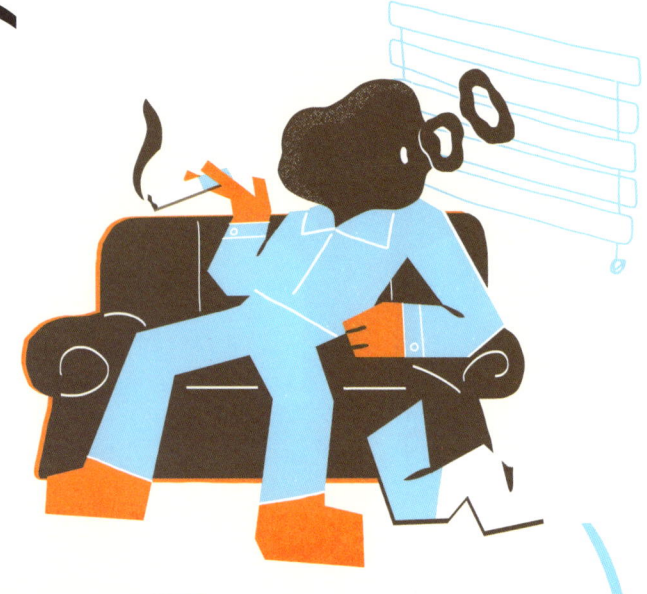

Zero 21岁的老烟枪 ⑤

和很多人一样,Zero 尝试抽烟纯属好奇,到现在已经成为习惯。在远离父母的陌生城市开始大学生活,更是给了她唾手可得的自由。不管是论文压力还是恋爱不顺,不管是社交场合还是休息独处,她总是习惯先把烟点上,一根又一根。

在 Zero 的朋友圈子里,这代表了一种被大家认可的生活态度:20来岁的时候不酷一点儿,将来该有多后悔?每次长假回老家都是 Zero 最难熬的时候,家人和亲戚的密切注视,让她找不到任何吞云吐雾的机会。返校的路上她就忍不住猛吸几口,仿佛久旱逢甘霖。

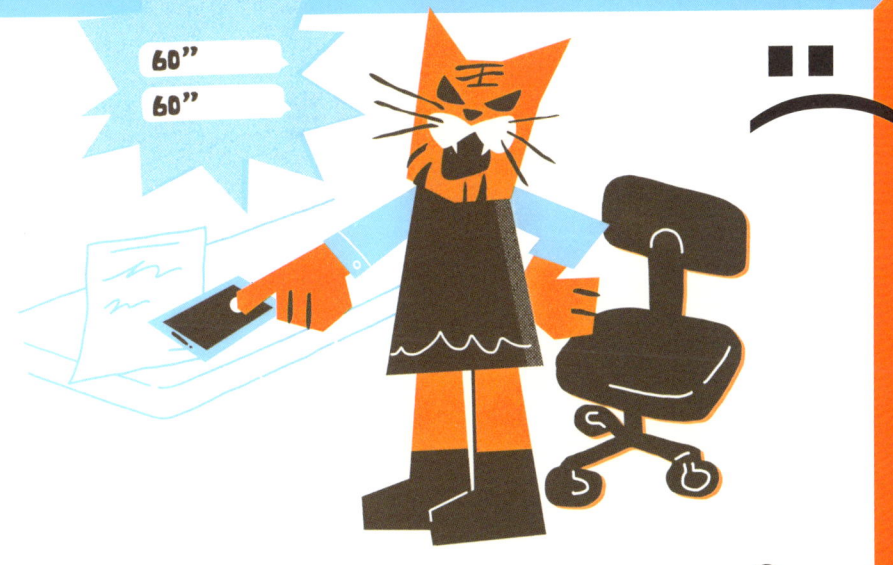

Nana 坏脾气姐姐 (6)

Nana 日常对接头部快消品牌，带一支 5 人小团队。工作中同事的小失误、难搞的客户总令她感到烦躁，这些别人的"过错"都投射在自己的情绪上，动不动就冒火，轻则在工作群里连发 60 秒长语音指责下属，重则会开到一半摔门而出，无人敢劝。Nana 通常中午12 点上班，兢兢业业工作至凌晨。

饮食上火锅、冒菜、甜食是最爱，有时来不及也两顿并一顿。她也想过要运动，但健身卡、瑜伽卡办过后基本都坚持不到1个月。最近又有下属提出离职，她发现实习生也在茶水间吐槽她像只抓狂的母老虎。这些反馈令她非常崩溃，想过去做心理咨询，但又觉得也许没这么严重，也许只是下属不够皮实。

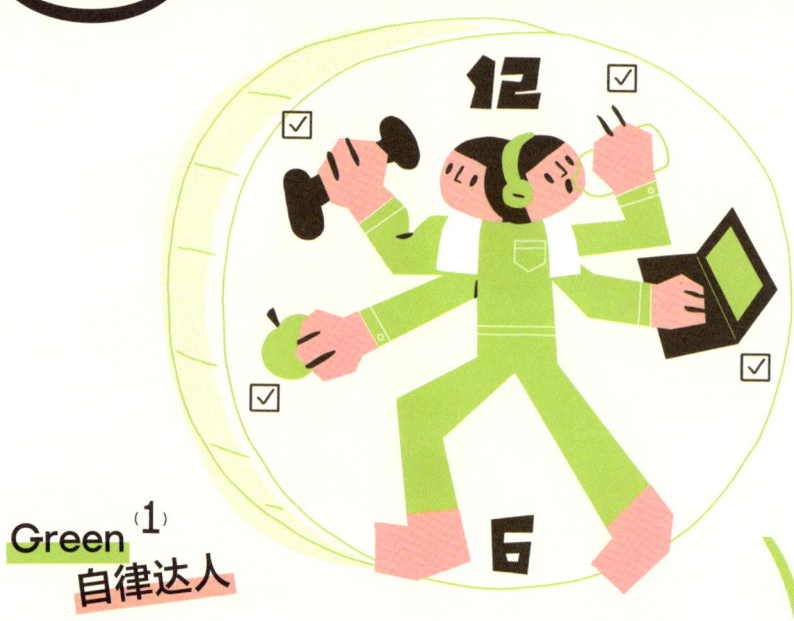

Green⁽¹⁾
自律达人

Green 认为"理性高于一切",日常作息严格按照时间表进行,拥有令人羡慕的旺盛精力。早起(6:30)晚睡(1:00),保证 5.5 小时睡眠(对他来说已足够),每周二、四早晨起床后喝温水、吃一颗白煮蛋,随后去健身房做 1 小时有氧运动,跑步、椭圆机锻炼或爬坡。

三餐定时吃,早餐自己做,家里自制的粗粮面食+小份水果+咖啡;午餐和晚餐点外卖,周末尽量自己做。非常注重饮食结构,控制糖分、碳水和麸质的摄入,不碰烟酒,不吃重油重辣的食物。日程安排一般是早上 8:00 前送孩子上学,之后去公司处理工作邮件、会议邀约,下午和晚饭后开会。晚上 10:00 下班回家,洗澡、陪读/阅读、做音乐。

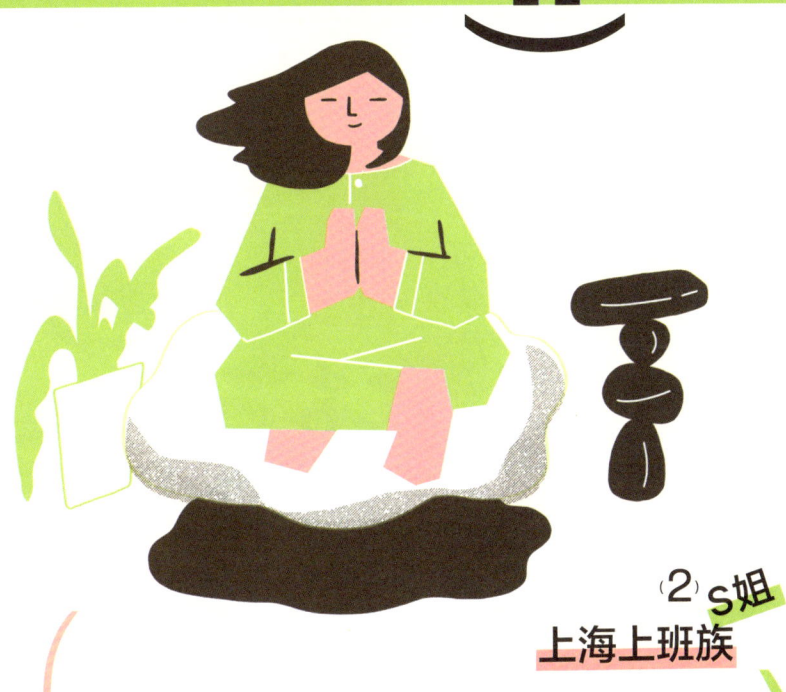

(2) S姐
上海上班族

S姐是公司里公认的"养生一姐",永远神采奕奕。租的房子离公司很近,1.5公里的范围内既能享受房补,也方便骑车或者步行上班。每周中午至少2次会去健身房,主要是练核心,每周晚上锻炼4~6次,上冥想课或是练习剑道。

身材焦虑是没有的,从来不刻意减肥,但每月只允许自己吃两顿火锅。最大的乐趣是打卡上海新开的餐厅。S姐最骄傲的就是,那些美食打卡点在小红书上爆红之前,她老早就吃过了。

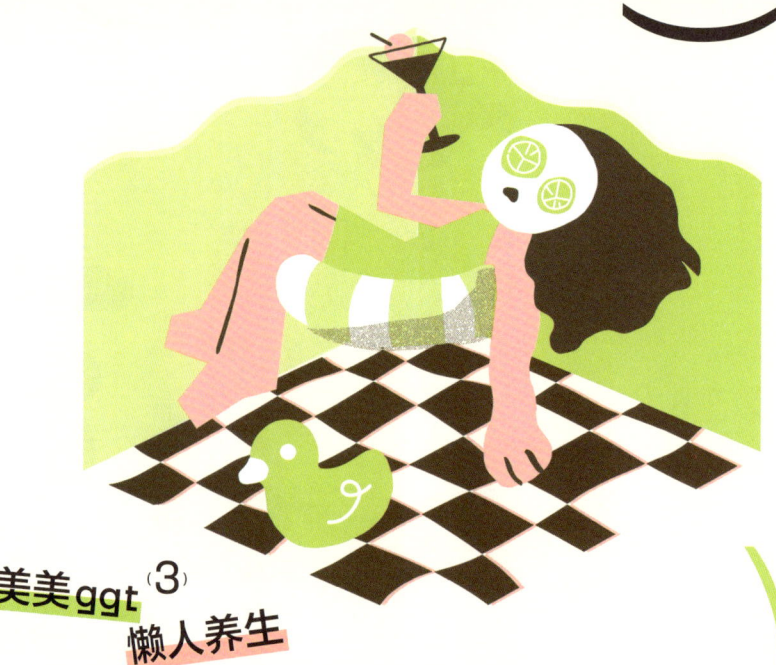

美美ggt (3)
懒人养生

美美是一位身兼数职的"打工人",正职是剪辑师,业余有空也接一些插画的小活。平时轻微"社恐",不抗拒聚会但也提不起兴趣,通常有时间就在家打游戏。信奉的生活法则是"健康确实很重要但太费劲就算了",话是这么说,其实每天至少离桌 10 次,每月两次精油 SPA、一次泰式按摩,每两月一回城郊远行(徒步),公司、家里常备各类保健品。

比起外貌来,她更在意口腔和情绪健康,顿顿饭后必漱口,能不生气就不生气,毕竟每生一次气,乳腺增生的可能性就会大一点,美美觉得这确实是笔不划算的买卖。

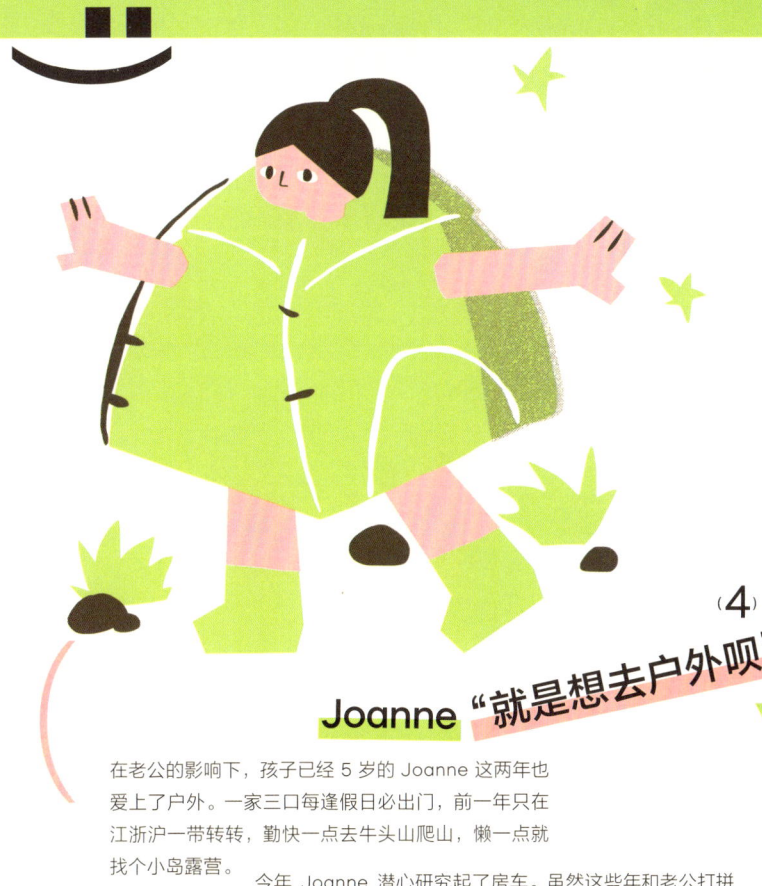

Joanne "就是想去户外呗" (4)

在老公的影响下,孩子已经 5 岁的 Joanne 这两年也爱上了户外。一家三口每逢假日必出门,前一年只在江浙沪一带转转,勤快一点去牛头山爬山,懒一点就找个小岛露营。

今年 Joanne 潜心研究起了房车。虽然这些年和老公打拼下来千万积蓄、一套房产,也清楚房车旅行只是为了满足对"持续出走"的幻想,但已经 37 岁的 Joanne 还是担心一年或者两年后自己不能重回管理层的岗位,迟迟未能做出决定。目前主要靠每周两次的攀岩练习安抚躁动的心。

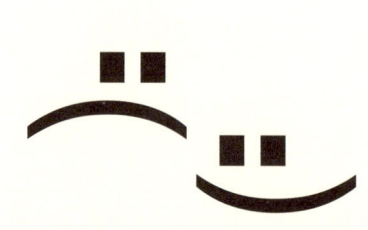